A Practical Guide to Drug Development in Academia:
The SPARK Approach

アカデミア創薬の実践ガイド

スタンフォード大学SPARKによる
トランスレーショナルリサーチ

ダリア・モックリー゠ローゼン ―［編］
ケビン・グリムス

加藤益弘／木村廣道―［総監訳］
木村紘子／岸 暁子―［監訳］

東京大学出版会

Translation from English language edition:
A Practical Guide to Drug Development in Academia
By Daria Mockly-Rozen & Kevin Grimes
Copyright© 2014 The Editors
Springer International Publishing
Springer International Publishing is a part of Springer Science + Business Media
All Rights Reserved

Japanese translation rights arranged with
Springer-Verlag GmbH
through Japan UNI Agency, Inc., Tokyo

Japanese Translation supervised by Masuhiro KATO, Hiromichi KIMURA
Japanese Translation by Hiroko KIMURA, Akiko KISHI *et al*.
University of Tokyo Press, 2017
ISBN 978-4-13-062417-6

日本語版への序文

われわれの *A Practical Guide to Drug Development in Academia : the SPARK Approach*（2014）の日本語版発行を大変うれしく思います．SPARKというプログラムは，スタンフォード大学で 10 年前に設立されました．この間，われわれはアカデミアで創薬開発を行うにあたって，わずかな知識しか持っていなかったことを学びました．しかし重要なのは，この本が創薬のための情報を全て収めることを目指しているわけではない点です．それよりも，どのような問題を考慮しなければならないのか，誰に相談すべきかについて手引きすることに焦点を当てています．新薬の発見と開発において，この手引き書が産学の次世代の研究者を育てていくための助けになることを願っています．

アカデミアの役割は，新しい知識を発見（研究）すること，また教育することです．そして，新しい科学的知識や臨床的知識が，それを必要としている患者さんのために新しい薬や治療法にトランスレート（橋渡し）されるのであれば，われわれはとりわけ幸せに感じます．従来から，これらの基礎から臨床へのトランスレーショナルの領域における労力は全て，製薬業界に任されていました．われわれの発見をトランスレートするうえで困難や非効率な面はありますが，その発見によって患者さんと社会が恩恵を受けることを確かめるためにも，アカデミアの人間はこの取り組みに参加すべきです．

あなたが開発しようとしている「発見」から，われわれ誰もが恩恵を享受するために，この本が役立つことを期待しています．

皆さまの成功を祈って

スタンフォード大学 SPARK　創設者／共同ディレクター

ダリア・モックリー＝ローゼン

スタンフォード大学 SPARK　共同ディレクター

ケビン・グリムス

総監訳者まえがき

　この本を手に取ってご覧頂いている読者の皆様の多くは，医療イノベーションの振興に興味を持っておられる大学や研究機関の研究者の方であったり，製薬企業等の医療関連企業の方であったり，さらには，将来医療関連の研究を志している学生や大学院生，研修医の方であったりするのではないでしょうか．また，国立研究開発法人 日本医療研究開発機構の設立に見られるように，医療イノベーションを日本の成長戦略の重要な柱の一つとして掲げている政府や機関関係者の方もいらっしゃると思います．

　私が申すまでもなく，医療イノベーションの重要性は益々その重さを増しております．先進国では，高齢化は時間軸の差こそあれ共通の問題であり，右肩上がりに増え続ける社会保障費・医療費の抑制を図りながら，高齢化社会であるために深刻化してきているがんや精神・神経系疾患を始めとする医療上のチャレンジに対して，医療におけるあらゆる面でのイノベーションが求められています．発展途上国や新興国においても，顧みられない熱帯病（Neglected Tropical Diseases; NTDs）が社会の発展に大きな足枷になっていることはよく知られていますが（但し，取り組みは決して十分とはいえない），それらの国でも最も多くの犠牲者を出しているのが，非感染性疾患（Non Communicable Diseases; NCDs）であり先進国と同様の医療問題を抱えていること，むしろ NCDs の問題はそれらの国で先進国以上に深刻であることを考えれば，医療イノベーションへの期待は高まるばかりです．それをいかに効率よくかつ持続性をもって社会に還元していくかは今や全世界の大きな課題となっています．

　その医療イノベーションで大きな役割を果たしているのが，医薬品・診断薬や医療機器製品，そして現在社会的に大きな期待が寄せられている再生医療等製品です．それらの製品が医療の中で果たす役割は現在の医療においては欠かすことができないものであり，医療イノベーションを推進するためにはこの医療産業セクターに大いに期待するところです．しかし，現実は厳しく，新薬を

例に取っていえば，過去60年以上に亘って製薬企業が投じた研究開発費当りの新薬の発売品目数は，一貫して減少しています．さらに，研究開発費の増加により世界の大手の製薬企業といえども昔ほど創薬のための基礎研究に投資する余裕はなくなってきています．もはや製薬企業が自前で創薬ターゲットを特定し新薬を開発していくという時代は，少なくとも欧米では過去のものとなっています．

　このような状況の下，持続的に医療のイノベーションを進めていくうえでアカデミアの果たす役割は益々大きくなってきています．それに呼応して，上述したように政府も日本医療研究開発機構を設立し，文部科学省・厚生労働省・経済産業省の医療関連予算を統合し，省庁の壁を越えて効率的に医療イノベーションの推進を図ろうとしています．では，アカデミアはこの高まる期待に応えることができるのでしょうか？　残念ながら，少なくとも日本のアカデミアにはまだ多くのハードルがあるようです．その大きな原因の一つが，日本の大学でのカリキュラムにあると思います．日本においては，基礎研究を応用することには関心が低く，基礎と応用の橋渡しに関する教育や研究は非常に少ない現状です．それを反映して，日本では，この橋渡し研究，トランスレーショナル・リサーチの方法論に関する情報は大変少なく，そのような意図や志を持った研究者の方々が系統的に学ぶことは困難な状況です．そのために，残念ながら日常の研究や業務の傍ら見よう見まねで進められたトランスレーショナル・リサーチが，それを引き受けて発展させる立場の企業からすれば，不十分な内容である場合が多いのが現実です．

　このような状況の中，東京大学医療イノベーションイニシアティブがこの問題を取り上げ本書が上梓されることになりました．この本は，スタンフォード大学においてトランスレーショナル・リサーチを非常にユニークな形で進めているSPARKプログラムの実際のプロジェクトを基にして，トランスレーショナル・リサーチの本質を実際のプロジェクトの例を数多く引用しながら分かりやすく解説した *A Practical Guide to Drug Development in Academia: The SPARK Approach*（Springer, 2014）の日本語訳です．医療イノベーションイニシアティブにより訳出されたこの本を日本のトランスレーショナル・リサーチを目指す方や，活発化したいと思っていらっしゃる方，また個々の研究者の

iv ——総監訳者まえがき

方で，何とかご自身の研究を基にそれを実臨床の場に応用したいと思っていらっしゃる方，さらには将来の進むべき道の一つとしてトランスレーショナル・リサーチを考えている若い研究者や学生の方に是非手に取っていただき，日本のトランスレーショナル・リサーチ，医療イノベーションの促進にお役に立てて頂きたいと切望しています．

東京大学トランスレーショナル・リサーチ・イニシアティブ 特任教授
東京大学医療イノベーションイニシアティブ
（文部科学省未来医療研究人材養成拠点形成事業）事業推進責任者
加藤 益弘

目　　次

日本語版への序文　i

総監訳者まえがき（加藤　益弘）　ii

凡例・免責事項　viii

第 1 章　アカデミアにおける創薬——さあ，始めよう！ ………………1

1.1　アカデミアにおける臨床に向けた新治療法の展開　2

1.2　新薬の発見および開発の概要　11

1.3　臨床的ニーズの把握　21

1.4　ターゲット・プロダクト・プロファイル（TPP）　27

1.5　プロジェクト管理とプロジェクト計画　33

参考文献　40

第 2 章　創薬研究と非臨床試験 …………………………………………51

2.1　非臨床試験の頑健性　51

2.2　ドラッグ・リポジショニング　57

2.3　ハイスループット・スクリーニング（HTS）のアッセイ系の開発　62

2.4　創薬化学とリード最適化　68

2.5　ワクチン開発　75

2.6　動物実験の開始時期　80

2.7　*in vivo* 薬理学——創薬における複数の役割　84

vi —— 目　次

2.8　薬物動態と ADME 特性　90

2.9　投与経路と薬剤の剤形　95

2.10　非臨床安全性試験　101

参考文献　105

第 3 章　臨床試験の準備 ……………………………………………107

3.1　医薬品開発における規制面での留意事項　108

3.2　製造および品質管理　115

3.3　生物学的製剤の技術開発と製造　121

3.4　臨床試験のデザイン　131

3.5　臨床試験の概要　136

参考文献　143

第 4 章　技術移転………………………………………………………145

4.1　知的財産権　146

4.2　大学の技術移転室（TTO）との連携　151

4.3　利益相反による弊害の回避　155

4.4　大学コンプライアンス部門との連携　159

第 5 章　商業化と起業家精神 ………………………………………173

5.1　薬剤の市場選択　173

5.2　商業的評価　179

5.3　潜在的な投資家を惹きつけるピッチ（売り込み）　187

5.4　ベンチャーキャピタルによる資金供給　193

5.5　非営利的な創薬開発　198

目　次── vii

5.6　バイオテクノロジー企業設立の法的側面　204

5.7　創業者優先株式　210

5.8　計画，組織化，動機付け，管理　213

参考文献　220

第6章　アカデミア創薬の展望 ……………………………………221

6.1　今こそ行動すべき時期──創薬研究開発方法の変化　222

6.2　薬剤開発の方向性を変える推進力　223

6.3　「手の届かない薬」　225

6.4　前進のための道筋　226

6.5　方法論の再構築　227

参考文献　230

監訳者解説（木村　紘子）　233

総監訳者あとがき（木村　廣道）　239

用語索引　241

原著者・総監訳者等一覧　250

コラム1　日本における臨床研究の位置づけ（岸　暁子）　41

コラム2　臨床試験の段階（岸　暁子・加藤　益弘）　44

コラム3　日本国内のアカデミア研究者による特許の取得（木村　紘子）　168

凡例・免責事項

［凡　　例］
・各章・節に付された英文人名は，原著における担当執筆者を指す．
・コラムに記載した英文人名に関しては，Daria Mochly-Rosen ⇒（DM-R）のように略したものもある．
・注のうち，指示のないものは原著者による注，〔訳注〕とあるのは訳者による注である．

［免責事項］
本書内容は情報提供のみを目的とするものであり，出版物，原著者および訳者のいずれも特定の事実や状況に対する法律その他の専門的アドバイスや意見を行うものではない．本書の使用に関しては，原著者，および総監訳者・監訳者・訳者，出版社は一切の責任を負わない．

第 1 章

アカデミアにおける創薬

さあ，始めよう！

Daria Mochly-Rosen and Kevin Grimes

　　ここ数十年間，アカデミアの研究者は，基礎研究を通じて科学的理解を進展させることに力を入れる一方で，有望な発見を新しい治療へ転換することはバイオ医薬品業界に頼ってきた．しかしながら，近年の科学技術の現状を見る限り，このような考え方は変化させる必要がある．製薬企業は，研究予算と基礎研究に携わる研究者の数を大幅に減らすことで経費を削減し，短期的利益を向上させている．さらには，特に最先端のバイオテクノロジーを担うベンチャー企業に対する資金の供給も減少している．その結果，バイオ医薬品分野において新規の創薬プログラムが生まれにくくなっている．そこで，アカデミアの発明家として，この開発のパイプラインにおけるギャップを埋めることに取り組む必要がある．しかしアカデミアでは，新薬の発見および開発という応用科学の過程で，プロジェクトを進めるために必要な専門家や資金が不足していることが多い．

　　この章では，創薬の過程を紹介しながら，いくつかの重要な最初のステップ，すなわち，臨床的ニーズの把握，ターゲット・プロダクト・プロファイル（Target Product Profile; TPP）[1]，プロジェクトマネジメントのアプローチ方法に光を当てる．これら重要なステップは，創薬成功の可能性を高めるだけではなく，目的を達成するために必要な経費と時間を削減する手助けとなる．基礎研究を臨床試験（"ベンチからベッドサイド"）に直結させることは非常に難しいことであるが，極めてやりがいのあるプロセスでもある．なぜなら，このプロセスにより科学的な研究を推進することができると同時に，政府からの助

---

1)　最終段階の医薬品に求められる重要な製品特性の概要を記載した文書．詳細は 1.4 節にて説明．

2——第1章　アカデミアにおける創薬

成資金を受けた研究を，確実にわれわれの社会の健康問題改善に転換すること
ができるからである．

1.1　アカデミアにおける臨床に向けた新治療法の展開　Daria Mochly-Rosen

　2000年に，われわれの研究室は，合理的に設計された[2]プロテインキナーゼ
C（protein kinase C; PKC）アイソザイム[3]である δ PKC の阻害剤によって，
ラットのモデルで心筋梗塞後の梗塞面積が70%減少することを証明した．わ
れわれの研究室では，この10年以上前より，この結果の元になるタンパク質
間相互作用およびそれらの PKC が介在するシグナル伝達における特異的役割
について研究してきた．タンパク質間相互作用について精査する方法が必要で
あったため，PKC ファミリーの酵素（アイソザイム）に対して，それぞれ特
異的なペプチド阻害因子と活性化因子を設計する方法を見出した．そして，こ
れらの調節因子[4]の効果を *in vitro* で確認した後，培養細胞においても再現した．
　ところで，われわれの研究チームは，どのようにして心臓発作の研究を始め
たのか？　1997年に，私は米国心臓病学会（American Heart Association
Meeting）にて，あるデータを発表した．それは，タンパク質間相互作用の制
御因子[5]であるペプチドを用いて，心臓のアドレナリンにより活性化される2
つの PKC アイソザイムが正反対の効果を引き起こしていることを発見したと
いうものである．すなわち，一方は培養心筋細胞の収縮率を増加させたのに対
し，もう一方は減少させていたのだ．心臓の収縮率を制御するこの発見は，当
然循環器医の関心を引くだろうと私は考えていた．しかし，残念なことにこの
報告は一切の関心を引くことができなかった．
　有難いことに，カリフォルニア大学サンフランシスコ校 循環器内科講座の

---

2)　合理的医薬品設計とは，薬剤の標的タンパク質の三次元構造から，リガンドとタンパ
　　ク質の相互作用や活性相関等を推定することで医薬品の設計を進めることを指す．〔訳
　　注〕
3)　ほぼ同様の酵素活性を示すが，構成するアミノ酸配列が異なる酵素ファミリーを指す．
4)　モジュレーター．酵素の活性部位以外に結合することにより，酵素活性を変化させる
　　物質を指す．〔訳注〕
5)　レギュレーター．タンパク質間相互作用の制御を行う物質を指す．〔訳注〕

主任である Joel Karliner 博士が，問題点を指摘してくれた．彼は，私が研究成果のプレゼンテーションをしていた講演ホールを出るところで声をかけてくれて，「『心筋の収縮率の制御』自体は，臨床においてそれほど重要ではない」と言い，「その代わりに，心筋発作が起こっているときの PKC の役割を特定することに注力しなさい」と助言してくれた．さらに，情報を把握し続けるために，循環器内科の医師を研究チームのメンバーに入れることを提案した．そこで，われわれが基礎研究で用いたものが，実際に臨床で使用可能か検証するため，Mary Gray 医師を研究チームに招くことにした．そうして，その後3年も経たずして，δ PKC 阻害剤で動物を治療することにより，*in vivo* で心筋梗塞の梗塞面積が著しく縮小することを明らかにした．今度は，きっと製薬業界がドンドンとわれわれの門戸を叩くはず！

Box 1.1　研究を進める上で推奨すること

　臨床医を基礎研究チームに入れることは，臨床への橋渡しの機会を検討する上で非常に有益である．基礎研究で何かが発見されると，研究チームは，発見したことに臨床的な意義があるのかを検討する機会を得る．臨床ニーズの理解は，必ずしも直感的である必要はない．臨床医に早い段階で参加してもらい，発見したことをどのようにしたら臨床用途に置き換えることが可能なのか，考える手助けをしてもらえばよいのである．（DM-R）

　われわれは，大学の技術移転室（Office of Technology Licensing; OTL）[6]の協力を得て，特許申請を通じて発見したことに関する知的財産を保護した．しかし，製薬業界は意外なことに，われわれの発見に全く興味を示さなかった．「ラットは治療しやすい」，「ペプチドは薬ではない」，「キナーゼは創薬標的分子としては弱い」などという理由を耳にした．われわれは人間の生命を救う可能性があるこの治療が，製薬業界から全く興味を持ってもらえなかったことに大きく失望し，私の教え子である Leon Chen 博士とともに，KAI 社（KAI

---

6)　大学において知的財産の管理に責任を持つ部局のこと〔原注〕．OTL に相当する機能として，各大学や地域に法人として技術移転機関（Technology Licensing Organization; TLO）が置かれていることもある．〔訳注〕

Pharmaceuticals Inc.）を創設した．18ヶ月もの間，何社ものベンチャーキャピタルを訪れ，資金集めに奔走した．最終的に，われわれの臨床アドバイザーである Kevin Grimes 博士と大勢のコンサルタントたちとともに，米国食品医薬品局（Food and Drug Administration; FDA）[7] との Pre-IND（Pre-Investigational New Drug Application）会議[8] を成功させた後，われわれに投資してくれるように投資家を説得した．2004 年，私は KAI 社の初年度に主席科学技術者（Chief Scientific Officer; CSO）に就任するために，当時勤めていたスタンフォード大学を休職した．

1.1.1 アカデミアにおけるトランスレーショナルリサーチへの SPARKing（火花の点火）

　私は KAI 社での経験を通じて，アカデミアで医薬品や診断法の開発を手助けするプログラムを創設することに興味を持つようになった．スタンフォード大学の OTL には臨床的価値のある発見がたくさん特許登録されていたが，ライセンス契約（技術移転）がされていないことが明らかであった．これらがあまり魅力的ではないと思われてきた理由は以下の通りである．(1)動物でのProof-Of-Concept（POC）[9] データが欠如している，(2)今まで製薬業界でほぼ開発されたことのない，特性がほとんど明らかになっていない化学物質である（例えば，われわれのペプチド阻害剤が該当する），(3)難しいことが知られている適応症への取り組みである（例えば，アルツハイマー病のような費用のかかる臨床試験や，脳卒中のように製薬企業がすでに失敗をしている兆候があったもの），あるいは (4)治療標的（例えば，ある特有のレセプター）にその活性を変化させる薬剤がない，などである．また，医薬品は製品化に至るまでの

---

7) 米国の厚生労働省にあたる Department of Health and Human Services（DHHS）に属し，食品，薬品，医療機器および化粧品の審査，認可，安全性・有効性の確保などの薬事行政を行う．

8) 新薬臨床試験実施許可申請を IND（Investigational New Drug Application）と呼ぶ．IND の審査の遅延や不承認が起こらないように，FDA は，IND 申請者と FDA との間であらかじめ協議することを推奨している．IND の前に行うミーティングが，pre-IND 会議である．〔訳注〕

9) 標的分子が関与すると考えられる病態の患者を対象に，薬剤候補物質の作用機序や効果を示す病態の検討を行うこと．〔訳注〕

開発過程が長いことから，前途有望で完全に新しい治療基盤となりそうなものであっても，（1990年代には好まれたにもかかわらず）現在は魅力がないと考えられている．

　言い換えれば，アカデミアでの発見は開発段階として未熟である，と一般的に考えられており，製薬業界や投資家にとってリスクが高すぎるものと捉えられているのである．商業的な関心を集めるためには，アカデミア自体が，施設の研究者による発見を臨床応用に向けて開発を進める必要があると私は考えている．特に診断法やドラッグ・リポジショニング[10]による創薬の開発に関しては，商業的支援がなくても，われわれが直接，臨床段階に発展させることが可能である．これら発見が患者の便益となるよう，このギャップに取り組むことがわれわれの社会的責任である．

1.1.2 SPARK とは

　SPARK は，2006年に私が創設したトランスレーショナルリサーチ[11]の実践的なトレーニングプログラムであり，現在 Kevin Grimes 博士と共同で運営している．トレーニングの各サイクルは2年間続くもので，現在はこの7サイクル目である[12]．

　SPARK のミッションは，バイオメディカルサイエンス分野における基礎研究での発見を FDA 承認薬および診断法に移行させるプロセスを加速することにある．SPARK は教員，ポスドクのフェローや学生に対し，トランスレーショナルリサーチのトレーニング機会を提供する．われわれの目標は，毎年5～10件の新しい発見を，基礎研究から臨床へ，そして医薬品あるいは診断法の開発へと移行させることである．われわれは，毎年秋に，SPARK に参加する15件前後の新プロジェクトを選定する．最初に，スタンフォード大学や地域のバイオテクノロジーコミュニティーの代表者たちから成る選別委員会を招集

10）　すでにある領域の疾患に対する治療薬として上市されている，あるいは臨床開発の
　　途中で開発が中止された化合物について，新たな疾患において有効な薬効を見つけ出し，
　　製品化すること．詳細は，2章を参照．〔訳注〕
11）　医療につながる基礎研究成果を臨床において実用化するための橋渡し研究．〔訳注〕
12）　トレーニング受講者は毎年秋に募集し，原著執筆時点（2013年）で7サイクル目で
　　あった．〔訳注〕

6───第1章　アカデミアにおける創薬

する．また，スタンフォード大学の OTL から，前年度からライセンス化され
ていないが，薬剤，医薬品，診断法に発展できる可能性がある発見に関する情
報の開示を受ける．そして，大学中から提案書も集める．SPARK の選別基準
は実にシンプルである．

1. 重要なアンメット・メディカル・ニーズ[13] に取り組んでいること
2. 手法が今までになく新しいものであること
3. 2 年間に及ぶ SPARK の支援によって，その発見が臨床試験の開始また
   ライセンス化の可能性が高いものであること

　最終選考に残った者たちは，プログラムから資金提供を得るためのコンペに
招待される（資金を獲得できるのは毎年 15 件程度までの新規プロジェクトに
限られているが，大学関係者は誰でも SPARK ミーティングに参加し，アドバ
イスを得ることができる）．プレゼンテーションを準備する際には，発明家に
は SPARK のテンプレートに従ってもらうが，これには研究の科学的背景を超
えた情報が必要となる．科学的な説明を行った後，発表者は臨床的利点と自分
たちの製品の TPP に焦点を当て，具体的な資金依頼とマイルストン[14] を盛り
込んだ開発計画を提案する．すなわち，発明家は製品からそれを生み出すため
の実験まで逆算して計画することが求められる．われわれは，アカデミアの研
究者よりも企業の研究職に就いている者に普及している思考過程であるプロジ
ェクト管理の考え方を推奨している．なぜならば，今までにない発見は，開発
プロセスが実用化に向けて統制のとれた道筋に従うことによってのみ，臨床治
療につなげられるからである．
　重要な点としては，SPARK からの資金（平均で，年間上限 5 万ドルを 2 年

---

13)　原著では "unmet clinical need" であるが，翻訳版ではアンメット・メディカル・ニ
　　ーズとした．アンメット・メディカル・ニーズは，いまだに有効な治療法が確立されて
　　おらず，強く望まれているにもかかわらず医薬品などの開発が進んでいない治療分野に
　　おける医療ニーズを指す．希少疾病と呼ばれる患者数の少ない難病に対する治療薬は，
　　採算性の問題からこれまで開発が進みにくい状況にあった．こうした希少疾病用医薬品
　　はオーファンドラッグと呼ばれ，政府機関の助成のもと研究が奨励されている．〔訳注〕
14)　プロジェクトを進める上での大きな節目．〔訳注〕

間）は，一般的な補助金のように研究チームに直接予算が入るのではなく，独立予算として管理されており，事前に同意を得たマイルストンごとに支払われることである．つまり，その期間に使用されなかった研究費は総合的な資金プールに戻され，他のSPARKプロジェクトの支援に最終的に使われることもあるのである．

　地域のバイオテクノロジー企業や製薬企業からの専門家は，毎週水曜日の夜に，発明家のもとに加わる．SPARKの成功は，これらの専門家たちが進んで時間を提供してくれ，秘密保持への同意[15]のみならず，SPARKでの彼らのアドバイスによって生まれた発明をわれわれの大学に譲渡してくれることによるものである．

1.1.3 "水曜日，大好き！"

　これは，SPARKミーティングの終了時に，集まった人たちが部屋を後にするときによく聞くコメントである．1年を通して毎週水曜日の夜に80〜100人がひと部屋に集まり，熱気と興奮で活気に満ち溢れる．この2時間に及ぶミーティングで，SPARKの発明家たち（別称SPARKees）は，現在のプロジェクトの進捗状況の報告をするか，医薬業界の専門家から医薬品や診断法の発見および開発に関連する双方向の講義を受ける（この本では，これらの講義のトピックを簡単に紹介している）．それぞれの発明家は，おおよそ3ヶ月ごとに進捗報告を発表しており，その進展程度には，一番経験の豊富なSPARKアドバイザーをさえも驚かせることが多い．ミーティングの恩恵は，アドバイザーたちによる知識や経験をリアルタイムに共有しようという強いコミットメントによってもたらされている．また，アドバイザーからのこれらのフィードバックは，SPARKeesが目標を達成するために困難を克服し，進むべき道を見つけ出すためにかけがえのないものである．

15）　SPARKミーティングでは，その場で聞いた研究等の秘密保持について，入場時にその確約をサインする必要がある．したがって，参加者はここで知り得た新薬等開発に関する事項をこの場以外に漏らしてはならない．〔訳注〕

8 ───第1章　アカデミアにおける創薬

1.1.4 SPARK の成功の記録

　大学院生，ポスドクおよび教員にとって，このプログラムの教育的価値はかなり大きい．また，ここでの経験は，特に産業界で職を探す研修生にとって役立つ．SPARK の成功の量的な測定は，4つのパラメーターで評価することができる.

1. プロジェクトのライセンス化（出資企業へ）
2. 臨床試験の開始
3. 論文発表
4. SPARK で実施した研究成果に応じて SPARKees に提供される研究資金

　2013 年夏の時点で 32 件のプロジェクトが SPARK への参加を終了し，19 件がライセンス化，または臨床試験，あるいは両方へと移行している．すなわち，成功率は 50%を超えているのである！　また，SPARK に参加することによって受給可能となる補助金に関する情報も集めた．驚くべきことに，参加者からの報告書によると，これまで大学の 1 ドルの投資に対しておよそ 5 ドルの利益が戻ってきている．SPARK は比較的日の浅いプログラムであるが，同程度の成功率を将来にわたって維持できる方向へ向かっている．また，SPARK が価値あるプロジェクトを定着させるにつれて，産業界がより多くの共同研究またはライセンスに興味を持つようになった上に，早期発見段階のプロジェクトにまで興味を持つようになっている.

Box 1.2　研究を進める上で推奨すること

　確かにトランスレーショナルリサーチは基礎研究を補完するものではあるが，基礎研究を犠牲にして実施するものではない．トランスレーショナルリサーチを支持しすぎるほうに振り子がゆれると，医学部は弱体化してしまうだろう．（DM-R）

　上記のこの分析には，新製品の販売がアカデミアに与える経済的なインパクトが欠けているが，これは単に偶然に抜けてしまったわけではない．このよう

なインパクトは何年もかかり，ようやく測ることができるものなのである．新薬を商業化するには 10 ～ 15 年の年月がかかる．もしアカデミアが収入を得るためにトランスレーショナルリサーチに投資するのであれば，リスクを回避する開発プログラムになってしまう恐れがある．すなわち，患者の治療に限られたインパクトしか与えられないが，より難易度が低く達成できるテーマに焦点を絞ったり，アンメット・メディカル・ニーズに対応する真の新しい治療法ではなく，大きな市場を持つ適応症（例：新たな勃起障害用薬）に焦点を当てるものになってしまったりする恐れがある．もし SPARK が革新的であること，プログラムを産業価値に関係なく臨床にまで到達させること，あるいは医薬品や診断法の発展開発の一般的過程にインパクトを与えることに関して報われるのなら，われわれは一丸となって患者の健康と医療費に真のインパクトをもたらすことができるだろう．

1.1.5 アカデミアは発明の初期段階の研究推進に従事すべきか？

　アカデミアが発明初期段階にある研究の推進に従事すべきか否かということについては，答えは明確だと思うかもしれない．しかしながら，同僚と何年も議論をしてきた結果，私は，アカデミアにおけるトランスレーショナルリサーチへの取り組みに対する擁護論の全てが明白になっているわけではないことを学んだ．そこで，中でも説得力があると思った点を以下に紹介する．

- 社会的責務：われわれの研究の多くが公的な資金援助を受けていることから，その研究成果が産業での開発において魅力的で有益なものになるよう努力をしなければならない．
- 教育的ミッションとの調和：アカデミアで職位を得ない卒業生の多くは，産業界で働くことが多い．そのため，学生に開発過程を教え，それを通して産業界にアカデミアがどのように貢献できるのかを教育する機会となる．
- 純粋な面白さ：アカデミアの研究者は，産業界での仕事については応用科学に過ぎず，知的要求水準が低いか，満足度が高くないと考えていることが多い．私が産業界で従事した 1 年間の経験およびその後の年月は，これが間違った考えであることを教えてくれた．医薬品や診断法の開発作業は，

10──────第1章 アカデミアにおける創薬

知的意欲をかき立て，実に刺激的でやりがいのある活動である．

・社会に貢献できる機会：医薬物の発見・開発の成功率はいまだに惨憺たる
ものであり，失敗はわれわれの医療費に大きく影響する．アカデミア研究
者にとって，医薬品と診断法の開発を通して公衆衛生の改善に従事するこ
とは特別な役割であり，利点でもある．まず第1に，産業界とアカデミア
との間に文化的な違いがある．産業界が生来リスクを回避するのに対して，
アカデミアはリスクを取る者に高い報酬を与える．すなわち，イノベーシ
ョンおよびこの分野へのインパクトが，教授陣の昇進や受賞における評価
の主要な要素となる．さらにアカデミアは，産業界がどのような失敗をす
る可能性があり，またどのような失敗をしてきたのかを知ることには抵抗
を感じない．この話題に関して論文発表があまりないため，新しいアイデ
アを古い問題に応用することは自由にできる．さらに，アカデミアは，わ
れわれの研究およびイノベーションの主要なエンジンである学生たちの熱
意と才気をあてにすることができる．最後に，産業界では情報を共有する
のに阻害要因となるものが存在するが，アカデミアでは，われわれが学ぶ
ことは全て授業や論文で共有され，産業界によい影響を与え，健康増進お
よび医療費の低減に転換することが可能になる．

Box 1.3 アカデミアの研究者として驚いたこと

　ベンチャーへの投資家たちから資金を集めるためには，価値のある科学が重要
となる．しかし，同様に重要なことは，製品を開発するための明確で論理的な計
画，企業を運営する強力なチーム，および前向きな姿勢である．われわれは，自
分たちのエゴがその妨げになることを許すことはできない．資金調達やライセン
ス取得されるための新薬開発の棄却率は，論文投稿や予算申請の棄却率よりもさ
らに高いのである．（DM-R）

　われわれのミッションに基礎研究が不可欠であることは疑いなく，基礎研究
はアカデミアでの研究において主要な焦点であり続ける必要がある．しかしな
がら，社会的利益のために医薬品や診断法の手掛かりとなる開発に貢献するこ
とは，アカデミアとしてのわれわれの責務であると私は強く信じている．

> Box 1.4 要　　点
>
> 　SPARK のミッションは，バイオメディカルサイエンス分野での基礎発見を
> FDA が承認済みの薬剤や診断法に転換する過程を早めることである．（DM-R）

1.2　新薬の発見および開発の概要

Kevin Grimes

　新薬の発見と開発は，気弱な人には向かない．新しい分子を広い領域で臨床
使用できるようにするために，規制当局の承認を得るハードルは実に高く，ま
た適切に高くあるべきである．患者は，安全かつ有効性も高い薬剤を望んでい
るのである．新薬開発の失敗率は非常に高く，臨床試験に入った薬剤のわずか
20%のみが規制当局の承認を得ることができる．開発の非臨床段階での失敗率
はさらに高い．新しい分子の示すべき極めて多数の複雑な医薬品様の性質や，
開発中に達成しなければならない数多くのタスクを考えると，このような失敗
率の高さは意外ではない．

　成功した各薬剤の開発費は驚くべきものであり，数億〜数十億ドルにまで及
ぶ．ただし，数十億ドルの費用がかかる場合は，一般に，失敗したプログラム
費用や資本費用を含んでいることが多い．開発プログラムが順調に実施された
場合では，7 年で完了することも例外的にあるが，一般的には完了までに 12
年前後かかり，もっと長くなることも多い．新規化合物の特許権の保護期間は
20 年間認められているが，規制当局から承認された後の独占販売期間は 7 〜 8
年が一般的であるため，資金回収をして利潤を得る期間は比較的短い．

1.2.1　構造の変化

　われわれは，バイオ医薬品業界の変遷期にいる．大手の企業がパイプライン
（薬剤の開発初期段階から販売開始までの開発）を埋めるため，合併や買収に
より製薬企業の数が減少している．多くの利益が見込める薬剤は「パテントク
リフ[16]」に直面している．超大型市場用の薬剤（脂質異常症治療薬，降圧薬，
2 型糖尿病薬など）の開発を好む　「ブロックバスター[17]」ビジネスモデルは，

12 ──── 第1章　アカデミアにおける創薬

「オミックス[18]」の発展によりオーダーメイドの患者治療が可能になったことから，求められなくなってきている．最近では，今まで無視されてきた希少疾患（米国では20万人未満の患者が存在）が，(1) 規制上の優遇措置により独占販売期間が効果的に保障される，(2) 臨床開発費が十分に抑えられる，(3)「デザイナードラッグ[19]」は割増価格を設定することができる，という理由から，より魅力的なものとして捉えられている．

　バイオ医薬品企業は，収益性改善のためコスト削減の圧力をかけられたことにより，基礎研究者を大量に解雇した．バイオテクノロジーベンチャー基金の数が縮小され，特に新しいバイオテクノロジー関連の新興企業における資金もその対象となっている．結果として，バイオ医薬品業界では新薬開発のプログラムが減少すると予測できる．

　アカデミアは，特にトランスレーショナルリサーチ活動に対する機関としての支援機能がある場合には，これらの企業の代わりを務めるためのよい位置にいる．この支援は，研究資金やサービスの中心となるセンター（ハイスループット・スクリーニング（High Throughput Screening; HTS）センター，医薬品化学ユニット，動物イメージングセンター，第Ⅰ相ユニット（P1ユニット）など）や，新しい治療法を患者に届けることを重要視する考え方を提供することができる．アカデミア研究者は，基礎研究における有望な発見をアンメット・メディカル・ニーズのための新しい治療へと発展させることにより，研究費を支払う見返りとして医療の発展を望む一般の人々との社会的関係を維持す

---

16)　売上を示すグラフが崖のような形になることから，新薬に関する特許が切れた後，後発医薬品（ジェネリック医薬品）の上市により売上が激減することを指す．〔訳注〕

17)　画期的な新薬で，既存治療法を覆す，あるいは既存の薬剤を大幅に上回る効果により，対象疾患領域において圧倒的な売上を誇るものを指す．ピーク時の売上高が1,000億円以上のものに対して用いられることが多い．〔訳注〕

18)　生体中に存在する分子全体を網羅的に研究する学問分野のこと．ゲノミクス（gene + omics = genomics），トランスクリプトミクス（transcript + omics = transcriptomics），プロテオミクス（protein + omics = proteomics），メタボロミクス（metabolism + omics = metabolomics）等がある．〔訳注〕

19)　現存する薬物の構造を組み換えることによりつくられる薬物を指す．狭義には，既存の麻薬の分子構造の構造を一部変更したり，同様の作用を起こすための医薬品設計を行ったりすることにより法規制の網をすりぬけた類似麻薬のことを指すが，ここでは広義の意味で使われている．〔訳注〕

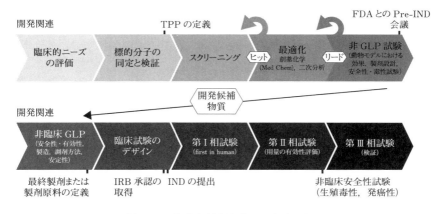

図 1.1　一般的な新薬開発のパイプライン

ることになる．さらには，アカデミアで成功したプログラムが，新興企業，もしくは現存のバイオ医薬品企業での新しいプログラムとして商業領域に参入できれば，経済にも貢献することができる．

1.2.2　クリティカル・パス

　新薬の販売承認を得るためには，多くの複雑なステップを上手く乗り切らなければならない（図 1.1）．多くのステップを順に成し遂げる必要があるが（人を対象とした研究（臨床試験）の前の動物を用いた（非臨床試験）安全性の証明など），新薬開発は，あるステップが他の多くのステップから情報を得る，あるいは他の多くのステップに付随しているという面で真の繰り返し作業である．

　以下の段落では，開発段階のうちいくつかの重要なステップを紹介する．アカデミアから産業界への引継ぎのタイミングは，開発費と商業的魅力などのいくつかの要因によって決まる．例えば，アカデミアでは，リポジショニング・ドラッグを十分に開発できるかもしれないが，もっと費用のかかるモノクローナル抗体においては，前進するためには早い段階での産業界への引継ぎが必要かもしれない．

14———第1章　アカデミアにおける創薬

1.2.2.1　機会／ターゲットの同定

　アカデミア研究者は，様々な方法で見込みのある新薬を発見してきた．セレンディピティ[20]は，Alexander Fleming が，批判的観察と科学的洞察力とを組み合わせることによりペニシリンを発見した際に，重要な役割を果たした．初期の臨床研究で認められた予想外の副作用が，治療の上では有効として用いられたのである．こうして狭心症／高血圧症のための薬剤であったシルデナフィルがリポジショニングされ，収益の大きい勃起不全市場で最初の薬剤となったという経緯がある．さらに，アカデミアでの新薬発見は，概して生物学によって主導された，基礎実験ベンチで懸命に取り組まれた成果である．特定のタンパク質（またはタンパク質の変異）や経路，1つないしそれ以上の基礎疾患との間に新しい相互関係があることが明らかになったら，これらの因果関係は，遺伝子ノックアウト／ノックインモデルや siRNA 遺伝子抑制，もしくは目的タンパク質の活性を調整するツール分子を用いたターゲットバリデーション（創薬標的の検証）研究を通じて，証明しなければならない．

1.2.2.2　治療方法の選択

　標的分子に確信が持てたら，次は治療法を検討すべきときである．細胞表面の標的分子（CD20 など）や循環性の生理活性分子（腫瘍壊死因子など）はモノクローナル抗体のアプローチと同様かもしれないが，多くの場合，細胞内の標的分子は低分子的なアプローチを要する．モノクローナル抗体による治療法の利点としては，安全性プロファイルがより予想可能であること，投与頻度が低いこと，高い価格設定が可能であることなどが挙げられる．一方，不利な点は，非経口（経静脈）投与が必要であること，そして，アカデミア研究者にとって主要な要因になる，初期開発費が高いことが挙げられる．疾患によっては，欠損しているホルモン（甲状腺機能低下に対するサイロキシン（甲状腺ホルモン）など）や生理活性タンパク質（ゴーシェ病におけるグルコセレブロシダーゼ，腎不全による貧血に対するエリスロポエチン投与など）の代替により，最大の効果を得ることができる．

---

20)　別のものを探しているときに，偶然に素晴らしい幸運に巡り合ったり，素晴らしいものを発見したりすること．〔訳注〕

1.2　新薬の発見および開発の概要───15

1.2.2.3　臨床ニーズの評価

　高額で時間のかかる開発計画に着手する前に，治療に臨床的有益性があることの保証が必要である．臨床ニーズ，アプローチの妥当性，臨床開発の実現性に対して，公平な目で見るべきである．これは，関連性のある文献を包括的に見直し，臨床の専門家や疾患の擁護団体と広く議論をすることにより，最善な状態で成し遂げることができるものである．目標は，投与経路，投与計画，有効性評価のエンドポイント（評価項目），治験期間などの臨床開発計画の大枠を決定することにある．臨床試験の専門家や規制当局の薬事専門家から助けを得ることにより，チームが正しい道を歩んでいることが保証される．臨床的意義と治療方法を決定した時点で TPP を設定することが必須事項となる．この重要な文書は，最終的な医薬品の本質的特徴を定義し，開発過程において重要な手引書となる．

Box 1.5　アカデミア研究者として驚いたこと

　われわれはアカデミア研究者として，新薬開発が自分たちの基礎研究とは違い，むしろありふれた分かりやすいプロセスであると思い込んでいる．しかし，実際に製薬業界に従事したことがある者は，創薬と新薬開発が基礎研究と応用科学との交差点に位置し，大いなる創造性と厳密性が要求されることを理解している．素晴らしい優秀な科学者は，製薬業界にも規制当局にもいる．創薬は挑戦であり，従来の学術研究よりも粘り強さが要求される．（DM-R）

1.2.2.4　非臨床用動物モデルの決定

　残念なことに，げっ歯類の方がヒトより治療しやすい．開発中である薬剤の有効性を予測するための重要なプロセスとは，適応症に適切な動物モデルを選択することである．動物モデルは臨床疾患の不完全な近似に過ぎない一方，他のモデルよりも類似していることがいくつかある．われわれも急性パーキンソン病をげっ歯類に引き起こすために神経毒を投与するが，何年もかけて進行する慢性のパーキンソン病患者とほとんど類似しないことを認識している．ただ，現時点で他によいモデルはない．ラットの中大脳動脈の閉塞が，同じ動脈の急

16──第1章　アカデミアにおける創薬

性閉塞によって起こるヒトの脳梗塞におおよそ似ていることを予測するかもしれない．しかし，げっ歯類の脳梗塞モデルで有効性を示した複数の新薬は，ヒトにおいてその効果は示さなかった．

　この予測性の低さには，様々な理由がある．非臨床における *in vivo* 試験では，一般的には近交系の動物を用いる．実験動物は比較的若く，性別が一方だけであることが多い．これらの動物は同じ食べ物を与えられ，同じ睡眠・覚醒サイクルに従う．ヒトの患者は幅広い遺伝子背景を持ち，両性の幅広い年齢層（年齢が高いことが多い）から集められている．しかも，ヒトは様々な種類の食事をし，様々な生活スタイルで，新薬の吸収，代謝，作用メカニズム，もしくは明確な治療効果を阻害する可能性がある多くの併用薬を投与されているかもしれない．

1.2.2.5　新薬候補の定義化

　低分子の場合，一般的には標的分子の活性化因子または阻害因子を同定するために，化学分析または細胞を用いたアッセイをデザインし，HTS 設備で使用するためにアッセイを最適化しておく必要がある．多くの HTS 施設では，10^5 から 10^6 の化合物を含むライブラリーを保有している．一般に，成功している HTS では，目的の標的に対して低 μmol 濃度において活性を持つ 2, 3 のファミリーの関連分子を同定することができる．経験豊富な医薬品化学者は，特定のヒット化合物[21]を，アッセイにおけるレポーターの阻害，もしくは標的に対して際立った非特異性を示すものを擬陽性として除外する手助けをする．これらの化合物で本当のヒット化合物になりそうなものは，2 次スクリーンで検証する．そしてこれらのうち一番期待できるものが，リード分子[22]となる．

　リード化合物が標的分子を実際に調整することをチームが確信した時点で，医薬品化学者は，効能（低 nmol 濃度で理想的な活性）や望ましい標的分子への選択性，可溶性，生体利用効率，作用の持続期間，タンパク結合，血中半減

---

21)　生物に作用のある化合物を生体に与え，それに感応する生物の反応からその化合物の性質，効力，構成成分などを推定するアッセイにおいて望ましい活性を見せる分子化合物．〔訳注〕

22)　*in vitro* および *in vivo* 試験を通して同定される見込みのある早期段階の分子化合物．

期などを含む，望ましい分子特性を最適化するために役立つ化学修飾について提案することができる．この構造活性相関（Structure-activity relationship; SAR）解析は，一番見込みのある化合物を同定するための新しい化学修飾や生物学的試験を含む繰り返しの過程である．最終的な目標は，広い治療濃度域（中毒量，最小有効用量）と同時に，有効性，毒性，薬物動態／ADME（Absorption, Distribution, Metabolism and Excretion; 吸収，分布，代謝，排泄）において許容できる基準を満たす薬剤を同定することである．このプロセスにより，開発候補[23]あるいは TPP で先に定義された開発推進基準を満たす医薬品有効成分（Active Pharmaceutical Ingredient; API）[24]の設計を完結させる必要がある．

　最終製剤は API だけではなく，安定性（有効期限）を維持し，溶出速度を調整し，もしくは薬剤の性能を最適化する医薬品添加物質[25]も含む．API のうちある塩は，他の塩よりも溶けやすい性質があるかもしれない．われわれが臨床試験に進むための最適な製剤設計が特定されたら，新薬臨床試験実施許可申請（Investigational New Drug Application; IND）に向けた，さらに費用のかかる非臨床試験へ進むことが可能となる．

1.2.2.6 新薬臨床試験実施許可申請（IND）に向けた非臨床試験

　最終製剤[26]が完成したら，次に安全性，薬物動態，ADME，診療で併用される薬剤との相互作用を明らかにする厳密な非臨床試験を計画し，実施することになる．これらの試験は「医薬品の安全性に関する非臨床試験の実施の基準」（Good Laboratory Practice; GLP）[27]に従って行われ，一般的に GLP に準

23）　有効性，薬物動態，安全性が TPP で設定された基準を満たした後，臨床開発用に選ばれた分子．

24）　医薬品の生産に使用することを目的とする物質または物質の混合物で，医薬品の製造に使用されたときに医薬品の有効成分となるもの．

25）　薬剤の崩壊，吸収，安定性不活性などを制御するために製剤に添加される不活性成分．

26）　最終製剤を構成するカプセル，バインダー（結合剤）などのような API および不活性成分．

27）　ラボ試験が高品質で再現性のあることを保証するために，試験の各手順について詳細に記載した規制．

18———第1章 アカデミアにおける創薬

拠した医薬品開発業務受託機関（Contact Research Organization; CRO）[28]で実施される．GLP では，厳密な品質管理と，試験が記載通りに確実に実行されていることを保証するおびただしい量の書類作成が必要となる．FDA は，ヒトへの臨床試験を開始するため，IND を申告する前に完了しなければならないこれらの試験に関して，ウェブサイト上で書類作成のガイダンスを提供している．このような業務範囲と書類作成を要するため，IND に向けた試験の費用は 100 万ドルを超えることもある．

費用の高いこれらの試験を開始する前に，FDA との間で Pre-IND 会議を開くことが賢明である．会議の目的は，開発計画に関する全般的な賛同を得て，その最終製剤，提案された臨床試験および非臨床開発計画に関する具体的な質問をすることである．動物毒性試験では，ヒトを対象とした試験での安全性を予測しなければならないため，投与経路，投与計画，投与期間も動物とヒトにおいて同様に設定しなければならない．このようにして，提案された一連の非臨床試験が FDA にとって許容できることについて，いくばくかの確証を得るべきである．

GLP 毒性試験においては，少なくとも計画した臨床試験と同じ期間で動物に薬物投与をしなければならないため，動物試験は臨床試験の計画が最終決定した後に計画する必要がある．非臨床試験で用いられる最終製剤も，GLP 基準に従って準備する必要がある．理想的には，この GLP 製剤は最終的に患者に投与されるような臨床グレードの医薬品よりも精製されていない状態である必要がある．もし逆であれば，臨床薬剤において不純度が増加した状態では動物試験を実施しないため，（不純物の少ない状態で行った）動物における毒性試験は患者の安全性を十分に反映しないと考えられる．

さらに費用のかかる GLP 生殖発生毒性試験，発がん性試験，長期安定性試験は，第Ⅲ相試験開始まで延期されることが多い．

---

28) アカデミアにおける同様の機関を Academic Research Organization（ARO）という．〔訳注〕

1.2.2.7 医薬品・医薬部外品の製造及び品質管理規則（GMP）に基づいた医薬品の獲得

　臨床で使用される製剤は，医薬品・医薬部外品の製造及び品質管理規則（Good Manufacturing Practice; GMP）に従って製造され，品質試験が行われなければならない．GMP 製造は，正確な製造手順と書類作成を必要とし，経験のある認証された施設で実施する必要がある．製造手順に加え，薬剤が最高の品質であることを保証するために，様々な条件で定期的（例えば 3 ヶ月ごと）に厳密な品質試験が実施される．薬剤の試験は，確実に API が劣化しておらず，新たな不純物が出現していないことを確認するために実施される．非経口製剤の場合は，無菌試験およびエンドトキシン試験も実施される．GMP に基づいた製造過程および品質保証試験は資源集約的であり，かなりの費用を要するため，いくつかの見積もりを取り，検討中の施設を評価するよう化学，製造および品質管理（Chemistry, Manufacturing, and Controls; CMC）[29]の専門家の協力を得ることが賢明である．FDA は，施設のコンプライアンス準拠状況を確保するために，GMP 施設をしばしば監査する．

1.2.2.8 IND の申請

　IND[30]は，3 つの主要なセクションを含んでいる．臨床セクションは，第 I 相試験の新薬臨床試験実施計画書，および薬剤の詳細および非臨床での動物安全性試験に基づく，安全性の問題に関する可能性の報告が記載された治験薬概要書を含む．非臨床セクションは，GLP 試験の結果および安全性に関わる可能性のある追加情報を報告する．CMC セクションは，API，製剤，製造工程および品質管理試験に関する情報を含む．IND が提出されると，FDA から 30 日以内に懸念事項について指摘されるか，ヒトを対象とした臨床試験が開始される．

---

29)　申請書類における原薬・製剤の Chemistry（化学）・Manufacturing（製造）・Control（品質管理）の情報のこと．CMC は，広義には原薬プロセス研究と製剤開発研究，それに品質評価研究を統合した概念で，これらに関する仕事全般のことを指す．〔訳注〕

30)　提案されている適応症，投与計画または患者集団がまだ承認されたことがないあらゆる医薬品に関して，ヒトを対象とした研究を開始する前に FDA に提出する書類．

20———第1章 アカデミアにおける創薬

1.2.2.9 臨床開発

第Ⅰ相試験はヒトを対象とした初めての試験（first in human studies）であり，ヒトでの使用における薬物動態の特性を明らかにし，安全性を判断するために実施される．多くの場合，第Ⅰ相試験では健康な被験者を対象に実施する．しかし，薬剤が重大な有害事象（例えば，好中球減少症）のリスクを引き起こす場合，もしくは侵襲性のある方法（例えば，冠動脈や心室内）で投与しなければならない場合は，利益を得る可能性がある患者に対して実施することがある．例えば，化学療法剤の場合は重篤な副作用を典型的に引き起こすことから，がん患者が第Ⅰ相試験で対象者となることが多い．

第Ⅱ相試験は，主に有効容量範囲や投与計画の探索，有効性を探索するために実施される．第Ⅱ相の概念実証試験（proof-of-concept studies; POC 試験）のプライマリーエンドポイント（主要評価項目）は，臨床的エンドポイント（真のエンドポイント）よりも疾患進行に伴う代替エンドポイント（サロゲートエンドポイント）となるバイオマーカーである．なぜなら，臨床エンドポイントに注目して統計学的優位に達するためには，大規模研究が必要となるからである．例えば，慢性心不全に対する新薬の試験を実施する際に，入院と死亡が含まれている中での値の変化よりも，より簡単に評価できる連続した心臓超音波検査図における駆出率の差を実証する試験を実施するほうが実現可能性がある．代替エンドポイントにより妥当な有効性が実証され，至適用量が決定すれば，その薬剤は極めて重要な第Ⅲ相試験に取り掛かる準備ができたことになる．

第Ⅲ層試験は大規模試験であり，FDA に承認されるよう臨床的エンドポイントを設けて実施される．典型的には，最終的な医薬品登録には，p 値[31]が 0.05 未満の有効性を示す別々の2件の試験が必要となる．薬剤が重大なアンメット・メディカル・ニーズを示す場合には，FDA はより低い p 値（$p < 0.01$ など）を示す単独の試験を許可する可能性がある．第Ⅲ相試験が安全性

---

31) 帰無仮説（通常は差がないという仮説）が正しいときに，偶然によって観察されたデータ上に差が生じる確率であり，観察された差の統計学的信頼性を示す．一般にこの値が5%未満（$p < 0.05$ と記載される）の場合，データに「統計学的有意差がある」とし，5%以上（Not Significant: NS と記載される）の場合は「統計学的有意差がない」とする．〔訳注〕

および有効性の両方を示したら，次は新薬承認申請（New Drug Application; NDA）[32]や生物学的製剤承認申請（Biologics license application; BLA）[33]のためにデータを集め，FDA に提出する．これら最終提出の審査には，18 ヶ月かかることもあるが，重大なアンメット・メディカル・ニーズに向けた薬剤であるために，そのプロジェクトがファスト・トラック指定を受けている場合には，この審査は 10 ヶ月で完了する可能性がある．FDA は，外部専門家で構成される諮問委員会が最終的な販売承認に関して提言するよう求めているが，その諮問委員会の推奨に対して FDA が賛同または反対する可能性もある．いったん承認がおりると，われわれは FDA 規制に基づき，その薬剤を自由に市場で販売することができる．

Box 1.6 要　点

新薬発見と新薬開発は，様々な相互共存する規則を伴う複雑な過程をたどる．成功には，創造性，粘り強さ，ある程度の運，そして様々な分野の専門家に協力を求める意欲が必要となる．

1.3 臨床的ニーズの把握

Kevin Grimes

われわれは，アカデミアにおける医薬品開発者として，有効で新しい命を救う治療法，健康改善，生活の質の向上，医療ケア費用の削減に自身のアイデアをつなげることを望んでいる．われわれは様々な方法で治療アプローチを達成する．自身が表面的な臨床的知識しか持たない 1 つないしは複数の重篤な疾患において，重要な役割を果たす見込みのある新しい細胞内標的分子や経路を発見した基礎研究者であるかもしれない．もしくは，熟知している特定疾患の治療を発見するために，自分のキャリアを捧げてきた臨床研究者や基礎研究者で

32）　米国国内で新薬市場販売許可を得るために FDA に提出する最終書類．

33）　米国で新生物学的製剤の市場販売を得るための FDA 文書業務でバイオ医薬品の販売承認は Public Health Service（PHS）Act に基づき与えられ，ワクチンやアレルゲン，血液・組織製剤，細胞・遺伝子治療，体外診断薬を対象とする．

22 ──── 第1章 アカデミアにおける創薬

あるかもしれない．いずれの場合も，同僚，疾患の専門医，創薬開発の専門家に協力を要請し，自分たちの治療方法が最適な方法で患者のアンメット・メディカル・ニーズに取り組んでいることを確認しなければならない．つまり，アンメット・メディカル・ニーズは大変重要なものである．

　過去50年間に及ぶ薬物療法の素晴らしい発展にもかかわらず，膨大な数の患者が様々な病状に対して有効な，新たな治療法を必死に求めている．適切な治療法がない，もしくは，まったく治療法のない疾患のリストは，手ごわいものである．例えば，鎌状赤血球症，先天性代謝異常，水泡性皮膚疾患，自閉症スペクトラム障害などの小児疾患，早産や子癇症などの産科疾患，多剤耐性結核，慢性シャーガス病，そして新たに出現したウイルス疾患などの世界的な健康問題，進行性全身性硬化症，全身性エリテマトーデス，多発性硬化症などの自己免疫疾患，筋萎縮性側索硬化症（ALS），ハンチントン舞踏病，アルツハイマー症などの神経変性疾患，様々な難治性の悪性疾患などの例を考慮してみよう．これらは新たな治療法の求められている疾患のうち，巨大な氷山の一角にすぎない．

1.3.1 最終目標を想像してみる

　長い期間と費用のかかる新薬開発の活動に着手する前に，なぜ患者や医療従事者が自分たちの製品を使うのかを理解することは不可欠である．どんな臨床問題をわれわれが解決しなければならないのか？　この製品がどんな特定のアンメット・メディカル・ニーズに取り組むのか？　この新薬を使えるようになれば，患者や医療制度がどう改善するのか？　薬剤の分子標的の調整（修飾）に関わる既知のまたは予想されるリスクがあるか？　もしあるとすれば，リスク・ベネフィット比[34]は対象とする患者母集団にとって許容範囲内であるか？　薬物送達や投与方法が患者や医療従事者にとって許容範囲内であるか？　医療費を支払うもの（保険会社，健康保険，老人医療保険，医療扶助制度など）は

34）　悪い面を「リスク（危険性）」と呼び，良い面を「ベネフィット（便益）」と呼ぶ．これは，リスクがゼロになることは決してないので，リスクが非常に低く一般的な使用方法では問題が起こらないと考えられる場合を「安全」と表現する．ベネフィットの大きさとリスクの小ささの差が大きい場合を「有益・便利」と表現し，その差が広がることを「技術進歩」と表現する．〔訳注〕

1.3 臨床的ニーズの把握―――23

この新たな治療法にお金を払うことに同意するだろうか？

1.3.2 臨床的ニーズの把握

　最初のステップは，アンメット・メディカル・ニーズを理解することである．ある特定の状態のために，なぜ新たな治療が必要となる可能性があるのか，理由はたくさんある．下記では，適応症における新治療の必要性を分析するための枠組みを説明する．

1.3.2.1 現在利用できる治療法がない

　重篤な疾患に対して，有効な治療法が何もない場合に，臨床的ニーズは一番明確となる．ALS や進行した膵臓腺がんが明らかな例であり，現時点での薬物療法では，その苦痛の緩和しか提供できない．

1.3.2.2 疾患の進行を食い止めるまたは妨げる必要性

　他の重篤な疾患でいうと，症状を一時的に軽減させたり，死を遅らせたりする治療法があるが，疾患の進行を止めることができない治療法もある．例えば，現在のパーキンソン病治療薬は，神経症状を改善し，生活の質を向上させるが，容赦ない疾患経過の悪化を防ぐことはできない．同様に，特発性肺動脈高血圧症の現在の治療法は，血管拡張剤であるが，根本的な病状の進行を止めることができない．このような疾患の場合，すでに治療法は存在するが，疾患の進行を調整することができる新しい治療薬に対してのニーズが大きい．

1.3.2.3 重篤または許容できない副作用

　他の多くの疾患では，現在の治療が有効であるかもしれないが，厄介なまたは重大な副作用を引き起こす可能性がある．これを説明するのに役立つ実例を次に挙げる．(1)ホジキンリンパ腫はかつて致命的疾患であったが，現在では化学療法と放射線療法との併用によって，多くの場合は治癒できるようになった．この成功にもかかわらず，患者は第一選択の化学療法剤の 1 つであるドキソルビシンにより，遅延性で致命的な心毒性を引き起こすことが多い．(2)副腎皮質ステロイドは多様な自己免疫疾患，アレルギー症，炎症性疾患のための

24━━━第1章　アカデミアにおける創薬

救命治療であるが，極めて有害な副作用の原因となる．（3）カルシニューリン
阻害剤であるシクロスポリンとタクロリムスは，臓器移植後の免疫抑制治療に
用いられる重要な構成成分であるが，腎毒性を引き起こすことがある．残念な
がら，これらの薬剤は宿主免疫システムから守っている移植腎に損傷を与える
ことが多い．

　他にもよく使われている多くの処方薬も，患者の健康，生活の質，投与計画
の遵守に対する意欲にさえ影響を与えるような厄介な副作用を引き起こすこと
がある．抗うつ薬の選択的セロトニン再取り込み阻害薬（SSRI）とセロトニ
ン・ノルアドレナリン再取り込み阻害薬（SNRI）は，鎮静作用，体重減少ま
たは体重増加，性的不能などを引き起こすことが多い．糖尿病性胃不全麻痺
（胃排出の遅延）に最もよく処方されるメトクロプラミドは，不可逆性遅発性
ジスキネジアを含めた錐体外路運動の異常を引き起こすことがある．疑いもな
く患者は，このように望ましくない副作用を起こさない，有効性の認められる
治療薬から，多大な恩恵を受けるだろう．

1.3.2.4　患者の好み／利便性／費用

　一般的には，頻回に内服する必要がない内服薬が好まれ，患者のアドヒアラ
ンス[35]を向上させる．例えば，医師はアジスロマイシン（1日1回5日間内服）
がFDAに承認されて以降，エリスロマイシン（1日4回7〜10日間内服）を処
方することはまずない．医療センターで静脈内投与する必要がある薬がいくつ
かあるが，これは不便で費用が高い．患者が自宅で投与できるような代替療法
がより好まれる．

　多くの新しい治療法，特に生物学的製剤は，非常に値段が高い．安価な薬剤
は患者，保険会社，医療制度にとって朗報となる．生物学的製剤の発見，開発，
製造における新しい基盤は，新たな治療法の成功率を高め，開発期間を短縮し，
治療コストを安くすると考えられる．

35）　医師に指示された通りに処方薬を服薬する程度を指す．患者が自身の状態を受け入れ，
　　治療方針を理解して決定に参加し，積極的に治療に協力することによる内服遵守．〔訳
　　注〕

1.3.3 方法の適合

　アンメット・メディカル・ニーズを学んだ後の次のステップは，自分たちの計画している治療法が好ましい解決方法を提供できるか決定することである．例えば，1日2回の皮下注射で投与するペプチド療法は，がんを治療するには許容されるが，男性型脱毛症については受け入れられる見込みはない．専門医，患者擁護団体，患者および最終的にはFDA（と他の規制当局）と話し合うことにより，容認できる理想的な薬剤特性を確認することができるようになるだろう．

Box 1.7 アカデミア研究者として驚いたこと

　放射性皮膚炎（悪性腫瘍のために実施した放射線治療の結果として起きる皮膚熱傷）を予防する新しい治療法の開発を提案しようとしたとき，潜在的な投資家らが，この適応症にはアンメット・メディカル・ニーズがないと主張したことにわれわれは驚いた．投資家側の皮膚科専門医が，このような問題を抱える患者を診たことがないと報告したのである．しかし実際は，皮膚科として何らかの有効な治療法を有していないため，放射線科医が皮膚科へ紹介をしなくなり，代わりにこのひどく損傷した状態を緩和するために放射線科医自ら皮膚軟化剤を処方するようになっていたのである．重大なアンメット・メディカル・ニーズは確かに存在しており，放射性皮膚炎は患者にかなりの苦痛を引き起こすために，さらなる放射線療法をたびたび控えなければならなくないほどであった．われわれはこのことを通じて，（臨床ニーズを正しく把握するには）ネットワークを広範囲に広げる必要があることを学んだ．つまり，自分が求めていることに対して，正しい専門家や患者と話しているかを確認しなければならないのである．（DM-R）

　現時点で有効な治療法がない重篤または生命を脅かす疾患の場合は，副作用や患者にとっての不便さ，関連費用に対する患者の許容度は高い．われわれの新薬がハンチントン舞踏病の進行を妨げ，または食い止めることが期待されると仮定すると，患者は不整脈のような重篤な副作用リスクが高まることを認めてくれるであろう．患者は皮下投与や静脈内投与でも，例え診療所での髄腔内投与でも受け入れるだろう．そして，ハンチントン舞踏病による死亡や障害を食い止める薬剤は，確実により高い価格設定を行うことができる．

26──────第 1 章　アカデミアにおける創薬

　では，今度はわれわれが，より重篤ではない病状の疾患のため，新しい治療法，例えば白内障形成を防ぐ新薬を開発すると仮定しよう．白内障手術は有効であり，安全で比較的費用が高くない．そのため，われわれの新しい薬剤を患者，提供者，医療費支払者に支持してもらいたいのであれば，副作用が最少であり，便利な経口または局所投与であり，安価でなければならない．眼科医は自分たちの手術数を大いに減らすかもしれないこの薬剤を支持する可能性が低いこともまた，認識しておかなければならない．

1.3.4 開発の実現可能性

　われわれの次のステップは，実際に新薬の開発が可能かを決定することである．簡潔明瞭な臨床開発経路があるか？　目標対象者（患者）は誰か？　主要評価項目，副次評価項目は？　このエンドポイント（評価項目）に対する有効性を示すために必要な被験者の追跡期間は？　追跡可能な予測代替エンドポイントは存在するのか？　期待される効果の大きさは？　何名の被験者が参加する必要があるか？　この臨床試験を実施できるほど金銭的余裕があるか？　以上の質問に答えるため，われわれの指標では臨床試験に関する包括的な医学文献のレビューを開始する必要がある．選択した疾患に関して，専門医，試験デザインの専門家の生物統計家と話し合うべきである．

　最後に，この治療領域の競争状況について理解する必要がある．選択した適応症に対して，どのような新治療法が開発パイプラインにあるか？　どのような作用機序なのか？　同じ患者集団をターゲットにしているのか？　例えば，製薬企業が 2 年前にわれわれと同様の方法で研究開発を開始している場合，おそらく他の適応症や別の研究プロジェクトに移行したほうがよいと考えられる．競争状況に関しては，下記の実施により探索できる．

1. ClinicalTrials.gov のウェブサイトで，自分たちが検討している適応症に関して，先行臨床試験を検索する．
2. 製薬業界の業界誌で自分たちの治療領域に当てはまる新薬を検索する．これらの定期刊行誌は大学の図書館で入手できるかもしれない．
3. インターネット上で同様の活動がないか検索する．

4. ヘルスケア領域の投資家やバイオテクノロジー／医療機器団体の他のメンバーと話し合い，潜在的な競争相手について，機密ではない情報を得る．

　自分たちの医薬品開発が，多くの適応症に対して実現可能であると判断することが時折ある．このような場合は，必ずしも最大規模の市場を持つ適応症を追求する必要はない．どの臨床開発経路が確実であり，いち早く規制当局の承認を得られるか，見極めるほうがよほどよい．このような場合には，いったん自分たちの医薬品が市場に流通してから，「ライフサイクル管理」[36]の一環として，他の疾患にその薬の適応を拡大していくことができる．

Box 1.8 要　　点

　米国の歴史上，一番偉大であることはほぼ間違いないアブラハム・リンカーン大統領が「もし私に木を切る時間が8時間あるなら，斧を研ぐことに3時間費やすであろう」と言ったことがある．われわれは新薬の開発プロジェクトの実施に貴重な時間とリソースを使う前に，下記について確信を持たなければならない．

1. われわれは，患者のニーズに応えるため，最適化された製品を進化させる．
2. われわれが前進するための，明確な道筋がある．
3. われわれのアプローチは，臨床で適用される準備が整った際に，患者，医師および医療費支払者からも価値があるとみなされる方法である．

1.4 ターゲット・プロダクト・プロファイル（TPP）　　Robert Lum

　ターゲット・プロダクト・プロファイル（Target Product Profile; TPP）と

---

36)　一般に，製品を市場に出す場合には，基礎研究，開発，承認申請，製造・品質管理，販売，販売後調査までを製品のライフサイクルと捉えている．ライフサイクルを考慮した上で，製品売上を最大化するための戦略立案，実行を行うことをライフサイクル管理といい，医薬品の場合では，例として，適応拡大を行うことで製品寿命を延ばすことが挙げられる．〔訳注〕

28───第1章　アカデミアにおける創薬

は，プロジェクトチームが新薬を開発する際に目指すべき特性や最低限の許容基準をリストアップしたものである．TPP は，プロジェクトの全般的な目標を定義しているが，それがより具体的になれば，さらに有益なものになる．TPP は新しい情報が入手される度に更新する必要がある．そのプロファイルはガイダンス文書として用いられ，研究を促進し，またそれがあることにより，チームがプログラムの最終目標に向けて集中し続けることができるようになる．以下の例は TPP の全体ではないが，プロファイルの主要な部分を示している．各プロジェクトには違いがあるため，TPP は個別の開発プログラムに適した具体的な基準を有することになる．

　TPP は，新薬開発の過程における様々な段階で更新される．開発プロジェクトの立ち上げ時点では一般的な基準が作成され，その中で TPP はプロジェクトの全体の方向を定義し，プロジェクト開発の「続行あるいは中止」に関わる決定ポイントを設定するのに用いられている．TPP を定義することにより，チームは自身の専門分野以外の特性についても考えることを強いられる．一般的な治療特性としては，適応症，投与経路および投与頻度，治療の必要性，競争，現在の標準治療法，治療費用，安定性，臨床開発の過程，規制関連の過程そして知財ポジションなどが挙げられる．これらの要検討リストは手ごわいものだが，チームが開発を進めるにつれ，幅広い特性を非常に限定された仕様へと絞りこむことは重要である．SPARK ではプロセスを開始するにあたり，一般的なテンプレートを使用している（表1.1）．

　プロジェクトチームは，以上の特性について前もって考えることにより，目標に達する計画を築き上げ，必要となるであろう専門知識をさらに特定し，プログラム全体の中で完了すべき項目の優先順位をつける．例1では，あるプログラムの一般的な目標を定義する簡潔な TPP を示す．

例1　合併症のない熱帯熱マラリア治療薬に対する一般的な TPP
Frearson *et al.* [1]より引用
1. 経口投与（原則として1日1回服用し，1日3回を超えない）
2. 低価格な製品価格設定（全治療プロセス当り約1US ドル）
3. 薬物耐性マラリア原虫に対する有効性（例えば，クロロキンまたはスル

表 1.1 SPARK で用いているターゲット・プロダクト・プロファイル(TPP)のテンプレート

カテゴリー	最終特性（理想と許容範囲）
製品記述	・薬剤の種類（低分子，ペプチド，抗体） ・標的分子
効能・効果	・適応症（複数の場合は，主要な適応症を明記） ・目的とする患者集団 ・従来の治療法（外科的手技，生活習慣，ホメオパシーを含む）
開発候補	・標的分子の特異性 ・有効性（in vitro，細胞レベル，in vivo）
非臨床業務	・疾患モデル動物 ・安全性／毒性プロファイル
臨床薬理学	・ADME（吸収，分布，代謝，排泄） ・血漿または血清中における半減期 ・薬力学（標的を阻害または活性化する度合い） ・タンパク結合 など
用法・用量	・投与量，投与頻度など ・投与経路 ・製剤設計（添加剤） ・推定有効期間，必要となる保管条件 など
ヒトにおける 安全性および毒性	・既知のオン・ターゲットおよびオフ・ターゲットの安全性に対する懸念 ・治療可能時間域
規制の考慮	・推定される臨床経路（クリニカルパス） ・オーファンドラッグ37)，ファスト・トラック38)，サブパート H39)等に対する適格性 ・適応症または患者集団において以前実施された臨床試験
知的財産	・フリーダム・トゥ・オペレート（FTO）評価（競合する特許，新たな特許を出願する機会） ・望ましいライセンス供与の出口（起業，もしくは企業とのライセンス契約）
財政上の考慮	・製品価格 ・予想価格，従来の治療法と比較した際の値ごろ感 ・開発費用 ・推定される投資利益率

---

37) 希少疾病用医薬品．米国では患者数 20 万人以下の希少疾病の新薬を促進するために
FDA が指定するもので，オーファンドラッグの指定を受けると，7 年間の先発権保護が
与えられる．ただし，同じ疾患領域で，化学構造が異なるがより優れた製品が開発され
た場合，その製品も独自のオーファンドラッグ指定を受けることができる．なお，日本
では患者数 5 万人未満の疾病を希少疾患としており，助成金の支給や優先審査，再審査
期間の延長（最長 10 年）などの優遇措置をとっている．〔訳注〕

30———第1章　アカデミアにおける創薬

　ファドキシン／ピリメタミン治療に耐性を示すような原虫など）
4. 即効性および3日以内の治癒
5. 他の薬剤との併用可能性
6. 小児用医薬品として利用可能
7. 熱帯環境において安定
8. 知的財産（IP）：フリーダム・トゥ・オペレート（Freedom To Operate
　；FTO）評価の必要性，理想的には物質組成特許の取得

　新規の化学成分を開発する際，プロジェクトチームは，リード分子の特性の
最適化に取り組むために TPP を用いる．TPP の文書には，例えば生化学分析
の最低限の許容基準，細胞分析，機能分析，選択性分析，溶解性，サイズ（分
子量），キラリティー，毒性プロファイル，剤形，遺伝毒性試験，安全性薬理
学解析，最大耐量，動物モデルにおける有効性，薬物動態パラメーター，そし
て知財ポジションなどが含まれるだろう．プログラムが進むにつれ，他の基準
も加えられることがある．例えば，薬物動態／薬力学（Pharmacokinetics/
Pharmaco Dynamics; PK/PD）との関連性，代謝プロファイル，投与頻度，
試験に必要な動物モデルの数，その他の毒性試験などが挙げられる．プロジェ
クトチームは，各特性に必要なパラメーターを定義しなければならない．全て
の基準が達成されれば，最終段階の化合物をそれぞれ比較し，リード化合物を
臨床開発候補として選ぶことができる．例2では，非臨床試験に特有な基準と

---

38)　優先承認審査制度．深刻な疾患や生命を脅かす可能性のある疾患を対象に開発され，
　　アンメット・メディカル・ニーズへの貢献が期待される新薬について，FDA が優先的
　　に審査する制度．FDA によりファスト・トラック指定を受けると，申請書類を段階的
　　に提出し，提出データから順次審査を進めることができる．〔訳注〕
39)　迅速承認規定．深刻な疾患や生命を脅かす可能性のある疾患に対する有望な新薬に
　　ついて，患者への有用性が正式に実証される前に有用性を予測し得ると考えられる代替
　　エンドポイント（治療行為に対する評価を短期間で評価できる暫定的なエンドポイン
　　ト）を用いた予備的なエビデンスに基づいて，市場で入手可能な状態にすることを意図
　　した制度．承認は，患者への有用性を正式に証明するための臨床試験を完了するという
　　条件付きになることもある．サブパート H により承認された新薬は，使用可能な施設が
　　限定されるなど，安全性確保のための厳しい使用制限が付けられることがある（出典：
　　医薬産業政策研究所，リサーチペーパー・シリーズ No.25（2005 年 5 月），「日米の新医
　　薬品の承認審査に関する比較」）．〔訳注〕

1.4 ターゲット・プロダクト・プロファイル（TPP）—— 31

Box 1.9　アカデミア研究者として驚いたこと

　最初われわれは，TPP において明瞭な基準を確立することの価値を理解していなかった．研究をどう進めるべきかは理解していたが，なぜ時間を無駄に費やして当たり前のことを定義する必要があるのだろうか，と思っていた．しかし，TPP において本質的特性を定義することは重要であることが立証された．TPP はわれわれのロードマップとなり，誰と協力する必要があるかを明らかにし，製品における最適化された特性を確立するものであったのである．（DM-R）

ともに，研究志向の TPP を示す．

　例2　原虫病および蠕虫病に対するヒット化合物からリード化合物への TPP

Nwaka *et al.*［2］より引用

1. 抗原虫活性物資スクリーニングにおける *in vitro* 活性：
   Plasmodium falciparum: IC_{50}[40] $< 0.2\,\mu g/mL$
   Trypanosoma cruzi: $IC_{50} < 1.0\,\mu g/mL$

2. 抗蠕虫スクリーニング：
   Schistosoma mansoni: 成虫の運動性を 100%阻害，$IC_{50} < 2\,\mu g/mL$
   Onochocerca lienalis, O. ochengi, または *O. volvulus*: $1.25 \times 10^{-5}M$ あるいは $10\,\mu g/mL$ におけるミクロフィラリア運動性を 100% 阻害

3. 分子標的の選択性の確立または寄生虫と宿主酵素の間の感受性の差が 10 倍以上

4. 100mg/kg 以下の腹腔内注射あるいは経口投与された非感染性マウスにおける前毒性スクリーニング

5. マウスまたはハムスターモデルにおける *in vivo* 活性：寄生虫血症における有意な減少，または $4 \times 50mg/kg$ の腹腔内注射あるいは経口投与において毒性の明白な兆候が見られずに寿命が延長

---

40)　半数阻害濃度．化合物の生物学的または生化学的阻害作用の有効度を示す値．

32———第1章　アカデミアにおける創薬

6. ヒトを含む，少なくとも2つの種にてミクロソームにおける代謝安定性を確認

7. 10μM を超える濃度にて hERG（ヒト遅延整流性カリウムイオンチャネル）に結合

8. CYP450 に対する低阻害のプロファイル

9. 知的財産（IP）：新規であり，かつ物質組成特許として提出可能

　臨床開発段階では，より多くの臨床的な関連特性を定義できるように TPP を修正すべきである．これは主な適応症，患者のサブタイプ群，投与計画，臨床薬物動態，必要な患者数，臨床エンドポイント，製品価値，そして市場や販売戦略などを含む．TPP では他にも，規制関連の戦略，コンパニオン診断の調査，また代替治療の適応や処方設計も定義できる．例3では，これは，臨床開発段階を通じてプログラムチームを指導するのに使用される．

例3　臨床段階の神経膠芽腫がん用薬物における臨床開発 TPP
　　　（未公開プログラムによる）

1. 母集団：放射線療法とテモゾロマイドとの併用療法後に進行した，多形グリア芽細胞腫治療に対する単独療法，あるいはベバシズマブとの併用療法の承認

2. 有効性：無増悪生存期間（PFS）の中央値が，ベバシズマブ単独療法では 4.2 ヶ月であるのに対し，本薬剤単独で 6.3 ヶ月を超えて延長．すなわち，併用療法において全生存期間の中央値が 9 ヶ月を超過

3. 安全性：大多数の患者においてグレード3または4の好中球減少症が認められることを前提とし，成長因子による治療で対処可能．10%未満の患者でグレード3か4の神経障害が認められる．他の毒性は対処可能であり，予測，回復も可能

4. 投与量：症状が進行するか6クール投与まで，3週間に1回 $120mg/m^2$ を静注

5. IP：ベバシズマブを用いた，優れた併用療法のための特許保護

6. 1瓶当り50US ドル未満の製品価格で，持続可能な供給プロセス

Box 1.10 要　点

　TPP は開発中の新規治療法の望ましい特性を定義するべきであり，製品が開発パイプラインを通過するにつれて，さらに改訂または更新されるべきである．効果的な TPP には，適応症や医療ニーズ，投与経路および投与頻度，現在と将来にわたる競争，治療費用，知財ポジション，そして従来の治療法より優れた利点などが含まれる．他の特性としては，臨床開発の過程，規制関連の過程，代謝または安全性プロファイルなどが含まれうる．

1.5　プロジェクト管理とプロジェクト計画

Rebecca Begley and Daria Mochaly-Rosen

　われわれは，人材配置や臨床または基礎研究の管理運営について知っていることは，アカデミアにいる者として当然だと考えがちだ．われわれの研究チームメンバーの多くは比較的若く，似たような決まりの中で教育されてきた．研究責任者はリーダーであり，研究題目を設定する．進捗状況は正式な行程表とは異なることが多く，研究計画では新しく興味深い観察事象を探求するため，方向性を急に変更することがある．このような活動的な研究事業を運営していることに関しては，あまり注目されていない．

　ただし，産業界においては，結果を成功に導く可能性を高め，時間とお金の無駄を省くため，プロジェクト管理は価値の高い仕事であるとみなされている．プロジェクトチームには，経験も背景も多岐にわたる薬理，毒性，薬事，薬剤の製造，臨床試験計画分野から，各専門家（機能横断型チーム[41]と呼ばれる）が集められている．チームメンバーは適時かつ協力的にプロジェクトを進めていく責任を持つ．同様に，研究プロジェクトが成功しそうになく，遅延や多大な投資が将来的に発生することが示唆された場合，即座に終了することが推奨される．

---

41)　異なった分野の専門家から成るプロジェクトチーム（例：薬理学，ADME，製造，薬事，臨床）で，プロジェクトが成功して完了するのに必要とされる．

34 —— 第1章　アカデミアにおける創薬

1.5.1　プロジェクトにおけるリーダーシップ

　プロジェクト管理には，強いリーダーシップ，必要な技術を補完する熱心な
チーム，およびよく練られた開発計画が必要である．プロジェクトチームは，
プロジェクト戦略（構想），目的（戦略）そして詳細な実施計画書を特定する
ために一丸となって取り組む．また，プロジェクトリーダーは，前もって先に
決められた予算とスケジュールに従ってチームがプロジェクトに取り組めるよ
うに手助けをする．

　大切なことは，チームメンバーにより遂行される多くの役割が，非常に相互
依存していることである．例えば，適切な投与計画がきちんと決まるまで，臨
床試験用の試験薬は製造されない．第Ⅰ相臨床試験（first-in-human，ヒトを
対象とした最初の研究）ではさらに，毒性，薬物動態，動物を用いた試験で認
められた有効性に強く依存している．

　ガントチャート（Gantt chart）[42]は，開発プロジェクトの実施および追跡の
ため，詳細なロードマップを提供する極めて有用な手段である．これには，プ
ロジェクトを通して達成しなければならない各タスクの包括的な一覧が，望ま
しいスケジュールおよび他のプロジェクトとの依存関係とともに記載されてい
る（図1.2参照）．プロジェクトマネージャーはガントチャートを使用して，全
般的にプロジェクトが希望のスケジュール通りに進んでいるのか確認し，それ
ぞれのタスクの達成度を追跡することができる．同様に，違う仕事分野を代表
するチームメンバーが，自分のタスクを追跡し，自分たちのタスクの遅れが全
体のスケジュールにどう影響を与えるのか確認することができる．例えば，品
質が許容範囲内である医薬品の提供が遅延すると，新薬臨床試験実施許可申請
（Investigational New Drug Application; IND）[43]を目的とする毒性試験の開始
を遅らせ，その結果としてIND申請が遅れることになる．これは明らかなこ

---

42)　開発計画の工程管理で重要な役割，スケジュール，従属性を示す．

43)　提案されている適応症，投与計画または患者集団がまだ承認されたことがないあら
　ゆる医薬品に関して，ヒトを対象とした研究を開始する前にFDAに提出する書類．
　　米国ではこの情報をFDAに提出し，全てのヒトに対する臨床試験実施の承認得なけ
　ればならない．化合物の成分がすでに医薬品としてFDA承認済みだとしても，対象疾
　患，病態，投与量，投与方法，剤形などが異なり，なおかつ未承認である場合には，新
　たにINDの提出が必要になる．〔訳注〕

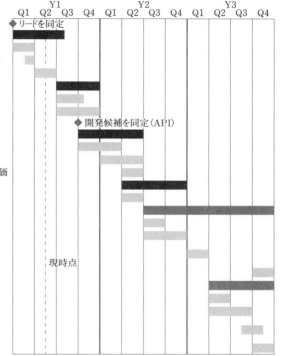

このガントチャートは仮想の開発プログラムの予想スケジュールと可能なタスクを示す.
Q 四半期, Y 年, IV 静脈内, GLP：医薬品安全性試験実施基準, API：医薬品有効成分, IND：臨床試験実施許可申請

図 1.2　非臨床段階の腫瘍プログラムに対する仮説的ガントチャート

とに思えるが，もし遅れれば，開発業務受託機関（Contracted Research Organization; CRO）で毒性試験を実施する契約の時間枠を失うことになる．そうすれば CRO へのペナルティを支払うことになり，さらに開発が遅延することになる．新薬開発では，費用と少しの遅延による結果が雪だるまのようにすぐに膨れ上がることがある．

　ガントチャートは変更が全く不可能なわけではなく，プロジェクトマネージャーによって新しい情報が手に入る度に，現状に対応して改訂する必要がある．ガントチャートは新薬開発において，常に複雑な事態が発生しやすいにもかか

36 ———第1章　アカデミアにおける創薬

わらず，開発チームが企業の目標にフィットしたスケジュールを完了できる手助けをするための，非常に有用な手段である．

1.5.2 SPARK におけるプロジェクト管理

　アカデミアでトランスレーショナルリサーチに従事する者は，確実にスケジュールにそって業務を遂行し，自分たちの目的を成功裏に達成するためにプロジェクト管理を採用する必要がある．そこで，この機能についての節も設ける．プロジェクトリーダーは教職員でもよいし，学生や特別研究員でもよい．チームは専門家アドバイザー，所属機関または異なる研究機関など他の研究室に所属する研究者，商用の研究サービスの研究員（医薬品化学，毒性学など）が含まれることがある．この場合のチームメンバーは，自分の研究室や，企業における典型的なプロジェクトチームのようにつながっている必要はない．さらに，プロジェクトリーダーがミーティングのために各役職のトップを集めるのは無理であろう．したがって，多くのプロジェクト計画がそれぞれの専門家，その機能との調整およびそれぞれとの対話に頼ることになる．可能であれば，仮説の確認と進捗の調整のため，詳細な計画についてメンバー全員と共有することをお勧めする．この次の節および参考文献では，一流の機能横断的なチームにより，いくつかの実践的なアドバイスを提供する．ただ，その全てがアカデミアでの仕事に当てはまるわけではない [3, 4]．

1.5.3 機能横断型チームの主導

　自分が専門家ではない，もしくはチームで一番上の立場ではない場合にどのように主導するのか．

・関係性や共有する構想に依存した権力によらずに，影響を与えるようにする．自身が彼らを必要とする前に関係性を構築する．
・柔軟でいる．新しいデータや環境の変化に適応する．
・知的に会話をするためにそれぞれの仕事領域について十分に知る．主要な問題がどこで発生し，なぜ発生するのかを理解する必要がある．質問は早めに行う．つまり，基礎知識を得るために，助言者や頼りになる人を任命

する.

- ・機能横断型チームによる会議を公開討論の形にし，チーム全体がプロジェクトやお互いに対して責任を持つ.
- ・機能横断型チームによる会議を利用し，各仕事内もしくは他の仕事との相互作用から発生する問題を特定し，取り組む（例えば，上記で議論されたように臨床試験薬の供給の遅延は,毒性試験のタイミングに影響を及ぼす）.
- ・議論の分かれる問題に対して合意を得る方法の一つとして，会議の前に問題に取り組み，意見を声に出して言う時間を設ける．それにより，会議前に重要なステークホルダーとの議論を済ませておくことができる.
- ・書類作成がチームの管理に有用なことがある．目標と対象を書きだすことにより，コミュニケーションを行う際に共通に参照することができる．これは，チーム内だけではなく，外部向けについても言える．さらには書類作成に関してチームの同意を得ることにより，文言に関して注意を引き（書面での同意は，言葉上の同意よりも重みがある），それに続いてグループがプロセスに関わっていることを感じることができれば，グループが積極的に取り組む度合いがより大きくなる.
- ・コミュニケーションのためのツールには，TPP，チームの最終目標，スケジュール，予算を含む．これらの書類は時間をかけて発展していく.

1.5.4 プロジェクト計画の外観

ステップ1. 終了時を想定した，プロジェクト構想の定義

われわれは，チームと一緒に TPP を定義する必要がある．これは製品がどのように見え，作用するのかを明らかにし，アンメット・メディカル・ニーズに取り組む点を重視することにより，なぜ医師や患者が新薬を使用することができるのかを定義できる．TPP で概要を説明した「必ず存在しなければならない」特性は，プロジェクトを進めるか「打ち切る」かの分かれ道となる．すでに公表された試験データや製品ラベルが，関連した製品についての比較情報となる.

38 ────第1章　アカデミアにおける創薬

Box 1.11 アカデミア研究者として驚いたこと

　アカデミアでは，ガントチャートが，具体的な最終目標を特定し，それに向け
た進捗状況を追跡するために使われることはほとんどない．基礎研究においてこ
のような詳細さをもって，誰が計画を立てることができるだろうか？　この計画
に参加するよう頼まれた当初は，時間の無駄だと思った．しかし，すぐにこのよ
うな詳細な計画は優先順位を付け，いつプロジェクトを「打ち切り」にするのか
（例えば，企業の将来にインパクトを与えるためにはプロジェクト完了が遅すぎ
る場合，技術的な妨げが相当なものであり，完了するには費用がかかりすぎる場
合），プロジェクトを計画通りに進めて，スケジュールや予算に変更がある場合，
どのように是正処置をするのかを知るために，大変効果的な手段であることを理
解した．（DM-R）

ステップ2．臨床開発計画の概要説明

　われわれは，開発計画を提示するための機能分野についてオープンな議論を
する必要がある．これは初期段階のプロジェクトにおいても重要となる．つま
り，起こりうる事象可能性を描写することにより，後期段階での活動を十分な
ものにする．開発計画では，全プロジェクト開発における決定点，現時点から
次の決定点に至るまでに必要な活動に関する詳細の要点をまとめる．

　さらに，プロジェクトのための重要なリスクや想定がまとめられる．この活
動は通常，TPP の開始および開発の現段階まで遡って取り組むことにより，
構築される．TPP で示された望ましい適応（となる疾患）をサポートできる
ような臨床プログラムを提案するため，臨床での手掛かりを問うことから始め
る．われわれは第III相試験の計画から始めるべきであり，次に第II相試験およ
び第I相試験が，投薬選択や予定の第III相試験の計画を支持できるようにしな
ければならない．これらの考察により，エンドポイント，投与期間，投与回数，
試験の規模などが明確になる．これらはプログラムが進行するにつれて，変化
することがあるため，提案された数字の境界値を試す必要がある．例えば，あ
る特定のエンドポイントの有意差を見るために，この目標母集団を1ヶ月観察
することを臨床医が推奨した場合，2ヶ月間かかるのか，もしくは代わりに2
週間で対応できるのか，その可能性について考えなければならない．

残りのチーム（毒性，製造，薬理学など）は，そこで説明された臨床計画を支えるために必要な活動を，専門領域から提案するように求められる．これらの活動は，プロジェクトが生き残るために必要な「極めて重要な疑問」に対して，答えられるものでなければならない．

ステップ3．意思決定を促進するための詳細情報とプロジェクト計画の提示

われわれは，ステップ2における打ち合わせ内容をスケジュールや予算情報に置き換える必要がある．多くの変数が論じられる必要があり，納得できるような組み合わせを選択することが重要である．この特定の計画をまとめるのに用いられた仮定を書き出し，プロジェクトを支えるために必要と思われる全ての活動が盛り込まれているのか確認する．

ステップ4．次の意思決定ポイントを達成するのに必要な活動の定義とそれに沿った目標設定

われわれは，提案された全体的なプロジェクト計画をレビューすることで全ての活動の中でプロジェクト完了までの重要度に応じて優先順位をつけることができる．例えば，臨床試験実施計画書の作成は，このプロジェクトに対する価値を高めるが，第Ⅰ相試験を完了し，データをそろえておくことの方がプロジェクトの価値をさらに上げる．また，活動が使用できる予算を超過する可能性も評価することができる．

どの活動がチームの前進に寄与するのか（必需性を最優先事項として焦点を当てて）決めなければならない．このような活動にはチームの目標（価値を与

Box 1.12 要　　点

　開発計画は，チームにとって描く地図であり，新薬開発の相互依存プロセスの多くを通してわれわれを導いてくれる．そして，プロジェクトを継続するか終了するかの決定ポイントである重要な「決定／否決」を定める．この計画は，タスクから外れることなく，貴重なリソースを無駄にせず，目標に到達するのに遅れないようにするため（患者の利益となるよう），随時更新する文書である．

40 ──第1章　アカデミアにおける創薬

えるものと定義）が含まれる．この目標リストは，その後，プロジェクト計画
となる．われわれは再度，新しいデータやプロジェクト環境の変化（疾患適応
における新しい製剤の承認など）を反映して，その計画に立ち返る必要がある．

参考文献

[1]　Frearson JA, Wyatt PG, Gilbert IH, Fairlamb AH（2007）Target assessment for
antiparasitic drug discovery. Trends Parasitol 23(12): 589-595, doi:10.1016/j.pt.2007.08.019

[2]　Nwaka S, Ramirez B, Brun R, Maes L, Douglas F, Ridley R（2009）Advancing drug
innovation for neglected diseases − criteria for a lead progression. PLoS Negl Trop Dis
3(8): e440. Doi:10.1371/jounal.pntd.0000440

[3]　Kennedy A（2008）Pharmaceutical project management, Vol. 182, 2nd edn. Drugs
and the pharmaceutical sciences. Informa Healthcare, New York

[4]　Linberg SE（2006）Expediting drugs and biologics development,3rd edn. Parexel
International Corporation, Waltham, MA, USA

コラム1

日本における臨床研究の位置づけ

　ここでは，日本国内でどのように臨床研究を位置づけているのかを説明する（図1参照）．

◆臨床研究

　病気の予防，診断や原因究明，治療方法の改善などのために，人を対象として行われるすべての研究のことで，おもに「疫学研究」と「臨床試験（治験も含む）」からなる．

◆疫学研究

　疫学研究とは，地域社会や特定の人間集団を対象として，健康に関する事象（病気の発生状況など）の頻度や分布を調査し，その要因を明らかにする医学研究を指す．疫学研究には，病気とその要因の関係を証明するために，治療や予防に関する要因を人為的に変化させる「介入研究」と，介入を行わず対象者の通常の生活を調査・観察する「観察研究」がある．検診・通常診療を受けた

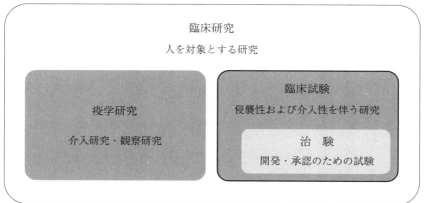

図1　臨床研究試験・治験の定義の範囲

患者さんの血液・尿などのサンプル，カルテや検査結果を利用して行う研究はこれにあたる．

◆臨床試験

　人（患者や健康な人）を対象とした治療を兼ねた試験のことで，医薬品，医療機器，外科的手技などの治療を試験的に施し，最適または新規の治療法，診断法を確立することを目的とし，それらの有効性や安全性を調べる臨床研究を指す．治験はそのうちの一部である．侵襲性および介入性を伴うこれらの試験を医療法上の「特定臨床研究」という．「侵襲性」とは，研究目的で行われる様々な行為によって，研究対象者の身体または精神に傷害または負担が生じることである．「介入性」とは，研究目的で，人の健康に関する様々な事象に影響を与える要因の有無または程度を制御する行為（通常の診療を超える医療行為であって，研究目的で実施するものを含む）を指す．これは，意図的に変化させ，または変化しないようにすることを指す．

◆治験

　厚生労働省に「医薬品」や「医療機器」として薬事承認を得ることを目的として行う臨床試験である．日本・米国・欧州では，治験は ICH-GCP という国際的に統一された「医薬品の臨床試験の実施の基準」に即して行われている．日本では，「医薬品医療機器等法」（医薬品，医療機器等の品質，有効性および安全性の確保に関する法律）と，これに基づいて厚生労働省が定めた「医薬品の臨床試験の実施の基準に関する省令（GCP）」という規則を遵守して実施される．一方，治験以外の臨床試験に関しては，厚生労働省が定めた「人を対象とする医学系研究に関する倫理指針（2015）」に代表される各種指針に則って行われる．

　なお，海外でいう Clinical Trial は，日本でいう臨床試験と治験をどちらも併せて意味しており，規則としては基本的に ICH-GCP に準拠して行われている（図の太線囲み）．本書では日本の現状に合わせて広義に「臨床試験」として主に使用しているが，明らかに治験を示すときには，そのようにしている．

すべての臨床研究は，開始前に倫理性，科学性を確保し，適正に実施できるかどうかを該当する倫理審査委員会で審査され承認を得る必要がある．試験中に起きた有害事象などの安全性情報なども，この倫理委員会に報告される．さらに試験の実施中も試験が適切に行われているかを報告する必要がある．

（岸　暁子）

コラム2

臨床試験の段階

　臨床開発は，便宜的に第Ⅰ，Ⅱ，Ⅲ，Ⅳ相と4段階に分けて考えられている．これらは目的に適うようにデザインされた治験実施計画書に基づいて実施され，その結果が解析されて治験総括報告書が作成される（臨床開発であるので，「臨床試験」ではなく，「治験」という言葉を用いている）．つまり，いきなり大規模な比較試験が行われるのではなく，前段階の結果を踏まえて，次の試験の目的が設定されることで，課題が一つずつ解決されていくのである．ここでは，従来型の試験の相についてと，新しい試験の種類に基づく考え方を紹介する．

　図1に開発段階ごとに求められる試験を示す．試験の種類は開発される薬の性質や適応によって変わるので，どの薬でもこの全てが実施されるわけではないことに留意する．

　また，試験には「このように想定して，このような方法で行うと，このような結果が得られるはず」という，試験の目的にあわせたデザインが必要である．治験実施計画書や治験総括報告書の標題部分などでは，どのような試験であるかをきちんと整理して記載することが多い（例えば，"A phase Ⅰ open-label, single-dose treatment in healthy male Japanese subjects to determine bioavailability of…." など）．試験の「相」と適切なデザインについて理解していると，それがどの相でどのような試験なのか，さらに詳細を推測することができる．

　一般的に，まずは小規模な初期の探索的な試験を行う．そこで得られた情報は，後期のより大規模で検証的な試験の計画及び位置づけのために用いられる．新医薬品を効率的に開発するためには，開発初期の段階で試験薬の重要な特徴を見極め，それに基づいて適切な開発計画（試験デザイン）を立案する必要がある．

　第Ⅰ相試験のような初期の短期的な試験では，安全性と忍容性の初期評価が

得られる．また，初期の治療効果の探索的試験に適切な用法・用量を選択するのに必要な薬力学及び薬物動態学上の情報も入手できる．その後に実施される検証的試験は，より大規模で長期の試験であり，さらに多様な患者の集団を対象とする．用量－反応関係の情報は，開発の全ての段階（初期の忍容性・安全性試験，短期の薬力学（Pharmacodynamics; PD）及び薬物動態学（Pharmaco-kinetics; PK）の試験，大規模な有効性を確認するための試験）から得られるべきものである．また，開発期間を通じて，新たなデータが得られた結果，通常であればより前の相で行われるべき試験を追加で行う必要性が生じることがある．例えば，より後の試験で得られた血中濃度データが薬物間相互作用の試

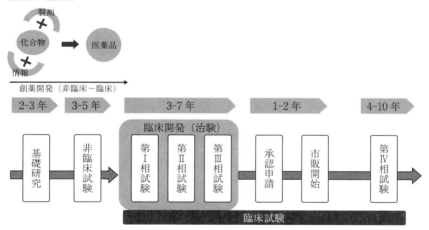

［基礎研究］研究室にて薬剤候補物質を探索し，化学合成や遺伝子組み換えなどの手法により候補物質を創出する
［非臨床試験］候補物質の安全性を，細胞や動物にて確認する
［臨床開発（治験）］医療機関では第Ⅰ相から第Ⅲ相までの臨床試験（治験）に加え，製造販売後の調査などが行われる
［承認申請］臨床試験で有効性や安全性が確認された薬剤候補に関する医薬品の承認審査は，医薬品医療機器総合機構（PMDA）にて行われる
［第Ⅳ相試験］製造販売後の有効性・安全性（新たな副作用等）に関する調査を行う（臨床試験として実施する場合もある）

図1　臨床開発（4つの段階＝相）の様々な段階

46──コラム2 臨床試験の段階

験の必要性を示唆したり，あるいは有害作用が追加の用量探索試験や非臨床試験の実施の必要性を示唆したりすることがある．

第Ⅰ相臨床試験（例：臨床薬理試験）

　第Ⅰ相は，治験薬を初めて人に投与することから少人数で行われることが多く，治療効果の確認は行わない．まず，被験薬の忍容性と安全性を確認するために，少数の健常者や患者に被験薬を単回，次いで反復投与し，どこまで投与に耐えられるかを調べ，また予期される副作用の性質を判断して安全性を確認する．併せて薬の吸収・分布・代謝・排泄の様子も調べる薬物動態試験（PK）や，薬力学試験（PD）などの確認を行う．

　薬物動態試験では，血中の薬物濃度や尿，糞などから被験薬の体内動態（吸収，分布，代謝，排泄）を推測し，クリアランスから未変化体または代謝物の蓄積がないかを検討する．また，薬物は血球や目的外の組織と結合していると，目的とする組織で効果を発揮できないので，投与量のうちのどれくらいが血中にあり遊離薬物として利用できるか生物学的利用率（bioavailability）も調べて，用量設定の参考とする．

　薬力学試験は，血中濃度と薬効の関係を主目的にする試験である．組織に分布して作用部位に到達した薬物が，生体の機能を修飾し薬理作用を発現する時間的過程を定量的に研究する．

　同じ薬物受容体に結合する複数の薬を同時に投与すると，薬理効果に影響を与える場合があり，これを薬物相互作用という．薬物の併用が予想される場合には，この試験の実施が必要である．レセプターを介して薬効を発現する薬物であれば，レセプター周囲の濃度はPKで予測でき，レセプターに結合してからの薬効発現はPDにより解析することができる．また，食事の影響が考えられる場合には，食物との相互作用を検討する場合もある．

　以上のような，通常第Ⅰ相で行われる薬物動態や薬力学の試験をまとめて，「臨床薬理試験」という．このような臨床薬理試験は，第Ⅰ相における実施以外に，開発の他の時点で行われることもある．開発におけるこの相の試験は通常，治療効果をみることを目的としない試験であり，健康な志願者または特定のタイプの患者（例：軽度高血圧患者）で実施される．強い毒性を持った医薬

品，例えば抗悪性腫瘍薬では，健常者ではなく患者を対象として試験が行われる．この相の試験では，対照群を置かなかったり，治験薬投与前値との比較を行ったり，または観察の信頼性を向上させるために無作為化および盲検化を行ったりすることもある．

第Ⅱ相臨床試験（例：探索的試験）

　第Ⅱ相は，比較的に少人数の患者を対象として，患者における治療効果の探索的試験を実施する．「医薬品の候補」に対して病気を治す効果（有効性），副作用はどの程度か（安全性），またどのような使い方（投与量・投与間隔・投与期間など）が適切であるかを確認する．初期の探索的臨床試験では，同時対照（または並行比較群という）や投与前の状態（ベースライン）との比較等，様々な試験デザインが用いられる．それに続く試験として，特定の適応に対するその治験薬の有効性と安全性を評価するために，通常，無作為化同時対照比較試験が実施される．

　第Ⅱ相試験は，比較的均質な集団になるように狭い基準にしたがって選択された患者を対象として，注意深く観察しながら行われるのが普通である．第Ⅱ相の初期的試験では，用量反応の初期的推測のために，用量の漸増デザインがしばしば用いられる．それに続く試験では，並行用量反応デザイン（第Ⅲ相で実施されることもある）を用いて，目的とする適応に対する用量−反応関係が確認されることになる．検証的な用量反応試験は，第Ⅱ相で実施されることもあれば，第Ⅲ相で実施されることもある．第Ⅱ相での用量は，通常，第Ⅰ相の最高用量より低用量であるが，常にそうであるとは限らない．第Ⅱ相で実施される試験の目的としては，その後に実施する後期第Ⅱ相や第Ⅲ相試験において用いられる見込みのあるエンドポイント，治療方法（併用療法を含む），対象となる患者群（例：軽症例か重症例か）を評価することが挙げられる．これらの目的はデータを部分的に吟味する探索的解析や，試験に複数のエンドポイントを設定すること等により達成される．それぞれの試験で使われる主なデザインは，その試験のガイドライン（例：「用量−反応関係の検討のための指針」）に詳しく解説がある．

　確認の方法として，対照としてプラセボ（外観は被験薬と同じで有効成分の

入っていない薬であり，通常は乳糖などが用いられる．偽薬やシャムということもある）や，すでに承認されている標準的な実薬（有効成分の入っている薬，多くは市販薬）との比較試験を行うことがある．試験薬というのは，被験薬と対照薬を合わせたものを指す．

第Ⅲ相臨床試験（例：検証的試験）

　第Ⅲ相は，より多くの大規模な数の患者（場合によっては数千人）を対象とする．意図した適応および対象患者群において，その薬が安全で有効であるという第Ⅱ相で蓄積された予備的な証拠を裏付ける検証的試験がデザインされる．つまり，ここでは治療上の利益（有効性，安全性，及び使用方法）を証明または確認することを主要な目的とする試験を開始する．このような試験は，承認申請を受けるための適切な根拠となるデータを得ることを目的とする．また，用量－反応関係のさらなる探索，より広い対象患者や病態の異なるステージでの被験薬の使用，他剤との併用などが検討され，長期投与の予想される薬では長期試験，場合によっては延長試験，高齢者への投与が想定される場合は高齢者を対象とした試験も行われる．また，妊婦・授乳婦，小児への投与が予想される薬物では，これらの集団を被験者とした試験を考慮する．その際，すでに承認されている標準的治療法の薬やプラセボとの比較を行うことが一般的である．第Ⅲ相試験で得られるこれらの情報は，その薬の正式な製品情報として後に添付文書に記載される．

第Ⅳ相臨床試験（例：治療的使用）

　第Ⅳ相に実施される試験は，医薬品の承認後に始まる試験である．それ以前に医薬品の安全性，有効性が示され，用量が設定されてはいるが，この第Ⅳ相（治療的使用）での試験はさらにそれ以上の知見を得るためのものである．　第Ⅳ相での試験は，すべて医薬品承認後に行われるものであり（ルーチンで定期報告が求められている市販後調査を除く），承認された適応に関連したものである．これらの試験は，必ずしも承認には必要でないと考えられるが，その医薬品の最適な使用法を明らかにする上で重要である．第Ⅳ相での試験は，様々な形態をとるかもしれないが，適切な科学的な目的を有していなければならな

い.

一般的に行われる試験には，追加的な薬物相互作用試験，用量 - 反応試験，安全性試験，承認された適応疾患における使用を支持する試験（例：死亡率／罹病率に係る試験，疫学試験）が含まれる．新効能，新用法・用量，新投与経路，追加の患者集団での試験は新たな開発計画のもと，別途行われる．

各試験の相と試験の種類

臨床試験は，4つの開発の相（第Ⅰ～Ⅳ相：製造販売後の調査・試験を第Ⅳ相として開発の延長として捉える考え方）から成るという概念が広く用いられてきたが，日米 EU 医薬品規制調和国際会議（ICH）による合意に基づき「臨床試験の一般指針」（1998 年 4 月）が通知され，臨床試験の分類として「開発の相」での分類より「試験の目的」による分類がより望ましいとされ 4 つの試験が示された（図 2，表 1）．これは開発が進むにつれ，その時点での目的や必要性に応じた試験が選択されるという考えである．つまり，ある試験は必ずある相で行う，と決められているものではないのである．概念的に相という言葉

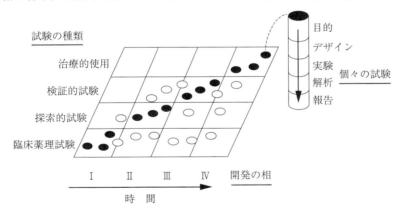

開発の相と，ある医薬品の臨床開発に際し実施される目的別試験の種類との関係を表す．黒丸はある開発の相で最も一般的に実施される試験を示し，白丸はその相で実施されることが比較的まれな試験を示す．それぞれの丸は個々の試験を表し，右側のカラムはそれぞれの試験の構成要素とその順序を表す．
出典：ICH-E8 臨床試験の一般指針　https://www.pmda.go.jp/int-activities/int-harmony/ich/0030.html）

図 2　「開発の相」と「試験の種類」の関係

50

表1　目的による臨床試験の分類

試験の種類	試験の目的	例
臨床薬理試験	・忍容性評価 ・薬物動態，薬力学的検討 ・代謝物と薬物相互作用の探索的検討 ・薬理活性の探索的検討	・忍容性試験 ・単回／反復投与の薬物動態，薬力学的検討 ・薬物相互作用試験 ・吸収・分布・排泄・代謝試験
探索的試験	・目標効能に対する探索的使用 ・用法・用量の検討 ・検証的試験のデザイン，エンドポイント，方法論の根拠の提供	・限定された患者集団にたいする薬理学的／代用ポイント，または臨床指標を用いた初期試験
検証的試験	・有効性の立証，確認 ・安全性 profile の検討 ・承認取得を支持する良好なリスク・ベネフィット関係の根拠付け ・用量反応関係の確立	・適切でよく管理された有効性検討試験 ・安全性試験 ・大規模臨床試験 ・比較試験
治療的使用	・一般的な患者又は特殊な患者集団及び（又は）環境におけるリスク・ベネフィットの関係の正確な評価 ・より出現頻度の低い副作用の検出 ・用法・用量の追加検討	・有効性比較試験 ・死亡率／罹病率エンドポイント試験 ・大規模臨床試験 ・医療経済学的試験

出典：ICH-E8 臨床試験の一般指針　https://www.pmda.go.jp/int-activities/int-harmony/ich/0030.html）

はもちろん今も使われるが，まず「相」があって開発が行われるのではなく，それぞれの薬に応じて必要な「試験の種類」が選択されることに注意しよう．

（岸　暁子・加藤　益弘）

第2章

創薬研究と非臨床試験

Daria Mochly-Rosen

創薬，すなわち新薬の開発においては，安全かつ有効で，臨床的に使用できる化合物を生み出すために，多くのハードルを越える必要がある．例えば標的分子の同定と検証，活性化合物のスクリーニング，その化合物を最適化するための化学修飾，薬剤の処方，非臨床試験での安全性の検証などである．すでに承認されている（または安全性が確認されている）薬剤の新たな適応症を探すドラッグ・リポジショニング[1]は，患者に新しい治療法を提供するための，早くてリスクが少なく，費用対効果の高い方法である．新薬開発におけるそのようなショートカットは，リソースが限られているアカデミア研究者には特に有益である．創薬研究を行う際には，実験の頑健性に特に配慮しなければならない．なぜなら，アカデミアのデータに再現性がないと，プロジェクトを産業界に移転する際に行き詰まるからである．われわれの実験データが，大きな投資を伴う薬剤開発に値するものにするために，適切に盲検化し，統計的に検定し，細心の注意を払って文書化する必要がある．この章では，臨床開発候補薬剤に欠かすことのできない非臨床試験について説明する．

2.1 非臨床試験の頑健性　　　　　　　　　　　　　　　　　Daria Mochly-Rosen

アカデミアにおける非臨床試験の頑健性に疑念を抱くとする論文が，最近いくつか公表された．その1つによると，アカデミアの研究室から論文発表されたがん研究の非臨床試験のうち，アムジェン社の研究者が再現できたのは，わ

---

1)　原著では "repurposing" であるが，翻訳版ではリポジショニングとした．〔訳注〕

52──────第2章　創薬研究と非臨床試験

ずか11％であった．最初にデータを発表した研究者が，データの再現性を検討するためにアムジェン社に協力したにもかかわらず，このように低い値であった [1]．バイエル社の研究者による別の論文では，論文発表された学術研究の約75％に再現性がなかったと報告されている．その結果，これらの学術論文に基づいて実施していた医薬品開発を終了したとのことである [2]．一体何が起きているのだろうか？

　ここでは，動物試験2)に関するアカデミアの研究室のデータに焦点を当てる．私は，正しい動物モデルを用いることの重要性や，得られた知見を患者検体でどのように確認し動物モデルでの薬物動態（Pharmaco Kinetics; PK)3)と薬力学（Pharmaco dynamics; PD)4)の結果をどこまで信頼するのかといったことや，あるいは試験の適切なエンドポイント（評価項目)5)の使い方といった議論をここではしない．これらについては，この章の後半部分で説明する．その代わり私は，アカデミア研究者が論文発表した動物実験のデータに再現性の欠如をもたらす要因と，この問題を解決するいくつかの簡単な対応策を述べたい．

Box 2.1 アカデミア研究者として驚いたこと

　2004年に私は一時，大学の研究室からKAI社（KAI Pharmaceuticals Inc.）に移り，最高科学責任者（Chief Scientific Officer; CSO）となった．私は歴史学の学士であった当時の代表取締役（Chief Executive Officer; CEO）に，「これからあなたは，自分の大学での研究が産業界の基準に比べて頑健ではないことを知るだろう」と言われて，気分を害した．この本の読者のように，私は大学での仕事に大きな誇りを持っていた．盲検試験を実施し，いくつかの動物種を使い，いくつかの研究室で独立して試験を実施し，再現性を検討し，それらを統合してデータの質を高め，検証してきた．しかし，それだけでは十分ではないことを，私はすぐに学んだ．（DM-R)

---

2)　疾患の標的分子について検証し，臨床試験に入る前に化合物の効力を検討するために
　　行われる動物を用いた試験．
3)　身体が薬剤に何をするか（吸収，分布，代謝，排泄：ADME）を測定すること．
4)　薬剤濃度と薬理作用の関連を調べること〔訳注〕．
5)　治療の有効性や安全性を評価する際に用いられる計測値（重量，腫瘍サイズなど），
　　または観察（運動制御，健全性など）．

2.1.1 再現不可能なデータが生まれる要因

2.1.1.1 不均一な実験条件

　多くの要因が動物実験の結果を大きく左右する．しかし研究者は多くの場合，これらの潜在的な交絡因子に適切な注意を払わない．また用いた実験条件を詳細に記録することもない．例えば，げっ歯類は夜行性動物である．免疫応答，摂食，運動，タスクを学習する能力などに関連するデータは，実験が行われた時刻に大きく影響される．固形飼料も動物試験のデータに影響を与える．飼料は大豆が豊富なので，オスにもメスにも女性ホルモンとして作用する．飼料を変えると，薬物の取り込みや代謝，免疫応答などが影響を受ける．その他の交絡因子としては，雑音，強い匂い，ケージあたりの個体数などの飼育条件が挙げられるが，良好な動物飼育施設を用いれば，影響を極小化することができる．ウイルス，細菌，ダニ，寄生虫の感染もまた，動物試験の結果に影響を与える（Box 2.2参照）．以上の要因は全て最小限にする必要があり，論文発表の際に全てを記載する余地がないとしても，詳細な情報を記録しておく必要がある．それは企業や大学の他の研究室から要請があった際に，具体的な実験条件を提供できるようにしておくためである．

Box 2.2 疑われもしなかった交絡因子が再現性の欠如に関連していた事例

　非臨床試験の報告に再現性がなかったからといって，データが創作されたとか間違っていたというわけではない．マウスを用いた実験データが再現できなかった例として，NODマウスにおける1型糖尿病の誘発がある．いくつかのグループが，糖尿病発症率の上昇はマウスの飼育状態の違いによると報告した．しかし最近の研究により，腸内細菌叢が重要な交絡因子であることが示された．すなわち，腸内のバチルス・セレウスの存在が発症を遅らせ，1型糖尿病の発症率を低下させていたのである [3]．

2.1.1.2 バイアスと不完全な報告

　重要な点は，動物実験データの評価者が実験条件を知らされていないことで

54 ——— 第 2 章　創薬研究と非臨床試験

ある．特にエンドポイントが主観的なものである場合，予期せぬバイアスが分析に大きな影響を与えることがある．

　もう 1 つの問題は，ネガティブデータや一貫性のないデータを捨てて，これを報告しないことである．研究者は，特定のデータを除外したいという合理的根拠を持っているかもしれない．その場合は，論文の「方法」に関するセクションでその根拠を示しておき，読者が自分なりの結論を出せるようにしておく必要がある．全てのデータは（ポジティブであろうとネガティブであろうと），報告しなければならない．なぜなら，それらのデータは多くの場合，ヒトを対象とした研究で考慮すべき重要な要因を見出すのに役立つからである．例えば，心臓発作の動物モデルにおいて，性別や年齢が薬物応答性に影響を与えることがあるというデータは，長い間報告されなかった．これらのデータが報告されてはじめて，論文の査読者は，動物を用いた非臨床試験にオスとメスの両方を使用するよう求めるようになったのである．

Box 2.3　非臨床試験の頑健性を向上させるためになすべきこと（参考文献 ［4］ に基づく）

1. 試験条件を詳細に記録する．
2. 試験に用いた全ての試薬の由来およびロット番号を詳細に記録する．
3. 検討すべき課題に十分な回答を与えられるように，また適切な統計処理が実施されるように，試験デザインの段階から統計家の助言を求める．
4. 適切な陰性対照，可能であれば陽性対照を含める．
5. 同じ研究室の（可能であれば別の研究室の），別の研究者によって試験を再現してもらう．
6. 研究者はデータ解析の際に，どれが対照群か投与群かを知らされてはならない．
7. 試験に用いられた全ての動物，および除外された動物と除外理由に関する情報を提供する．
8. 試薬が用途（低分子化合物の選択性や，免疫組織染色用抗体など）に適合しているか検証する．

　全ての試験に陽性対照と陰性対照を含める必要がある．例えば，ある適応症

で認可された薬剤を投与した動物を用いることによって，薬剤による介入の利益を比較することができるだけでなく，それが疾患モデルとして適切かどうかの確認も可能になる．アカデミアでは，ある種の対照試験を無駄なものと見なすことがある．「われわれは以前，このような対照試験を行ったことがある」というのが，よく口にされる理由である．しかし対照試験は，治療群と並行して実施する必要がある．なぜならば，予想外の要因が結果に影響を与える可能性があるからである．SPARK の研究者は最近，経口経管栄養自体が動物にストレスを与え，それによって血中の好中球数が増加する可能性があることを示すために，最後の採血をするまで対照群に経口経管栄養を実施しなかったと語った．言うまでもなく，試験全体を繰り返す必要があった．

　バイアスがかかっていない研究者が再現できる程度に十分詳細に実験プロトコールが記載されていることを検証するために，重要な試験は，同じ研究室の異なる研究者が繰り返し実施することが大切である．われわれが開発したデルタプロテインキナーゼ C 阻害剤を心臓発作後の動物に投与する利点を報告したところ，それが大変驚異的であったために，結果に疑いを持つ者が出てきた．幸いなことに，同じ研究室の 3 人のメンバーが同じデータを再現することができた．さらによかったのは，他の 2 ヶ所の研究室が，われわれのデータを再現できたことである．また決定的だったのは，このデータに懐疑的であった者が，自分自身の研究室で再現したことである．

2.1.1.3 試験に対する不十分な統計的検出力または不適切な統計解析

　使用する動物を節約するため，アカデミアの研究者は多くの場合，各群あたり，あまりに少ない動物しか使わない．各群あたり 5 匹以下の動物で試験を行った場合は，p 値[6]が 0.05 以下なら統計的に有意であるとはいえ，この結果は残念ながら十分に頑強ではない．あなたが私と同じなら，データを解析しようとする場合にのみ，統計家に相談するだろう．最近の解説書は，アカデミア研究者に対して，非臨床試験における統計家の関与がいかに重要かを認識するよう力説している [5]．試験に使用する動物数が十分であり，試験が明確な答え

---

6)　観察された現象と少なくとも同程度に極端な結果を得る確率の統計値．p 値が有意水準（通常 0.05 または 0.01）未満なら，治療効果がないという帰無仮説を棄却する．

56———第 2 章　創薬研究と非臨床試験

を導き出せることを保証するために，試験計画の初期段階から統計家を加えて
おく必要がある．これは検証を容易にするだけでなく，さらに重要なことには，
研究の厳密さを高める．各群あたりの使用動物数が，予算で制限されることの
ないようにしよう．そうしなければ，結果の頑健性が犠牲になる危険がある．

　生物統計家は，結果の解析に用いる統計学的検定法の妥当性に関する議論に
加わってもよい．多くの場合，群間比較に利用できる検定法はいくつもあるが，
データの特性（データ数，分布など）によって使用すべきでないものもある．
例えば，ノンパラメトリックデータに対して t 検定を用いてはならない．

2.1.2 データの再現性は最終的に患者の利益につながる

　アムジェン社とバイエル社によるアカデミアのデータの再現性に関する研究
を考えると，それでもアカデミアで非臨床試験を実施するべきなのだろうか？
大事なものをがらくたと一緒に捨ててはいけない．アカデミアでの研究は，新
薬開発，特に希少疾患治療薬の開発にとって，不可欠な推進力である．
1998 年から 2007 年の間に米国食品医薬品局（Food and Drug Administration;
FDA），医薬品評価研究センター（The Center for Drug Evaluation and
Research; CDER）が承認した医薬品 252 品目について分析したところ，科学
的な新規性があったのは，わずか 47％だった[7]．そして，アカデミアでの発見
が寄与していたのは，これら新規化合物の 1/3 であった [6]．さらに，同じ期
間内に希少疾患用に承認された医薬品のうち，ほぼ 50％がアカデミアでの発
見に基づくものであった．したがって，アカデミアでの研究は創薬イノベーシ
ョンにおける重要なエンジンなのである．にもかかわらず，Begley と Ellis は，
非臨床試験の再現性に関する水準を引き上げる必要があると結論付けている
[1]．アカデミアで，より厳格な非臨床試験が実施されれば，産業界での無駄
な研究やそれに投入する資金が減るであろう．その結果，創薬がより安価にな
り，患者の利益につながるはずである．

---

7)　ミーツー医薬品，すなわち先に上市された医薬品と化学構造が類似し同じ作用機序を
　有する医薬品が多かった．

> Box 2.4 要　　点
>
> 　革新的な学術研究が産業界から見落とされてしまわないように，アカデミア研究者が実施する非臨床試験の再現性に関する水準を引き上げる必要がある.

2.2　ドラッグ・リポジショニング[8]

Kevin Grimes

　ドラッグ・リポジショニングとは，既存の薬剤を新たな適応症のために開発することである．一般的には，リポジショニングのために選ばれた薬剤は，ヒトを対象にすでに幅広く試験が行われており，安全性プロファイルもわかっている．その薬剤は元の適応症について，規制当局の認可を受けていたかもしれない．あるいは有効性がなかったか，重篤ではない適応症に対して許容しがたい毒性を示したために開発が行き詰まっていたかもしれない．

　ドラッグ・リポジショニングは，患者に利益をもたらすという点で，より速く，よりリスクが少なく，より費用対効果の高い方法である．そのためアカデミアや，その他非営利で薬剤を開発している者にとって，特に魅力的である．しかし製薬企業やバイオテクノロジー企業，ヘルスケアの投資家は，多くの場合，ドラッグ・リポジショニング薬剤の開発にあまり熱心ではない．なぜなら，活性化合物には一般的に特許性がないからである．しかし，処方，用量または適応症に関する知的財産権により，独占販売期間を取得して収益を上げられる可能性がある．ドラッグ・リポジショニングによって，催奇形性鎮静剤であるサリドマイドを多発性骨髄腫の治療に利用するのは，かなり前に特許権が消滅した薬剤を再開発して利益を得た例の1つである．

　医師は個々の患者を治療する際に，薬剤の「オフラベル」[9]使用のための処

---

8)　原著では "Repurposing Drugs". "drug repurposing" と "drug repositioning" を異なる意味で使うこともあるが，両者は区別されずに使われることも多いため，著者のRosen 博士と協議の上，翻訳版では「ドラッグ・リポジショニング」とした．既存の薬剤について，新たな適応症，製剤または投与経路を見出すこと.

9)　医薬品のラベルに記載されていない（したがって，FDA によって評価されていない）適応症.

58 ─── 第 2 章　創薬研究と非臨床試験

方をすることが多い．しかし，新たな適応症のためにドラッグ・リポジショニングで薬剤を開発するには臨床試験が必要であるため，治験審査委員会（Institutional Review Board; IRB)[10]の承認が必要になる．ドラッグ・リポジショニングで選ばれた化合物を臨床試験に進めるには，FDA または（臨床試験が米国外で行われる場合は）それに相当する国の規制機関への新薬臨床試験実施許可申請（Investigational New Drug Application; IND)[11]の提出が必要な場合がある．

　臨床試験に際して，新規適応，すなわち新しい医薬品ラベルで市場に投入することを FDA に報告する場合，あるいは「投与経路や投与量に関するものであり，リスクが有意に上昇（あるいはリスクの許容限度が減少）する患者集団や他の因子に関するもの」である場合は通常，新しい IND が必要となる［7］．疑義がある場合は，所属機関の法務部門やコンプライアンス部門，または直接FDA に照会する必要がある．

2.2.1　ドラッグ・リポジショニングの機会の特定

　新規で確からしい創薬標的が発見された場合，その標的に作用する薬剤を探索するために既承認薬のライブラリーをスクリーニングすることがドラッグ・リポジショニングにつながる．米国国立衛生研究所（National Institutes of Health; NIH）の研究者は，FDA によって承認された薬剤（$n = 2,356$）および世界中の規制当局によって承認された薬剤（FDA も含めて $n = 3,936$）の網羅的なリストを作成した．さらに，2,750 品目の既承認薬，未承認ではあるが臨床試験実施中の 4,881 品目の薬剤を収集してライブラリーを構築した［8］．各研究者は，自己の標的について，このライブラリーをスクリーニングするよう NIH に申請することができる．また多くのハイスループット・スクリーニング（High Throughput Screening; HTS）センターでも，今では化合物ライブラリーの一部に既承認薬が含まれている．

───────────────

10)　ヒトを対象とした生物医学的研究を開始する際に，これを審査して承認を与え，かつ定期的に審査するために，機関により正式に選定された委員会．

11)　ある適応症，投与計画，患者集団では承認されたことのない医薬品を用いて，ヒトを対象とした研究を開始する前に FDA に提出する文書．

ドラッグ・リポジショニングの第2の方法は，特異的な標的に作用すること
が知られている物質を新たな疾患に適用することである．例えば，エフロルニ
チンは，動物細胞内でオルニチンがポリアミンに変換される際に中心的な役割
を果たすオルニチンデカルボキシラーゼ（ODC）の阻害剤である．ポリアミ
ンは，細胞増殖や分化，成長に重要である．エフロルニチンは抗腫瘍剤として
十分な有効性を示すことができずに開発が中断された．しかしODCがアフリ
カ睡眠病を引き起こす寄生虫にも存在することがわかり，その治療薬としての
開発に成功した．

　ドラッグ・リポジショニングの第3の方法は，既知または予期せぬ副作用に
ついての注意深い臨床的な観察とその活用である．例えば，エリスロマイシン
は，胃腸障害や下痢を引き起こすことがよく知られている．この観察により，
機能的非閉塞性イレウスの特定の患者に対する機能調整薬として，エリスロマ
イシンが臨床使用されることになった．同様に，シルデナフィルはもともと狭
心症／高血圧症の治療薬として臨床開発されていた．しかし臨床的な偶然の発
見から，非常に有望な市場である勃起不全の治療薬として開発された．

　以下の項では，薬剤の承認状況，特許の状況，適応症，投与量，投与経路に
基づくドラッグ・リポジショニングについて説明する．一般に規制当局は，新
たな疾患の患者に対して提示された用量と製剤の安全性に何よりもまず焦点を
当てる．もちろん規制当局の販売承認を得るためには，有効性も示さなければ
ならない．

2.2.2 既承認薬を同用量（あるいは低用量）および同じ投与経路で使用する場合

　このカテゴリーは，臨床への一番の近道となる．その薬剤が後発薬として入
手可能であり，かつ対象患者に対する安全性リスクが高くなければ，臨床試験
を実施して結果を公表する上での障害は比較的少ない．もちろん試験開始前に
IRBの承認が必要である．

　臨床試験の結果を公表すれば，新たな適応症に対する規制当局の正式な承認
がなくても，医師は，その薬剤を自由に「オフラベル」処方できるようになる．
その薬剤を使用することによって安全性リスクが増加する可能性がある場合や，

60───第2章　創薬研究と非臨床試験

その薬剤の既知の安全性リスクが新規適応症または治験を実施する被験者にとって認容できない可能性がある場合は，IND を提出する必要がある．

　その薬剤に独占権が設定されている場合は，自分の研究を支援してくれるよう依頼するために，それを市場販売している企業にコンタクトを取る必要があるかもしれない．現在の市場の大きさと特許の残存期間次第で，その企業はわれわれの提案をビジネスチャンスと捉えるかもしれないし，脅威と思うかもしれない．われわれが提案する新しい市場が，魅力的なパイプラインの増加として映るかもしれない．一方，臨床試験における予期せぬ有害事象が既存の販売権を脅かす可能性もある．IND が必要な場合は，FDA が保管する企業所有のドラッグマスターファイル[12]を閲覧するために，われわれが先方の承認を得る必要がある．したがって，その企業の同意が必要となる．IND が不要な場合は企業の同意がなくても，IRB の承認と十分な資金があれば，研究を進めることができる．

　その薬剤を販売している企業と共働することは，資金的な支援や治験薬の無償提供以外にも多くの利点がある．企業の研究者は，その薬剤の代謝，処方，副作用および潜在的な薬物相互作用に関する広範な知識を有しているであろう．この情報は，新たな臨床試験をデザインして実施する上で，非常に貴重である．

2.2.3 新しい投与経路，用量または製剤

　規制当局は，薬剤が安全かつ有効であることを求める．薬剤が異なる経路（例えば静脈注射ではなく吸入），高用量または新規製剤で投与される場合は，安全性プロファイルが変わり，ヒトでの有効性は実証されていないことになる．したがって，IND が必要となる．

　その薬剤をヒトに投与したことがあるということは非臨床試験の結果の予測に役立ち，その実施の手助けとなる．しかし投与経路，用量や製剤が臨床試験を行う上で安全であることを示すために，一般的には補足的な GLP（Good Laboratory Practice）[13]安全性試験が必要となる．少なくとも，新しい製剤や

---

12)　治療薬の製造，加工，包装，保存の仕様を概説するために FDA（または国の規制当局）に提出される機密文書．

13)　医薬品の安全性に関する非臨床試験の実施基準．試験が高品質で再現性があることを保証するために，試験の各手順について詳細に記載した文書．

新しい投与経路の安全性を評価して薬物動態を検討するために，非臨床試験を実施する必要がある．非 GLP の非臨床有効性試験は，生物学的効果を実証して有効性を示すのに必要な臨床用量を予測する上で有用である．開発段階の初期に規制当局とオープンな議論をすることは，臨床試験に入る前にどの非臨床試験が必要か決定する上で非常に貴重である．

2.2.4 臨床試験データを有する非承認薬

目指す適応症に対して有効性がなかったために，第 II 相試験または第 III 相試験から先に進めなかった医薬品もある．これらの医薬品は一般的に，スポンサー企業によって「棚上げ」されるが，新しい標的や適応症が見つかれば，非常に有用なものになり得る．スポンサー企業は，非臨床試験データ，ヒトでの安全性データおよび FDA（または同様の規制当局）に提出したドラッグマスターファイルをすでに持っているため，「棚上げ」された薬剤を新しい適応症のために開発するスケジュールはかなり短縮され，また費用の低下にもつながる．品質規格を満たしていれば，臨床試験グレードの医薬品を入手できることも多い．その薬剤は特許で保護されており，規制当局に提出されたあらゆるデータをスポンサー企業が所有しているので，われわれは一般的には，開発企業と協働しなければならない．米国 NIH は最近，アカデミアがそのような化合物を使用できるようにするための業界／政府共同プログラムを発表した [9]．

Box 2.5 要　　点

　ドラッグ・リポジショニングは，ある適応症に対して新しい治療法を開発する上で，より迅速で，よりリスクが少なく，より安価な方法となる可能性がある．ドラッグ・リポジショニングは，限られた財源の中で患者のために治療法を模索しているアカデミアや非営利で薬剤を開発している者にとって，特に魅力的である．ドラッグ・リポジショニングは，競合相手を抑える知的財産権を取得することができて，規制当局による優遇措置（例えば，希少疾患指定）[14] を受けることができれば，商業的にも大きく成功する可能性がある．

14）　米国内の患者数が年間 20 万人以下である疾患や病状，または価格制限を受けた結果，研究開発費用の回収が見込めない治療法に対する FDA の指定．

62 ─── 第 2 章　創薬研究と非臨床試験

2.3 ハイスループット・スクリーニング（HTS）のアッセイ系の開発

Bruce Koch

　化合物ライブラリーのハイスループット・スクリーニング（HTS）の目的とは，標的タンパク質または細胞の表現型に影響を与える低分子化合物（リード化合物）を見出すことである．一般的には，スクリーニングでよい初期化合物が見出され，創薬化学者によって改良（最適化）[15]される．公表文献（特許を含む）を検索したり，基質や遷移状態アナログをスクリーニングしたりするなど，少数のリード化合物を含むライブラリーを探索する方法もある．大きな化合物ライブラリーのスクリーニングでは，*in silico* スクリーニングやフラグメント・スクリーニングを行うこともできるが，事前に標的タンパク質の構造が解明されている必要があり，またフラグメント・スクリーニングの場合には高感度のアッセイ系が必要である．ここでは，ドラッグライク化合物から成る大きな（10 万化合物以上）ライブラリーから，HTS で活性化合物を探索するためのアッセイ系の開発に焦点を当てる．

　HTS のユニークな点は何であろうか？　それには頑健でミニチュア化された，「混ぜて測る」アッセイ[16]系が必要である．頑健なアッセイ系とは，Z'値[17][10] が高く，測定の再現性がよく，干渉を受けにくいアッセイ系のことである．HTS でスクリーニングする大きな化合物ライブラリーの場合，費用や化合物供給の関係で，1 化合物あたり 1 ウエルでアッセイする．したがって Z'値が高くても，偶然のばらつきによって，かなりの偽陽性（再現不可能）と偽陰性（逃した活性化合物）が生じる．一次スクリーニングのアッセイ系のデザイン，最適化，検討の際には，これらの点を考慮しなくてはならない．スループットの低い（50 検体以下）アッセイ系を HTS 用に最適化するために，多くの場合はアッセイ系のデザインとテストを複数回，繰り返す必要がある．

　典型的な HTS の流れは，次のステップに分けることができる（図 2.1）.

---

15)　リード化合物の特性を改良するために行う創薬化学的な試み.
16)　Mix and measure アッセイ．洗浄操作を必要としないアッセイ.
17)　アッセイのシグナルとノイズの比の測定値.

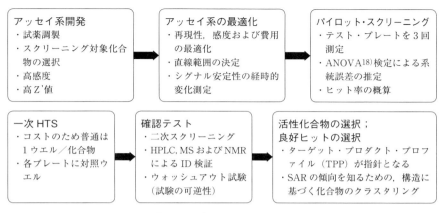

図 2.1　一般的な HTS の流れ

1. 試薬の調達またはスケールアップ生産（タンパク質，細胞，基質，溶媒，レポーターなど）
2. アッセイ系の開発とミニチュア化
3. アッセイ系の最適化（Z'値，再現性，感度など）
4. 最適化されたアッセイ系の特性の検討
5. 少数の化合物ライブラリーを用いたパイロット・スクリーニング（3回繰り返してアッセイ）
6. 一次 HTS
7. 活性化合物の選抜と慎重な選択
8. 確認テスト
9. 化合物の構造に基づく分類
10. ヒット[19]確定，純度検定，LC-MS[20] と NMR[21] を用いた活性化合物の同定，二次評価による活性確認

18）　Analysis of Variance の略（分散分析）．統計的解析手法の一種．〔訳注〕
19）　標的または表現型に影響を及ぼす低分子化合物．
20）　Liquid Chromatography-Mass Spectrometry の略（液体クロマトグラフィー質量分析法）．〔訳注〕
21）　Nuclear Magnetic Resonance の略（核磁気共鳴）．〔訳注〕

64———第 2 章　創薬研究と非臨床試験

　典型的な HTS アッセイは，384 ウエルまたは 1,536 ウエルのマイクロタイタープレートを用いて 2-$30\mu l$ の容量で行われるが，96 ウエルプレートよりミニチュア化できないアッセイ系もある．利用できる検出装置，試薬の費用（特に化合物数の多いライブラリーをスクリーニングする場合），試薬の安定性，使いやすさ，アッセイ技術に伴う偽陽性の可能性などに基づいて，アッセイ技術を選択することが多い．

　アッセイ方法を選択したら，感度や Z'値と費用の兼ね合いでアッセイ系を最適化する．費用を気にしないのであれば，検出試薬を大量に添加することによって高い Z'値を得ることができ，高感度で阻害活性を検出することができる．実際には，特にアカデミアでは，費用は重要な問題である．酵素活性の評価では，（Km[22]と比べた場合に）選んだ基質濃度によって，見出される阻害剤や活性化剤のタイプが分かれる．最初の基質濃度を Km と等しくすれば，拮抗阻害剤[23]，不拮抗阻害剤[24]，非拮抗阻害剤[25]を最も感度よく見出すことができる [11]．酵素の速度論解析をする場合とは異なり，HTS アッセイ系では基質の代謝を約 50％まで進める．なぜなら拮抗阻害剤に対する検出感度をわずか 1.4 倍程度減らすだけで，シグナル／ノイズ比を大変よくすることができるからである [12]．表現型スクリーニングの場合は，化合物の活性を調べるために生物学的反応（例えば，細胞死やタンパク質移行）を利用する．表現型の変化は複雑な生物学的反応を反映しているので，化合物が治療に使える可能性をより正確に示すことができると考えられる．しかし，表現型スクリーニングでは化合物の標的分子が未知である可能性があるので，二次評価による活性の検証は難しいものとなる．

　アッセイ系を開発しても，Z'値と頑健性を十分高くするために，最適化が必要なことが多い．アッセイ系が「エッジ効果」[26]（対照プレートでも外側のウ

---

22)　ミカエリス定数：酵素反応速度が最大値の1/2を示すときの基質濃度．Km は基質に対する酵素の親和性を示すのに用いられる．

23)　標的酵素に結合して基質の結合を阻害する物質．

24)　標的酵素と基質の複合体にのみ結合する物質．

25)　基質結合とは独立して標的酵素に結合する物質．

26)　マルチウエルプレートの外側のウエルが他のウエルに比べて異なる値を示す傾向がある状態．

Box 2.6 Z'値の定義

　Z'値はアッセイのシグナル（陽性対照）とノイズ（陰性対照）の差に関する統計的効果量のことである．良好な HTS では，Z'値は 0.5 〜 1 の間である．

$$\text{Z'-factor} = 1 - \frac{3(\sigma_\text{p} + \sigma_\text{n})}{|\mu_\text{p} - \mu_\text{n}|}$$

データは正規分布に従う．
σ_p：陽性対照を反復測定した際の標準偏差
σ_n：陰性対照を反復測定した際の標準偏差
μ_p：陽性対照を反復測定した際の平均
μ_n：陰性対照を反復測定した際の平均

エルでは，同じプレートの他のウエルとは値が異なる）で難渋している場合には特に当てはまる．エッジ効果は，温度の違い（プレートは外部から温められる），蒸発，そして細胞を用いたアッセイの場合は細胞増殖の違いによって引き起こされる．アーチファクトの原因を特定し，その影響を最小限にするアッセイ系を再設計するには，かなりの実験的努力が必要となる．一例として，温度勾配によるエッジ効果が問題の場合，酵素濃度を低くして長時間インキュベートする方が，測定前に温度平衡に達するまでのインキュベーション時間を短くするよりよいかもしれない．

Box 2.7 アカデミア研究者として驚いたこと

　ほぼ全ての HTS で（測定のばらつきではなく），偽陽性がヒットする．したがって，ヒットを確定するために，別のレポーターを用いた二次評価系を持つことが重要である．

　アッセイ系を最適化する際には，標的タンパク質の濃度についての直線性（例えば結合アッセイや酵素アッセイ），反応時間についての直線性，測定装置内での試薬の安定性（測定に時間がかかる場合は不可欠），溶媒（通常は

66 ──── 第2章　創薬研究と非臨床試験

DMSO[27]），感度および薬理学（適当な標準品がある場合）について検討する
必要がある．もしアッセイ系を妨害しないのであれば，かなり高濃度（5 ～ 10
% v/v）の DMSO を使用することが望ましい．この濃度であれば，多くの化
合物の溶解度がおおむね上昇するからである．しかし細胞を用いたアッセイは
一般的に，DMSO 濃度に比較的敏感であり，通常は 0.5 ～ 2% v/v が上限で
あることが多い．

　アッセイ系を最適化した後，アッセイプロトコールは"凍結"され，そのア
ッセイ系が HTS に使えるかどうか徹底的に調べるためにパイロット・スクリ
ーニングが行われる．同一の化合物（通常は数千のユニークな化合物）を分注
した3枚のプレートを用い，1プレートずつ（プレート順はランダムに）アッ
セイが行われる．プレートの順序，行，列などに起因する系統誤差の大きさを
検討するために，データを分散分析で解析する．理想的には，分散はほぼ「ラ
ンダム」で，系統的誤差の程度は非常に小さいはずである．

　全ての HTS アッセイ系で，（測定のばらつきではなく）再現性よく，偽陽
性がヒットする．これは化合物が測定を妨害し，化合物と標的分子が望ましく
ない形で相互作用することによって生じる．例えば，試験化合物が標的分子と
共有結合して修飾する場合や，直接レポーター遺伝子の検出を阻害する場合な
どがあり，ルシフェラーゼを利用したアッセイではよく見られる．したがって，
一次スクリーニングのヒット（活性化合物）の活性を検証するには，別の独立
したアッセイ系を開発する必要がある．あるいは，それができない場合は，偽
陽性を生じる可能性のある要因を排除しなければならない．

　上記の検証アッセイでは，以下の質問に答える必要がある．

1. その化合物は，標的分子と直接的，可逆的に，かつ合理的な化学量論に
   従って相互作用しているか？
2. 活性化合物について報告されている構造は，ウエルに入れた化合物の構
   造と同一か？　その化合物は合理的な純度（90％以上）を有しているか？
   化合物の純度が 99％未満の場合，活性は精製標品または再合成標品と定

27）　ジメチルスルホキシド．〔訳注〕

量的に同じか？

3. その化合物は，用いられたレポーターの活性を直接阻害するか？

4. 化合物の活性は，異なるアッセイ系（細胞系と *in vitro* 系）でも定量的に再現できるか？

5. 標的分子の活性は，化合物を除去すると回復するか？（化合物の阻害活性と予測される解離速度の関係を考慮する必要がある）

6. 活性化合物について，構造活性相関（Structure-Activity Relationships；SAR）があるか？　ライブラリー内に類似構造を有する不活性化合物が存在しているか？

7. その化合物は，このアッセイ条件下で単に一般的な反応性を有しているに過ぎないのか？　これは，標的となりうる残基と活性化合物をインキュベートした後の化合物の阻害活性を比較することによって評価できる（例えば，アッセイ緩衝液で溶解した 5 mM リジンを用いる）

以上の手順に従うことにより，アカデミアや NIH Molecular Libraries Probe Production Centers Network での HTS 実施に適した，十分検討された一次スクリーニング系や二次評価系を構築することができる．

Box 2.8　研究を進める上で推奨すること

　生化学的 HTS では，拮抗阻害剤，不拮抗阻害剤，非拮抗阻害剤を見出しやすくするために，基質濃度を Km と等しくする必要がある．活性化剤を見出すためには（アッセイ系の感度にもよるが），条件を変える必要があるかもしれない．通常，シグナル／ノイズ比を最適化するために，基質の 50% を生成物まで代謝させる必要がある．

　細胞を用いたアッセイでは，有機溶媒の割合を最小限にする必要があり，アッセイ系を開発する過程で溶媒のみの場合を対照として用いる必要がある．生細胞イメージングを利用する場合は，温度，CO_2%，湿度が管理された環境下に顕微鏡を置かないと，特に大きなライブラリーの場合は実施が困難である．

68 ─────第 2 章　創薬研究と非臨床試験

Box 2.9 **重要なウェブサイト**

NIH Molecular Libraries Program
　http://commonfund.nih.gov/molecularlibrariese/overview.aspx
Lilly/NCGC Assay Guidance Manual
　http://www.ncgc.nih.gov/guidance/manual_toc.html
Society for Laboratory Automation and Screening
　http://www.slas.org/
Journal of Biomolecular Screening
　http://jbx.sagepub.com/

2.4　創薬化学とリード最適化

Daniel A. Erlanson

　リード化合物の最適化とは，有望な特性を有する低分子化合物，すなわち
「ヒット化合物」を薬剤に変換していく過程のことである．これは分子レベル
の彫刻のようなものであるが，美的に心地よい像を作る代わりに（これは時々
起こることではあるが），特定の疾患を治療するために安全かつ有効な分子を
構築することを目的としている．そしてノミや石膏の代わりに，創薬化学の専
門家は，化学合成のツールを利用する．

　前節では HTS について述べたが，もしそれが上手くいけば，ヒット化合物，
すなわち標的分子または対象とする表現型に対してある程度の活性を有する低
分子化合物が得られる．もちろん，このヒットは薬剤からは程遠いであろう．
多くの場合，標的に対する親和性を改善することが，リード最適化の最初の課
題である．薬剤は，生産コストを下げるために，あるいは錠剤または注射剤と
しての投与量を最小限にするために，そしてオフ・ターゲット効果の可能性を
減らすために，できるだけ活性が強くなくてはならない．ほとんどの薬剤の
IC_{50} 値（最大阻害濃度の 50％）または EC_{50} 値（最大有効濃度の 50％）は 10
nM 程度であるが，かなりのばらつきがある．HTS ヒットの活性がナノモル
程度のこともあるが，多くは数マイクロモル程度である．これは，結合親和性

を数桁改善する必要があることを意味している.

2.4.1 リード最適化の検討

2.4.1.1 親和性の改善

分子がどのように結合するかを知ることは, どのように活性を改善するかについてのアイデアにつながる. 例えば, タンパク質に結合した低分子化合物の近くにポケットがあるかもしれない. そしてこのポケットに届くような化学基 (または側鎖) を化合物に付加すると, 付加的な相互作用が生まれ, 結果として付加的な結合エネルギーが生まれる可能性がある. あるいは構造解析が, 活性に不都合な接触を明らかにするかもしれない. 例えばリガンドの疎水性 (水を嫌う) 部位が溶媒に曝露されているかもしれないし, または親水性 (水を好む) 部位がタンパク質の疎水性部分に埋もれているかもしれない. 創薬化学者は, そのような不都合な接触を起こさない誘導体を合成し, 新しい化合物の活性を調べる. 理想的には, これによって活性が向上するが, 多くの場合, 変化は予想したほどではなく, さらに合成を継続する必要がある. このような反復プロセスは, 構造に基づく薬物設計と呼ばれている. 上手くいけば, 低分子化合物がどのように標的分子に結合するかについて, 例えば X 線結晶解析や NMR 分光法などの実験技術を用いて, 構造情報を得ることができる. それが上手くいかなかった場合でも, 標的分子の構造が既知であるか, あるいはよく解析された他の標的分子と類似していれば, コンピューターを用いた分子モデリングによって結合様式に関する知見を得ることができる.

構造情報が無くても, 化合物をある程度ランダムに修飾して, その修飾が活性にどのような影響を与えるかを調べることにより, リード最適化を行うことができる. このようなプロセスを繰り返すうちに, 構造活性相関 (SAR) が見えてくる. SAR のおかげで, 創薬化学者は結合様式を理解できるようになる. 実験的に得られた構造情報は, 創薬化学においては今や重要なツールではあるが, X 線結晶学は 1980 年代や 1990 年代まで, 日常的に使用するには迅速性や汎用性の点で必ずしも十分ではなかった. そして今日においては, 創薬化学は大部分の膜タンパク質のように, 構造情報がない標的分子を対象としてい

70 ──── 第 2 章 創薬研究と非臨床試験

るのである.

2.4.1.2 選択性の改善

　選択性は, リード最適化におけるもう 1 つの重要な要素である. 研究者は一般に, それらの薬剤リードが目的の標的分子に対して活性を持つようにしたいと思う一方で, 他のタンパク質に対しては活性のないようにしたいと考える. 選択性は, 他のタンパク質, 特に密接に関連したタンパク質に対する活性を単に測定すれば容易に評価することができるのだが, 実はこれは大変な作業である. 例えば, ヒトのゲノム中には約 500 ものタンパク質キナーゼが存在する. したがって全てまたは大部分のキナーゼに対する活性を測定しようとすると費用がかさむことになる. 幸いなことに, 多くの企業がキナーゼの分野に取り組んでいるおかげで, 今では多数のキナーゼに対する選択性を短期間で確認するための製品を購入することができる. しかし, 新しい標的分子や酵素に対する選択性試験は, 実施できないことが多い. 類縁酵素や受容体ファミリーの中で選択性試験を実施したからといって, 自分たちの化合物が, そのファミリー以外のタンパク質に結合しないという保証はない. この点には注意する必要がある. 化合物が臨床段階に進む前に, 問題を引き起こす可能性がある数百にも及ぶ標的分子に対する試験が行われる（次項以下を参照）. しかし, 必ずしも全ての試験を *in vitro* で行うことができるわけではなく, またオフ・ターゲット効果が *in vivo* 試験中の副作用や毒性として現れることも多い.

2.4.1.3 物理化学的性質の改善

　リード最適化の過程を通じて, 溶解性, 親油性（水と油または膜の間の分配の態様）など, 化合物の物理化学的性質に留意することが重要である. 特に溶解性については微妙なバランスを取る必要がある. なぜなら活性を向上させると化合物が大きくなって親油性が上昇し, 結果として溶解性が低下することが多いからである. 特に不溶性の化合物を「brick dust （レンガ粉）」と呼ぶことがある.

2.4.1.4 生物学的効力の改善

　最初のスクリーニングは，非常に人工的な条件下で，高純度に精製されたタンパク質を用いて行われることが多い．そのため，細胞アッセイのような，より生物学的に関連性のある系で化合物の効力を調べることが不可欠である．なぜならば，単離されたタンパク質に活性を示す化合物が細胞で活性を示すことは稀だからである．創薬化学者の努力によって以上のような問題を引き起こす要因を合理的に解決できるかもしれない．例えば，負に荷電している化合物は細胞膜を通過しにくいので，細胞内の標的分子と相互作用できない．膜通過ができない理由が不明な場合もある．この場合は，リード化合物の構造をより劇的に変更するか，または全く別の化合物群に切り替える必要があるかもしれない．

2.4.1.5 薬理学的特性の改善

　化合物の効力と選択性は重要ではあるが，他のパラメーターについても最適化する必要がある．実際，初心者が犯す過ちは，効力のみに着目してしまうことにある．薬物が標的に作用する際には多くのことが起きる．これは経口薬では特に顕著である．身体は口から入ってくるものを全て食物として消化しようとし，それができなければ排泄する．*in vivo* で薬物に何が起こるかを研究することは薬物動態（Pharmacokinetics; PK）と呼ばれ，2.8 節で詳述する．リード最適化では，化合物の ADME（Absorption, Distribution, Metabolism and Excretion; 吸収，分布，代謝，排泄）を測定して改善し，その化合物が問題を起こさずに機能を発揮できる濃度で十分長い時間，体内に留まるようにすることが重要である．体内で薬剤の吸収および分布に影響を及ぼす多くのタンパク質が知られており，精製した酵素，血漿または肝臓抽出物を用いた実験が役に立つ．しかし化合物の PK を理解する上で不可欠なのは動物実験である．

　大変多くの異なる因子が PK に関与しているので，創薬化学者は，化合物の特性を改善するために経験則を利用することが多い．その中で最も有名なものはリピンスキーの 5 つの法則である．これは薬物候補が経口的に利用可能かどうか予測するための分子量，親油性や他の特性に関する指針である [13]．PK を最適化するために SAR を実施すると，特異的な部分が代謝されやすいとい

72———第2章　創薬研究と非臨床試験

うことがよくある．そして，この小さな部位を改変することにより，全体の安定性を改善できる．そのような法則は確実な近道というわけではなく，成功確率を上げるための指針であることを念頭に置いておく必要がある．

2.4.1.6　標的分子の検証

　薬物動態学は，「自分の体が薬剤に何をするのか」を明らかにし，反対に薬力学（Pharmacodynamics; PD）は，「薬剤が自分の体に何をするのか」を明らかにする．薬剤は基本的に，着目している標的に対して活性を示す必要がある．

　残念なことに，化合物が標的分子を阻害したり活性化したりすることはできても，着目している疾患には効果がないことがある．これは新規標的分子に関して特に当てはまる．検証された標的分子とは，その活性を調節すれば疾患状態を変えることができる分子のことである．そして標的分子を検証する最もよい方法は，低分子化合物（またはペプチドやタンパク質）を用いることである．標的分子の検証のためにツール化合物を用いることができる．これは標的分子に関する基本的な生物学的質問に答えるために，十分な活性と ADME 特性を有する物質ではあるものの，毒性や他の有害な特性があるために，医薬品としては適切ではないかもしれない．

2.4.1.7　毒性と薬物間相互作用の減少

　実質的に全ての薬剤がオフ・ターゲット効果を有するというのは今や共通認識であろう．重要なのは，このことを理解することと，薬剤が有害事象を実際に惹起するかどうか見極めることである．毒物学は，特定の有害な効果（肝障害など）を問題にする．いくつかの分子構造が，過去に毒性の原因となっていたことが知られている．そして創薬化学者は，リード化合物が，これらの部分構造を持たないようにしようとする．しかし結局，*in vivo* 試験を行わずに，ある化合物に毒性がないかどうか予測することは不可能である．

　さらに毒性は唯一の問題ではなく，薬物リードが回避すべき「アンチ標的分子」が他にもたくさんある．最も重要なものの1つは，hERG（human Ether-a-go-go-Related Gene）[28]と呼ばれる心臓のイオンチャネルである．これが阻害

Box 2.10 アカデミア研究者として驚いたこと

われわれが KAI 社を創立し，3つの異なる適応症に対して3つの薬剤候補を用意したところ，ベンチャーキャピタル（VC）が，（大学の私の研究室で使われていたものと区別するために）それらの名前を変えるように言ってきた．彼らは，われわれの KAI 001，KAI 002，KAI 003 という名前を受け入れなかったので，私は彼らのことを愚かだと思った．私は単純に，大学の私の研究室での全ての予備検討が終わった後に，999 個以上の化合物を合成する必要はないと確信していたからである．私は，企業が何個の化合物を合成したかを他者に明らかにしてはならないということを理解していなかったのである（例えば少数しか合成しなかった場合は，知的財産権はそれほど強くないかもしれない）．そこで，連続的な番号を付与する代わりに，「そのペプチドを何年にデザインしたか？」ということと「それは，その年にデザインした何番目のペプチドか？」ということに基づいて，われわれの VC は，その化合物を KAI-9803 と命名することにした．(DM-R)

されると，重篤な，時として致命的な，心臓障害が起きることがある．これが原因で，いくつかの薬剤が市場から撤退した．今日では創薬化学者は，リード化合物の hERG 活性を，ほぼ例外なく調べる．hERG 結合の SAR は一部理解されており，標的タンパク質に対する活性を維持しつつ hERG に対する作用を回避するような有望なリード化合物を創薬化学者が創出できることも多い．

同様に，薬剤の代謝に関与する酵素（特に CYP (cytochrome P450)[29]と呼ばれる大きなクラスの酵素）の多くもまた，低分子化合物で阻害される．もしも，その中のある酵素が他の薬剤の代謝にも必要な場合は，薬物間相互作用につながることがある．したがってリード化合物を見出す過程で，CYP 阻害を測定することが重要である．そして理想的には，CYP 阻害を低下させるか，あるいは全く阻害しないようにするために，化合物を改変することが重要である．

---

28) ヒト ether-a-go-go 関連遺伝子チャネル．心臓の正常な電気的活動に重要なカリウムイオンチャネル．このチャネルの阻害は，致命的な心臓不整脈につながる可能性がある．
29) シトクローム P450．薬物代謝において主要な役割を果たす，多数かつ多様な酵素のグループ．

74 ──第 2 章　創薬研究と非臨床試験

　薬物動態学と薬理学は，いずれも動物モデルに完全に依存しているが，マウスは毛の生えた小さなヒトではないことを，常に覚えておくことが重要である．ある薬剤がマウスでは急速に代謝されたとしても，ヒトでは安定かもしれない．逆もまた然り．そのような差があるため，薬剤を臨床試験に進める前に，通常は少なくとも 2 種類の異なる動物でデータを取得する必要がある．

2.4.2　他の論点

　創薬化学における最近の傾向は，フラグメントベースの創薬である．IC_{50} が低マイクロモルのリードサイズまたは薬物サイズの化合物から始める代わりに，この方法では，より小さな「フラグメント」から始める．その分子量は典型的な薬剤の 1/4 〜 1/2 であり，活性は中〜高マイクロモルの範囲である．分子量の大きな化合物より，分子量の小さなフラグメントの方が数は少ない（ちょう

Box 2.11 要　　点

　完全なデータがない条件下で，多くのパラメーターを有する化合物の最適化を実施するという点で，創薬化学は科学の芸術である．しかし受容可能な解がないかもしれないという事実は，時にそれを挫折感に満ちたものにする．

　根本的には，リード化合物を最適化する際には，創薬化学者が同時に多数のパラメーターを改善することが必要である．すなわち，活性，選択性，溶解性，PK および PD である．残念なことに，1 つを改善すると別のパラメーターが悪化する可能性がある．あらゆる化合物について全てのデータを集めることは不可能であるが，創薬化学では，可能性の中から最善のものを選択することが必要である．

　実際，必要なパラメーターの全てを満たす化合物を合成できる保証はない．これが当てはまる標的分子のことを「undruggable」と呼ぶ．完全なデータがない条件下で，多くのパラメーターを有する化合物の最適化を実施するという点で，創薬化学は科学の芸術である．受容可能な解がないかもしれないという事実は，時にそれを挫折感に満ちたものにする．次にあなたが薬剤を服用するときに，その小さな分子構造を見出すに至った努力，技術，僥倖についてじっくり考えてみてはいかがだろうか？

Box 2.12 参考情報

1. Journal of Medicinal Chemistry（http://pubs.acs.org/journal/jmcmar）
   これは，おそらく創薬化学の第一級の学術誌であるが，化合物の特徴に関する
   記載には面倒な要件がある．
2. Bioorganic and Medicinal Chemistry Letters（http://www.sciencedirect.com/
   science/journal/0960894X）
   創薬化学の論文は研究が完了してから何年も経たないと投稿されないことが多
   いので，重要なデータがない化合物もある．大変多くの研究者，特に産業界の
   研究者がこの学術誌で発表する．論文発表のハードルは低いが，優れた研究が
   発表されることもある．
3. In the Pipeline（http://www.corante.com/pipeline/）
   これは多分，最もよい化学関連のブログである．著者の Derek Lowe は経験豊
   かな創薬化学者である．いろいろなトピックについて数多く書き込んでおり，
   多数のコメントが寄せられる．
4. Practical Fragments（http://practicalfragments.blogspot.com/）
   フラグメントベース創薬とリード化合物の初期の最適化のために実施しなけれ
   ばならない全てのことに関して，私のブログはよい教材である．

ど4文字の言葉より2文字の言葉の方が少ないように）ので，化学的多様性を，
より効率的にスクリーニングすることが可能である．また，より小さく，より
単純な化合物は，化合物全体の活性を上げないのに薬物動態（PK）や薬力学
（PD）に問題を及ぼしてしまう余計な部位を持たないことが多い．もちろん，
親和性の低い化合物を最適化するのは大変なことではある．

2.5 ワクチン開発

Harry Greenberg

　罹患率と死亡率を抑えるという点で，ワクチンほど成功した医学的介入はほ
とんどない．過去50年間にワクチンがもたらした数多くの利益としては，天
然痘の根絶，まもなく根絶されるポリオ，肝細胞がんと子宮頸がんによる世界
的負担の軽減などが挙げられる．ワクチンは大きな影響をもたらしただけでな

76──第2章 創薬研究と非臨床試験

く，いろいろな点で健康に関するあらゆる介入の中で最も平等主義的なものの1つである．なぜならワクチンは一般的に，豊かな国へも貧しい国へも同じように届けられるという利点があるからである．このようにワクチンは急速に，また効率よく世界の健康と福祉の様相を変える力を持っている．

　ワクチンは，非経口的[30]に（筋肉内，皮下，皮内など），あるいは粘膜表面（口腔，鼻腔内など）から，人々に投与される分子の一部（抗原）[31]である．一般的にワクチンは，宿主内で長期間持続する免疫反応を惹起することによって間接的に作用するように設計されているため，1回または数回のみ投与する．ワクチンとは，単純タンパク質またはペプチド，多糖，核酸，またはこれらの成分の複合物を処方したものである．さらに，何らかの方法で弱毒化され，増殖が抑えられた病原体を用いることもある．外来タンパク質を発現させるのに感染性因子を利用することもある．

　今までで最も成功したワクチンとしては，弱毒化病原体，不活化病原体，病原体の構成成分の複合体，タンパク質キャリアと結合した多糖などがある．ワクチンは，宿主を保護したり治療したりする免疫応答を誘導するために使用される．今までのところ，ワクチンは，疾患を回避するという予防的介入の方が，病気になった後の治療的介入よりも効果的だった．「治療的な予防接種」という概念を一般的に，あるいは特定の分野で適用できるかどうかは，ヒトにおいては未だに確立されていない．

　予防接種は，様々なウイルスや細菌で引き起こされる多種多様な感染症を予防するという点で最も成功した．寄生虫疾患の予防接種は，それほど成功していない．アレルギー治療における「予防接種」の成功例も，さらに限定的である．また薬物中毒の治療，産児制限，自己免疫疾患の治療のために様々な実験的ワクチンが研究されているが，広く成功しているわけではない．したがって，本章の後半では，感染症に対する予防ワクチンに特に焦点を当てる．

2.5.1 ワクチンの有効性

　過去50年間，多くの新しいワクチンの開発が高い成功を収めてきた．しか

30）　消化管以外の薬物吸収経路．
31）　免疫応答を惹起するもの．

し残された重要な感染症，例えばヒト免疫不全ウイルス（HIV），結核，マラリア，サイトメガロウイルス（CMV），RSウイルス（RSV）の予防は，依然として極めて困難である．自然感染することによって，その後の感染や疾患に対する強力かつ持続的な免疫が誘導される場合が，ワクチン開発の成功率が最も高い．例えば，天然痘，はしか，A型肝炎やB型肝炎がこれに該当する．再感染が起きても（通常は粘膜表面），二次感染が重篤な後遺症を伴わない場合もまた，予防接種が成功を収めてきた．ロタウイルスとインフルエンザウイルスのワクチンがこれに該当する．

　HIV，C型肝炎ウイルス（HCV），淋菌，ライノウイルスの感染やマラリアなどのように，1回ないし数回の自然感染が有意な免疫獲得につながらない場合は，有効なワクチンへの道は，さらに困難になると考えられる．これらの場合は，有効なワクチンを開発するために，新しい免疫の戦略を見出すことが必要であろう．

　ワクチン開発で重要なのは，ワクチンに対する応答を測定するための機能的な評価系と，様々な免疫法を試すための動物モデルである．ヒトに対して野生型病原微生物が実際に感染する状況を再現できる動物モデルが最も適切であろう．検証された機能的評価法で測定した宿主の応答期間，特異性および応答の強度がワクチンにとって決定的に重要である．

Box 2.13 アカデミア研究者として驚いたこと

　対象疾患が大流行していない限り，ワクチンの有効性を示すためには大勢の患者をワクチンの臨床試験に登録しなければならない．それがたとえ，非常に有効なワクチンだったとしてもである．このことで開発費用が大きく膨らみ，開発期間が長期化する．

2.5.2　一般的なワクチンの作用

　ワクチンは，対象となる病原体の感染を防止または除去する免疫応答を宿主に誘導するように設計されている．宿主免疫の誘導には，自然免疫，免疫誘導部位，抗原の性質，抗原曝露の量と期間などの様々な因子が関与する．機能的

78 ―――第2章　創薬研究と非臨床試験

な治療活性を有する抗原特異的な獲得免疫応答を最大限惹起するために，これらの因子について慎重に検討する必要がある．

　ワクチンを接種するとT細胞とB細胞両者の応答が誘導されるが，今までに成功を収めた既存のワクチンの大部分は一般的に，B細胞と抗体の反応に基づくエフェクター相で「機能する」．ワクチンに対する免疫応答を増強するために，多くの方法が検討されてきた．例えば，自然免疫の反応を増強するためのアジュバント[32]の使用，多糖抗原に対する免疫記憶を誘導するためのキャリアタンパク質の使用，より多様性がある抗原を接種部位で多量に産生するための増殖可能なワクチンの使用などが挙げられる．上述したように，自然感染が防御免疫を誘導する場合には，その感染の有効な構成要素を模倣するワクチンを設計するのは比較的簡単なことである．しかし自然感染が有効な防御免疫を誘導しない場合は，ワクチン開発は極めて難しい．

2.5.3　ワクチン開発の新技術

　紙幅の都合上，新規ワクチンまたは改良型ワクチンを開発するために現在検討されている全ての新技術を網羅することはできない．この分野について，より広く調べようと読者に思ってもらうために，いくつかの例を示そう．多くの病原体は，抗原多様性を変えるか，または多様性を拡大することによって，宿主免疫を回避する．インフルエンザ，HIV，肺炎球菌のような様々な病原体が，その例である．免疫学の最近の研究から，いくつかの病原体に「共通の」あるいは「共有の」抗原が存在することがわかった．例えば，インフルエンザのヘマグルチニン（HA）のストーク領域が感染防御抗体の標的であるという発見である．そのような標的は，宿主の免疫応答が狙う「アキレス腱」となりうる．また，それによって病原体の抗原多様性の問題を回避できる．現在，多くの研究者が，例えばインフルエンザやHIV，肺炎球菌におけるそのような共通抗原を標的とした新しいワクチンを設計する研究に取り組んでいる．

　自然免疫の応答を制御することによって，ワクチン接種後の獲得免疫の程度および持続期間を大きく増強しようという試みもある．現在，多くの研究者が，

---

32)　抗原に対する宿主の免疫応答を増強する物質．

特異的なシグナル分子を直接標的として，自然免疫応答を増強するような新しいアジュバントの安全性および有効性について研究している．

　最後に，抗原タンパク質をコードしている核酸（DNA または RNA）を用いた免疫は，ワクチン製造を大いに簡略化することができる．また，実質的に費用を下げ，安全性を高める．今までこのような戦略は小動物モデルでは非常に有望であったものの，ヒトではそれほど有望ではなかった．この領域で技術革新を続けていき，それが成功すれば，ワクチン開発が大きく進展するであろう．

2.5.4　安全性と費用に関して特に考慮すべき点

　ワクチンの開発は，いろいろな要因によって他のあらゆる治療法の開発とは区別される．もちろん，他の医学的介入と同様，ワクチンの有効性を示す必要がある．しかし，他の大部分の介入とは異なり，ワクチンは一般的には，現在の疾患を治療するというより，将来発症しうる疾患を予防する目的で健常人に投与するものである．このため，予防接種に伴うリスクの忍容性は，予防する対象となる感染症の危険性に大きく依存する．例えば，ポリオの流行が一般的だった時代，市民は予防的介入を強く求めた．しかし，ポリオが西半球から消滅した後は，100 万回のワクチン接種当たり 1 件のワクチン誘発性ポリオの発症でさえ，米国とヨーロッパでは容認できないリスクとなる．

　ワクチンが最も頻繁に接種されるのは，リスクに対して最も脆弱な若くて健康な子供たちである．そのため，世間に広まっているワクチンのリスクに対する懸念が，激化することが多い．またさらに，接種した個人が感染する確率は非常に低いので，予防接種の有益性は個人レベルではなく，むしろ社会レベルで評価されやすい．この二分法は，人々がワクチンを受け入れるかどうかの判断をさらに複雑なものにする．これらの要因があるために，ワクチン開発では多くの場合，承認前に非常に大規模かつ広範な安全性試験を実施する必要がある．ワクチンの認可後にも相当な追跡調査が必要となるが，いずれも費用がかかり複雑である．

　ワクチンは健康人に接種され，一般的には生涯に数回しか接種されず，上述したような安全性に関する懸念のために長期間にわたる監視が必要となる．そ

80 ─────第 2 章　創薬研究と非臨床試験

のため多くの場合，薬剤開発者はワクチンを，投資に対するリターンが低いものとみなす．長年にわたって計り知れない社会的影響があることを考えると，これは大変残念なことである．

Box 2.14　要　　点

　ワクチンは 1 回ないし数回しか接種されることがないが，一般的には疾患を発症するリスクが低い健康人，多くは子供たちに接種される．その結果，安全性に関するハードルは非常に高くなる．そのため，ワクチンの開発期間が長期化し，費用が増大する．

　最後になるが，ワクチン開発において，残された最も重要な課題（HIV，結核，マラリア）の多くは，世界の中で貧しく恵まれない発展途上の地域を苦しめている疾患である．この事実は，非常に必要とされている治療法の発展速度を落としている可能性がある．これらの問題があるものの，免疫学，材料科学およびシステム生物学における最近の進歩は，将来ワクチン開発に革新をもたらそうという者にとっては刺激的である．今後 10 年間で，このような手ごわい疾患のうちのいくつかに対する予防接種が実現するかもしれない．

2.6　動物実験の開始時期　　　　　　　　　　　　　Daria Mochly-Rosen

　われわれは，検証された標的や経路に作用する新しい化合物や既知の医薬品を見出し，細胞を用いた評価系でその有効性を示した．次にどのようなステップへ進めばいいのだろうか？

　動物試験を直ちに開始することが望ましいのか，あるいは最初に最適化合物を見出す方がよいのかについて，専門家の意見は分かれる．最初の「ヒット」の類縁体を合成して活性を調べれば，標的に対する活性や特異性を改善できるかもしれない．動物試験が始まれば，薬剤の最適製剤を取得したり，化合物の溶解性を上げるために *in vitro* 試験を行えば，成功率が上がるかもしれない．他には，肝酵素に対する作用や hERG チャネルに対する効果など，*in vitro* での薬剤の毒性や代謝も評価しなくてはならない．すなわち，この最初のヒット

を改良する試験では，あっという間に1年と数千ドルを費やすであろう．

　in vitro 試験や細胞を用いた評価は通常，動物試験より安価で速やかに実施できる．しかしそれによって，in vivo での化合物の挙動を常に予測できるとは限らない．そして in vivo での挙動が，自分たちのヒットがよい薬剤となるかどうかを見極める上で，最終的には最も重要なのである．それでは限られた資金しかない中で，多数の類縁体の活性を in vitro でスクリーニングするのがよいのだろうか？　あるいはごく少数の化合物の活性を動物試験で調べるのがよいのだろうか？　SPARK で70件以上のプログラムを実施した研究者として，この質問に対する私の答えは単純である．

2.6.1 ショートカット

　できるだけ早く，動物試験を始めるべきである．確かに，改良化合物を多数合成することはできる．しかし簡単な動物試験は，化合物を最適化し，パートナー企業や投資家の大きな関心を引く上で極めて有益である．不完全な薬剤から多くのことを学ぶことができる．ひょっとするとわれわれはとても幸運で，自分たちの化合物が治療効果を有し，さらにドラッグライクな性質を有しているかもしれないのだ！

　また，この段階で有効性を示せないからといって，それがプロジェクトを中止する理由にはならないことを認識しておく必要がある．これらは探索的な研究であり，化合物の選択性，活性，溶解度，生物学的利用能，安全性，代謝，投与経路，最終製剤などを改善するためにやるべき試験はたくさんある．

2.6.2 使用する動物モデルの種類

　文献を読み，その適応症の分野で受け入れられている動物モデルを使うのが最もよい．最初の動物試験のために，新しい動物モデルを開発するのは賢明ではない．その動物モデルを使用している研究者を見つけて，われわれのために試験を実施してもらうことができればなおよい．そのような試験が新しい知的財産権を生むことはあまりない．そして共同研究者には，われわれの化合物についてバイアスのない評価を行ってもらう．

82 ───第 2 章 創薬研究と非臨床試験

2.6.3 薬剤の投与方法

　目指す臨床適応症に対して，経口投与が理想的な投与経路であると考えたとしても，動物における最初の薬効試験を経口胃管投与法で行うのは賢明ではない．その代わりに，腹腔内（ip）注射を検討する．その薬剤の水溶性が高くなければ，エタノール，DMSO またはポリエチレングリコールを用いてもよい．動物は，これらの溶媒の濃度がかなり高くても忍容性がある．腹腔内注射では薬剤の投与量が低すぎるかもしれないという懸念がある場合は，アルゼット浸透圧ポンプ[33)]による皮下投与を検討してもよい．そのポンプの製造会社のウェブサイトでは，ポンプサイズ，推奨される溶媒やポンプを簡単に移植するトレーニング法について詳述されている．

Box 2.15　アカデミア研究者として驚いたこと

　最初の動物試験で用いる投与剤形は簡単なもののほうがよい．最初の局所投与試験を行う際に，一般用医薬品（Over The Counter; OTC）の美容ローションを使ったことがある．なぜなら，それが望ましい水溶性製剤の特性を有していたからである．（DM-R）

2.6.4 小規模の安全性試験の開始

　薬剤の投与量が致死的でないことを確認するために，何匹かの健康な動物に注射して，明らかな毒性の兆候があるか数時間観察する．動物看護師に有害事象の観察を手伝ってもらってもよい．投与した用量で急性毒性が現れなければ，選択した疾患モデル動物を用いて薬効試験と長期安全性試験に進むことができる．

2.6.5 最初の *in vivo* 試験からできるだけ学ぶ

　動物は貴重であり，節約して使用するべきである．したがって，適切な対照を含めるよう慎重に実験を計画する必要がある．疾患モデル動物に有効性を示

---

33)　実験動物に薬剤を持続投与するためのミニチュア浸透圧ポンプ．

すことが知られている薬剤がある場合は，陽性対照として用いるために，その薬剤を 3 ～ 4 匹の動物に投与する必要がある．溶媒の効果について懸念がある場合は，溶媒を対照として用いる．それ以外の場合，この最初の試験では，薬剤投与群と非投与群を比較するだけでよい．動物を安楽死させたときは，分析用にできるだけ多くの臓器と体液を集める．組織を保存し，後日分析するための検体の保管方法については，病理学者の助言を求める．化合物の安全性に関連するデータをできるだけ多く集めなくてはならない．つまり，われわれは，この最初の試験から得られる情報を最大化する必要があるのである．

2.6.6 ショートカットに失敗した場合

まだ終わったわけではない！ ショートカットに失敗したとしても，われわれは長い道程にいることを思い出そう．前に戻ってヒット化合物類縁体を用いた構造活性相関（SAR）研究をさらに行い，薬剤溶解性と in vitro での安全性に関する追加試験を行ってもよい．最初の in vivo 試験で見出された問題点を修正することに集中してもよい．

2.6.7 ショートカットに成功した場合

おめでとう！ 研究は始まったばかりだが，今やプロジェクトが推進に値することを示す素晴らしいデータがある．次のステップを計画するために，膨大な非臨床試験については 2.1 節を，in vivo の薬理学については 2.7 節を必ず読むこと．

Box 2.16 要　　点

初期の小規模の動物試験は，薬剤の有効性を示し，毒性を予備的に示す上で極めて有用である．試験の結果は，さらに化合物の最適化を行う上でも有用である．最初の動物試験では，薬剤は通常は非経口的に（腹腔内または浸透圧ポンプによる皮下で）投与する．

2.7 *in vivo* 薬理学——創薬における複数の役割

Simeon I Taylor

　古典的創薬では主として，確立された動物モデルを用いて化合物の活性を検討した．この方法論に従えば，例えば，なぜ *in vivo* 薬理試験を実施したのかとか，疾患モデル動物について研究をする価値があるのか，といった質問をする必要はなかった．むしろ，様々な動物モデルを用いたスクリーニングが，創薬過程の第一段階であることが多かった．動物モデルの利用は，古典的な創薬プロセスにおいては必須であり，また中心的な役割を果たした．以前は，薬剤の患者への使用が承認された時点では，標的分子が未知であることが多かった．実際，例えばスルホニル尿素系の薬剤の場合は，標的分子（スルホニル尿素受容体など）が同定されたのは，その薬剤が 2 型糖尿病の治療に広く使われるようになってから数十年後のことである．

　何と時代が変化したことか！　現代の創薬では，全く異なる方法論が用いられることが多い．標的分子に基づいて創薬を行うことが一般的になったことから，現代の創薬では，動物モデルを用いた *in vivo* 試験に価値があるかどうか疑問を呈する研究者がいるのも事実である．本節では，実験動物を用いた *in vivo* 薬理試験が創薬に貢献している多くの例について示す．

2.7.1 標的分子の同定と検証

　標的分子は，最初はどのようにして見出されるのだろうか？　この質問に対する簡単な答えはないが，新規標的分子は遺伝学的研究に基づいて同定されることが多い．遺伝病からは（ヒトであろうとマウスのような実験動物であろうと），創薬の標的分子につながる仮説が生まれる．遺伝子変異（多くは機能喪失型変異）が疾患を引き起こす場合がある．例えば，レプチン（*ob/ob*）またはレプチン受容体（*db/db*）をコードする遺伝子の機能喪失型変異のホモ接合によってマウスは肥満になる．レプチン遺伝子の機能喪失型変異がマウスの肥満の原因であることが 1994 年に発見されたことから，あるバイオテクノロジー企業がアカデミア機関に大金を払って関連特許のライセンスを得た．すなわち，そのバイオテクノロジー企業は，この遺伝学的なデータを，レプチンが人

間の肥満を治療する標的タンパク質であることを示す素晴らしい証拠だとみなしたのである.

　臨床試験の結果は期待外れだった．レプチンは，レプチン濃度が低い希少疾患（レプチン遺伝子の突然変異または脂肪萎縮性糖尿病など）では有効性を示すが，一般的な肥満患者では期待したような有効性を示すことはできなかった．要するに，レプチン欠損動物モデルの価値は，レプチンを欠損したヒトに対するレプチン補充療法の反応性を予測することだけだったのである．しかし大部分の肥満患者はレプチンを欠損しているのではなく，レプチン抵抗性であることがわかった．そしてレプチン抵抗性モデル（すなわちレプチン受容体遺伝子に変異を有する *db/db* マウス）を用いることで，抗肥満治療に対するヒトの反応性を良好に予測することができるようになったのである.

Box 2.17 **動物モデルを用いた研究の価値を疑う研究者がいる理由**

　動物モデルを用いた試験で得られたデータから，臨床試験の結果を予測できなかった例は多い．しかし，動物試験全般に全く価値がないと判断するのは誤りである．動物モデルは理想的な疾患状態にあり，全ての個体は月齢が同じ（通常は若齢）で，同じ餌を食べて，同じ処置を受ける．ヒトははるかに多様であり，治療に対する応答性も多様である．動物実験のデータから期待される有効性をヒトに外挿する際に，選んだ動物モデルには限界があるということを知っておくことは非常に重要であるが，それは，このような理由があるからである.

　ここからどのような教訓を引き出すことができるだろうか？　多くの動物モデルがある．動物モデルをヒトの疾患に外挿する前に，科学的な判断をすることが必要である．例えば，特定の疾患に対する複数の動物モデルで，予測が一致しないことがある．*ob/ob* マウスモデルでは，レプチンが肥満治療に非常に有効であることを示唆したのに対して，*db/db* マウスモデルでは全く逆の予測をした．特定のヒト疾患に対する特定の動物モデルの予測価値を評価するには，一般的には動物実験の結果と臨床検体や臨床所見を慎重に比較する必要がある.

　ノックアウト・マウスのような遺伝的モデルを用いた外挿が困難なのは，以下の3つの理由による.

86——第2章　創薬研究と非臨床試験

・突然変異は発生の最も初期から存在しているので，発生過程に重要な影響を与えるが，その影響は成体動物における薬理学とは関連していない可能性がある．例えば，特定の遺伝子の突然変異が，ある臓器の発生に影響を与えるのであれば生理学的に重大な影響を及ぼすだろう．しかし成体動物で同じ遺伝子の産物の機能を薬理学的に阻害しても，必ずしも同じような生理学的欠損が引き起こされるわけではない．

・多くの機能喪失型突然変異が疾患を引き起こす．その場合は疾患を治療するために，その遺伝子産物の機能を活性化する薬剤を発見する必要がある．しかし上述したように，レプチン欠損が肥満を引き起こすからといって，レプチンは肥満の有効な治療薬ではなかった．対照的に，機能喪失型突然変異が健康を増進する例がある．例えばPcsk9の機能喪失型変異はLDLレベルを減少させ，その結果，心血管系疾患のリスクが低下する．その後の研究で，Pcsk遺伝子の機能喪失型変異がPcsk中和抗体の薬理作用を高い信頼性で予測することが示された．

・機能喪失型突然変異が，阻害剤や拮抗剤の薬理作用を正確に予測できる可能性がある．しかし作動薬や活性化剤が必ずしも薬理作用，すなわち機能喪失型突然変異の表現型と正反対の作用を発揮するとは限らない．

2.7.2　リード化合物の最適化における有効性評価

　リード化合物の最適化の過程での動物実験の役割について考える前に，以下の2つの概念を区別することが重要である．

・薬力学的効果　これは，化合物が *in vivo* で標的分子に作用して，生物学的な制御を行う能力のことである．化合物は，体内で標的分子が存在する部位に適切な濃度で到達する必要がある．薬物動態によって，標的分子が薬剤に十分曝露される必要がある．薬力学的効果を評価する方法が少なくとも2つある．(a)標的分子の占有率を評価する（例えば標的にPET[34]リガンドが結合するのを，その薬剤が阻害する活性を測定する）．(b)標的

---

34)　Positron Emission Tomography（陽電子放出断層撮影）．

分子の機能を評価する（例えばタンパク質キナーゼ阻害剤が，そのキナーゼの特異的基質のリン酸化を抑制する活性を測定する）.

・疾患有効性　これは化合物が疾患の症状を改善する能力のことである. 言うまでもなく，動物モデルでの疾患有効性を示すデータがあれば，この薬剤はヒト疾患でも有効である可能性があると解釈されることが多い. この予想には必ずしも裏付けがあるわけではない. しかし，単に動物モデルがヒトにおける薬理作用を完全に予測することができないからといって，動物モデルの使用を全くやめる理由にはならない. 化合物が強い薬力学的効果を示して疾患有効性を示さないこともありうる. それは標的分子の検証が，過度に単純化された疾患モデルで行われたからであろう.

　動物モデルがヒトの疾患に対する有効性を予測できるかどうかはわからないが，いずれにしても動物モデルは医薬品の研究開発には必須である. 例えば，動物モデルはリード化合物を最適化する上で重要である.

1. in vitro での薬理作用のうち，どれが疾患に対する有効性を最も良好に予測するだろうか？　多くの場合, in vitro での活性強度（例えば，化合物がその標的分子と結合する熱力学的親和性）は，最もよい予測因子である. しかし解離速度[35]が，より相関する場合もある. 例えば神経伝達物質がシナプスで放出されると，短い時間の間，局所濃度が非常に高くなる. 競合的な拮抗剤の解離速度が速い場合，高濃度の神経伝達物質は効果的に薬剤と拮抗してしまう. 逆に薬剤の解離速度が遅い場合，神経伝達物質が最高濃度に達するまでの短時間の間, その薬剤は標的分子に結合したままとなる. この非平衡状態においては，解離速度が遅い薬剤の方が，解離速度が速い薬剤よりも効果が高い. たとえ両方の薬剤が in vitro の平衡結合状態で全く同じ活性を有していたとしても，である.

2. 薬剤曝露[36]のパラメーターのうち, in vivo での疾患に対する有効性を最

---

35)　化合物が標的分子と結合した後に遊離する速度. 不可逆的に結合する化合物の解離速度はゼロである.

36)　AUC（曲線下面積）とも呼ばれる. 時間に対する血漿中薬物濃度の曲線の積分値.

88 ―――第2章　創薬研究と非臨床試験

もよく予測するのはどれだろうか？　薬剤の最大濃度が，有効性を決定する場合がある．寿命の長いタンパク質の発現を促進する転写促進剤などがその例である．その他，薬剤曝露量が疾患に対する有効性を決定する場合もある．例えば，1日24時間，標的分子を継続して阻害することが必要な場合などである．

3. その薬剤は，疾患に対する有効性を発揮するために適切な部位に到達するのか？　薬剤は，無関係なタンパク質と強く結合することにより，臓器に蓄積することがある．望ましい薬理作用を発揮するためには，正しい標的分子に対し，ある一定の占有率を満たすために遊離型薬剤の濃度を十分高くする必要がある．

4. 代謝産物は薬理活性を示すのか？　化合物が代謝変換を受けて活性型に変化する場合がある．投与された化合物（すなわち「プロドラッグ」[37]）が不活性型であり，代謝変換を受けて活性型に変化する場合もある．例えばプレドニゾンは不活性型であるが，11β-ヒドロキシステロイド・デヒドロゲナーゼによって活性化合物であるプレドニゾロンに変換される．活性代謝物が副作用を引き起こす場合もある．その場合，創薬化学者はリード化合物を修飾して，そのような代謝を減らそうとする．薬剤の代謝物を同定して定量し，さらに薬理作用全体に対する影響を評価するために，in vivo の薬理試験は欠かすことができない．

5. ヒトで予測される用量はどれくらいだろうか？　実現可能性を評価するために，ヒトでの有効性を示すのに必要な用量を推定する必要がある．用量の推定には，少なくとも2つの因子が関与する．第1は，少なくとも1種類の動物モデルで有効性を発揮するのに必要な曝露量を調べることであり，第2は，ヒトでの薬物動態（PK）を予測することである．ヒトでのPK予測は通常，複数の動物種（例えばマウス，ラット，イヌ，非ヒト霊長類）を用いたPK測定に基づいて行われる．

6. 化合物はどれくらい安全だろうか？　治療指数とは何だろうか？　安全性に関する評価は通常，ヒトでの試験を開始する前に，2種類の非臨床

---

37)　投与後，治療活性を示す前に代謝されることが必要な化合物．

動物種（げっ歯類と非げっ歯類）を用いて行われる．「無毒性量」（No Observed Adverse Effect Level; NOAEL）とは，試験を行った動物種で副作用を起こすことなく到達できた最大曝露量のことである．治療指数とは，薬効曝露量に対する NOAEL 曝露量の比のことである．治療指数を算出するには，少なくとも 1 種類の動物モデルを用いて有効性を示すのに必要な曝露量を求める必要がある．化合物を開発段階に進める前に有効性試験を実施しておく必要があるのは，このためである．

2.7.3 臨床バイオマーカーの探索

ヒトの疾患に対する有効性を評価するには，比較的長い投与期間が必要なことが多い．そのような試験を始める前に，試験の用量範囲を設定する必要がある．そのために，橋渡し的（トランスレーショナル）な臨床バイオマーカーに基づいて，有効性を評価することが非常に有用である．例えば，ナトリウム依存性グルコーストランスポーター 2（SGLT2）阻害剤を糖尿病治療薬として開発した際は，尿中へのグルコース排出を測定することによって薬剤の薬力学（PD）的有効性を評価することができた．臨床バイオマーカーのデータを解釈するためには，少なくとも 2 つの問いに答える必要がある．

1. そのバイオマーカーは疾患に対する有効性を予測するか？ SGLT2 阻害剤の場合，尿糖の増加は，糸球体濾液からグルコースを再吸収するトランスポーターを阻害した直接的な結果である．さらに尿糖の増加は，血漿グルコース量の減少を引き起こす鍵となるメカニズムである．この論法によって，尿糖が 2 型糖尿病患者の血糖に対する有効性を予測する有用なバイオマーカーと認められる．

2. 疾患に対する有効性を示すために，バイオマーカーがどの程度変動する必要があるのだろうか？ 疾患の動物モデルにおけるバイオマーカーを研究することにより，バイオマーカーと有効性の相関関係を調べることができる．動物モデルのデータが，ヒトの疾患に定量的に外挿できる保証はない．しかし，それが合理的な出発点であるのは間違いない．そのような動物モデルによるデータがない場合，治験担当医師らは，バイオ

90——第2章　創薬研究と非臨床試験

　マーカーとの相関を推測する以外に道はない.

2.7.4 結　　論

　動物モデルを用いた *in vivo* 薬理試験は, 標的探索, 標的検証, リード最適化, 安全性評価, 橋渡しバイオマーカーの同定・検証など, 医薬品の研究開発の多くの局面で重要な貢献をする. 残念ながら様々な理由で, 非臨床試験は臨床薬理を完全に予測することはできない. とは言うものの, 努力すれば完璧になるというわけでもない. 研究者は, 限界があることを知る必要はあるが, 次善の策で満足するのは間違っているかもしれない.

2.8 薬物動態とADME特性　　Werner Rubas and Emily Egeler

　標的分子に対し, 一次スクリーニングと二次評価で, 所望の活性と特異性を有する化合物を見出した後に注目すべきものは, 薬力学 (PD) である. PDとは, かみ砕いて言うと, 「化合物 (薬剤) が体に及ぼす作用」と定義することができる. しかし, ある薬剤の開発が成功するためには, 活性化合物が, 十分高い濃度で, かつ治療効果を示すのに十分長い時間, 目指す標的分子に到達していなければならない. 身体はまた, 有害物質が蓄積しないように, その活性化合物を除去しなければならない. そうならなければ, その薬剤の臨床開発は失敗するだろう. これらについては, 薬物動態 (PK) 試験で評価する. これはつまり, 「身体が化合物に及ぼす作用」である. PK試験は投与された化合物の吸収, 分布, 代謝, 排泄を調べ, ADME特性と略記されることが多い.

2.8.1 鍵となるADMEパラメーター

　ADME特性は, pKa, 分子の大きさ, 親油性[38]など化合物の内因的な特性と, 製剤や投与経路などの外因的特性によって決まる. 以下に簡単に紹介するが, 薬物動態の各要因が与える影響について詳しく説明した優れた資料がある [14].
　重要なADME特性としては, 以下に記載したものと図2.2で示したものが

---

38)　化合物が油と水の間で分配される傾向.

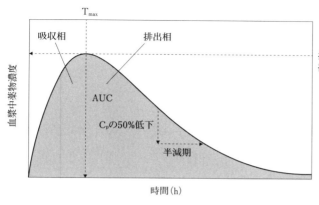

図 2.2　PK の指標を付記した血漿中濃度曲線

ある.

- 生物学的利用能（F）——投与された用量のうち，体循環に至った割合．静脈内投与された化合物の生物学的利用能は 100% であるが，局所的に投与された化合物，または初回通過効果が高い経口投与をされた化合物の生物学的利用能はそれより低い．
- 分布容積（V_d）——投与された用量の薬剤を，血漿中の薬剤濃度となるように溶解するために必要な見かけの容積．薬剤が血管系のみに留まる場合は，分布容積は血漿量（0.04 L/kg 体重）に等しい．末梢組織に広く結合する薬剤の場合は，V_d が全身容積をはるかに超えることがある．
- クリアランス（CL）——単位時間で薬剤を完全に除去するのに必要な血液または血漿の容積．全 CL は消失速度定数（$t_{1/2}$）と V_d によって決まる．肝臓，腎臓，皮膚，肺などの特定の臓器におけるクリアランスは，その臓器中での血流量に依存する．したがって，疾患の状態によって薬物クリアランスが変わる可能性がある．固有クリアランス（CL_{int}）は，*in vitro* で測定したクリアランスのことである．
- 半減期（$t_{1/2}$）——薬物濃度が初期値の 50% に減少するまでにかかる時間．終末相半減期はクリアランスと分布容積から算出される．

92──第2章　創薬研究と非臨床試験

$$t_{1/2} = ((\ln 2) \times V_d)/CL$$

・曲線下面積（AUC）──時間ごとの血漿中薬剤濃度を記した曲線の積分値.
AUC は，薬剤の単回投与による「全曝露量」を反映する．用量で正規化
した $AUC_{経口投与}/AUC_{静脈投与}$ が生物学的利用能である.

・初回通過効果──経口投与した薬剤が体循環に入る前に起きる代謝の程度.

2.8.2 薬物代謝と薬物間相互作用

薬剤の最も単純な消失形態は，未変化体の尿，胆汁，あるいは場合によって
は涙，汗，空気への直接的な排泄である．一般に化合物は，生体内で変換され
る．これは身体の化合物排泄能を高めるために，分子内化学結合を創出または
切断する代謝プロセスである．生体内変換は，第I相反応と第II相反応に分類
される．第I相反応を行う酵素は，酸化，還元，加水分解などによって分子内
に官能基を導入あるいは露出させる．第II相反応を行う酵素は，薬剤を不活化
して除去するために水溶性が高くなるように，露出された官能基に内在性の小
さな極性分子を抱合させる．薬剤は第I相反応，第II相反応または両方の反応
を受ける．ADME 特性の改善を目指したプロドラッグを考案するために，合
成化学者は薬物代謝の知見を利用することがある．プロドラッグとは，それが
代謝されることによって真に治療活性のある化合物が作られるような物質のこ
とである.

シトクロム P450（cytochrome P450; CYP）群の酵素は，いくつかの関連し
たアイソザイムから成り，薬剤の第I相代謝の大部分を担っている．CYP 酵
素は主に肝臓に存在するが，他のいくつかの組織にも存在する．CYP アイソ
ザイムは，組織が異なれば存在量と代謝における重要性が異なる．例えば
CYP3A4 アイソフォームは，肝臓と小腸上皮に非常に多く存在し，薬剤の約
半分の生体内変換に関与する．一方，CYP2D6 は最も存在量が少ないアイソ
ザイムの1つであるが，それでも全薬剤の4分の1の代謝に関与している [15].

2つの理由により，どの CYP アイソザイムがリード化合物の代謝に関与す
るかを見出すリアクション・フェノタイピングが重要である．第1に，いくつ
かの遺伝子多型が CYP アイソザイムで見出された．多型は酵素発現の遺伝的
な差，あるいは酵素活性を変える突然変異によって生じる．これらの違いによ

って，患者集団内での薬物代謝速度のばらつきが生じる．代謝速度が遅い患者あるいは非常に速い患者を適切に治療するためには，投薬法を調整する必要があるかもしれない．

リアクション・フェノタイピングをする第2の理由は，多くの薬剤がCYPアイソザイムに対してオフ・ターゲット活性を示し，阻害剤，活性化剤またはそのいずれとしても作用するからである．化合物を同時に投与すると，単独投与した場合に比べて代謝が変わる可能性がある．これらの薬物間相互作用については，慎重に調べなければならない．なぜなら，生成される代謝物に対して負（副作用を引き起こす）にも正（ADME特性を改善）にも影響を与える可能性があるからである．

2.8.3 *In vitro* 試験

動物試験は費用がかかるので，ADME特性についての最初の試験は *in vitro* で実施することになるであろう．*in vitro* のデータを生体に外挿するアルゴリズムは存在するが，*in vitro* のデータが確かに生体内の現象を予測することを確認するためには，予備的な *in vivo* 試験を実施する必要がある．結果が一致した場合は，*in vitro* スクリーニングと少数例の *in vivo* 試験を組み合わせるという戦略をとることができる．このような方法をとると，より迅速に，よりよい費用対効果で化合物の問題点を見出すことができ，動物モデルに移行する前に，よりよい製剤を選ぶことができる．

in vitro の固有クリアランス（CL_{int}）を測定するために，いくつかの異なる試験系を利用することができる．これらは表2.1に示されている．CYPのリアクション・フェノタイピングは，通常は精製酵素と補助因子のパネルを用いて実施する．薬剤の代謝物を同定するには，ヒト試料に由来する系を用いる方が好ましい．しかし薬剤の安全性についての最初の試験を行う場合は，他の動物モデルが重要になる．リアクション・フェノタイピング，薬物間相互作用の探索，固有クリアランスの測定，代謝物の同定には *in vitro* 試験が有用である．

さらに，異なる経路で投与された場合の吸収を予測する *in vitro* モデル（Caco-2，MDCK，粘膜組織，皮膚）がある．

表 2.1　固有クリアランスを調べる *in vitro* 評価系

評価系	特異的なモデル
細胞抽出物	・S9 画分（第 I 相，第 II 相） ・ミクロソーム（第 I 相のみ）
細胞培養	・肝細胞（新鮮または凍結保存） ・CYP アイソザイムを導入した HepG2 細胞
全組織	・肝臓スライス

2.8.4 *In Vivo* 試験

in vivo PK 試験の目的は，生物学的利用能，AUC，分布容積，半減期を算出し，*in vitro* 試験で得られたクリアランスや代謝物のデータを検証することである．FDA は，1 種類の非げっ歯類を含む少なくとも 2 種類の哺乳動物を用いて安全性試験を実施するよう求めている．これらの動物試験と PK 試験や PD 試験の結果は，第 I 相臨床試験を始める前に，用量範囲，求められる治療効果を得るための投与方法，ヒトにおける安全な用量を予測するのに役立つと考えられる．投与量の上限は通常，副作用（抗がん剤の場合は重篤な副作用）が出現する値に設定されるので，*in vivo* PK 試験は毒性試験と一緒に実施される．このため，*in vivo* 試験が ADMET 試験と呼ばれることもある．

最初の *in vivo* PK 試験は，*in vitro* 試験と並行して，げっ歯類（望ましくはラット）を用いて実施する必要がある．投与経路としては，静脈内（intravenous; iv）および臨床的に目指している投与経路（多くの場合，経口（oral; po））を含める必要がある．できるだけ多くの PK データを集めるために，尿と血液の両方を採取する必要がある．その他，脳脊髄液，汗のような体液や，必要に応じて呼気を採取する．*in vivo* 試験の第 2 の動物種としては，イヌまたはサルを用いることが多いが，代謝物のプロファイルや薬理作用などの開発プログラム特有の問題に基づいて選択する必要がある．

最初の試験としては，薬物を単回ボーラス投与したときの ADME 特性を知るために，単一用量薬物動態（Single Dose Pharmacokinetic; SDPK）試験を行うことが多い．図 2.2 に示した血漿中濃度曲線のような曲線を作るために，多くの時点で検体を採取する．化合物の ADME 特性が良好であれば，急性最大耐性量を確定するために単回投与用量漸増（Single Ascending Dose; SAD）試験に移行する．さらに，放射標識した薬物を用いて主要代謝物を確

認したり，異なる組織での薬物の蓄積を調べたりすることもある．

2.8.5 要　点

薬物動態（PK）試験では，リード化合物がどのように吸収され，分布し，代謝され，身体から排泄されるかについてのデータが研究者に示される．*in vitro* PK 試験は，初回代謝率と代謝経路を明らかにし，さらに潜在的な薬物間相互作用を見出すために行われる．*in vivo* の PK 試験は，リード化合物の動物における薬物動態と薬力学の関係，最大耐性量，治療濃度域を確定するためには不可欠であり，ヒトでの臨床試験に移行した際に，安全かつ有効な用量を設定するための基礎になる．同じ化合物の異なる結晶型，塩，剤形は，異なる ADME 特性を示すことがあるので，臨床試験用製剤を「医薬品の製造管理および品質管理に関する基準（Good Manufacturing Practice；GMP）」で生産をスケールアップする前に，PK 特性が良好かどうか調べておくことが非常に重要である．これは費用のかかる剤形変更による開発遅延を回避するためである．適切な PK 試験によって医薬品開発が促進され，薬物の最小有効量と最大耐性量の間の治療濃度域を最大化することができる．

2.9 投与経路と薬剤の剤形

Terrence F. Blaschke

薬剤の投与経路と剤形には，薬剤の化学作用，望ましい作用開始時期と作用持続時間が絡み合っていることが多い．薬剤の投与経路は，大きく 3 つのカテゴリー（1）腸内[39]，（2）非経口[40]，（3）局所に分けることができる．それぞれのカテゴリーには，以下のようないくつかのサブカテゴリーがある．

1.　腸内投与
　　（a）経口
　　（b）口腔内または舌下
　　（c）直腸

---

39)　消化管を介した薬剤吸収経路．
40)　消化管外での薬剤吸収経路．

96———第2章　創薬研究と非臨床試験

　2.　非経口投与

　　（a）静脈

　　・緩徐ボーラス

　　・緩徐注入後，停止

　　・持続点滴（長期）

　　（b）皮下

　　・ボーラス

　　・持続点滴（長期，例えばインシュリン）

　　・デポ剤

　　（c）筋肉内

　　・ボーラス

　　・デポ剤

　3.　局所投与

　　（a）経皮（全身作用を目的とする）

　　（b）表皮／真皮（投与部位での局所効果を目的とする）

　　（c）膣（通常，局所効果を目的とする）

　　（d）鼻腔

　　（e）肺吸入（局所または全身作用を目的とする）

　各投与経路で，異なる種類の製剤が必要である．多くの企業は，経口，経鼻，吸入，経皮，非経口などの薬物送達技術を開発している．

2.9.1　経口投与

　最も一般的で望ましく，通常は最も安価な投与経路が経口である．特に薬剤が複数の用量で投与される場合，または慢性投与を目指している場合は経口投与がよい．しかし薬剤の経口での生物学的利用能[41]は低いことが多く，その場合は経口投与後に体循環に到達しないために経口投与が実施できないか，あるいは現実的ではない．経口投与には多くの剤形（錠剤，カプセル，液剤，懸濁

41）　バイオアベイラビリティ．投与経路に依存して血中に存在する，化学的に未変化の薬剤の画分（または割合）．

液など）があり，薬剤の生物学的利用能に基づいて選択して製造する．経口剤のもう１つの重要な特徴は，その吸収速度である．作用を急速に発現させるためには（例えば，痛みや睡眠のために投与される薬剤），急速な吸収が望ましい場合がある．そのために錠剤を「速溶」型の製剤にすることもある．一方，急速な吸収に問題がある場合もある．これは，急速吸収により最高血中濃度が高くなると，副作用（重篤または致死的な場合もある）を引き起こす可能性があるためである．心血管の領域で，そのような例が多い．

作用時間を延長して最高血中濃度を高くしないようにすることを目的とする経口投与用の特別な製剤が多数存在する．これらは速放性製剤と区別するために，徐放（Slow Release; SR）製剤または持続放出（Extended Release; XR）製剤と呼ばれることが多い．そのような製剤を使用することによって投与間隔を長くすることができ，そうすれば患者の服薬アドヒアランスが向上する（例えば，１日２回ではなく１回，または１日３回ではなく２回）．他の特別な経口製剤としては，薬剤を胃の酸性環境から保護して小腸で溶解させる腸溶性製剤，あるいは２種類以上の医薬品有効成分（Active Pharmaceutical Ingredient; API）を含み薬物併用療法（例えば，高血圧，糖尿病，HIV）に用いられる多剤混合薬がある．

Box 2.18 アカデミア研究者を失望させたこと

単純な剤形では，全ての薬剤が標的に到達するとは限らない．新薬を，培養系であれ動物試験であれ，基礎研究に使用するときは適切な剤形と投与経路も重要である．新しい薬剤の製剤ごとに，安定性と分布の試験を実施することが重要である．

2.9.2 非経口投与（注射）

腸内投与または経皮投与をしても体循環に到達できない薬剤，あるいは極めて急速な薬効発現が必要とされる薬剤のために，非経口投与製剤が必要となる．非経口投与をすることにより，経口投与された薬剤が受ける肝臓での初回通過代謝を回避できる．静脈内に直接投与するためには，静脈注射，あるいはあま

98 ―――第 2 章　創薬研究と非臨床試験

り一般的ではないが動脈注射をするのに適した液体で薬剤を溶解する必要がある．注入速度（ボーラス[42]，緩徐注入または持続点滴）は適応症によって異なる．手術で麻酔薬や鎮静剤／催眠薬を使う場合や心不整脈の場合は，緩徐ボーラス注入が使われることが多い．しかし，経口投与できない他の多くの薬剤（例えば多くの抗がん剤や，すでに上市あるいは上市間近の生物学的製剤）の場合は，緩徐注入が好ましい．これは，副作用が起こりうる組織（例えば中枢神経系，心臓または他の重要臓器）において，最高血中濃度が高くなったり組織に急速分布することに伴って毒性が発現するのを回避するためである．信頼性が高く，小型化された注入ポンプが使えるようになったことにより，長期点滴が治療指数[43]を改善するかどうか評価する研究に関心が高まっている．インシュリンの皮下注入は，糖尿病治療に対する，このようなアプローチの一例である．他の慢性疾患でも同じような研究が行われるであろう．

2.9.3 表皮または経皮投与

　表皮または経皮製剤は通常，パッチまたはゲルである．経皮投与の目的が全身吸収である場合は，薬剤には経皮投与に不向きな特性が多数存在する．とりわけ，薬剤は強い活性を有し，表皮に浸透することができ，血中濃度がかなり一定に保たれなくてはならない．あるいは薬物の局所濃度を高くして全身曝露を回避するために，経皮または表皮経路が選ばれることもある．この投与経路に対する関心が高まってきている．パッチは使いやすく（患者のアドヒアランスを改善する），一定の薬剤濃度を保つ持続投与を可能とし，初回通過代謝を回避できる．経皮吸収を改善するための新技術を開発している企業も多い．経皮全身投与で非常に成功した例としては，オピオイド性鎮痛薬であるフェンタニル，避妊パッチ，高血圧治療薬であるクロニジンなどがある．局所的効果を目指して上手くいった例としては，局所ステロイド剤，抗生物質，局所麻酔薬などがある．

---

42)　薬剤の単回大量投与．
43)　毒性量と薬効量の比．治療指数が大きいほど安全域が広いと考えられる．

2.9.4 生物学的製剤に不可欠な新しい投与方法および新しい製剤

　すでに上市されている，または開発中の生物学的製剤の数が急速に増加していることから，投与法や有効性／毒性を改善するための新技術の開発が急激に増加している．グローバルインダストリーアナリスト社が実施した2010年の調査によると，タンパク性医薬品の売り上げは2015年までに1,580億ドルを超えると予想されており，治療用抗体が市場の1位になると期待されている．1999年から2008年までに承認され，かつ新規作用メカニズムを有するファースト・イン・クラスの医薬品のうち，50/75（67%）が低分子化合物であり，25/75（33%）が生物学的製剤であった．多くの生物学的製剤，例えばリツキシマブ（リツキサン），ベバシズマブ（アバスチン），エポエチンアルファ（エポジェン），エタネルセプト（エンブレル）の市場規模は数十億ドルであり，ここ数年で特許切れになるものもある．このことは，投与回数が少なく治療指数が改善した，いわゆる「バイオベター（Bio-better）[44]」の新しい市場の出現につながった．最近の調査では，徐放性製剤の研究をしている企業が20社以上あることが明らかになった．また主要な製薬企業の大部分は，社内にそのような研究プログラムを持っている．生物学的製剤に関して研究されている製剤技術としては，マイクロスフェア，リポソーム，マイクロパーティクル，ゲル，デポ製剤[45]（Box 2.21に例示）などがある．現在，13種類のデポ製剤が上市されており，そのような製品の市場規模は20億ドルを超えると推定されている．

Box 2.19　アカデミア研究者として驚いたこと

　ある製剤コンサルタントが，われわれの冠動脈内薬剤をpH 3で製剤化するように提案した．その薬剤が酸性条件で，より安定だったからである．それを裏付けるために，彼は上市されているいくつかの薬を挙げた．幸運にもわれわれの臨床部長が名の挙がった薬剤が静脈炎を起こすことを知っていたため，基礎研究者である私は勧められた製剤を拒否することができた．専門家が常に正しいとは限らない．そして正しくないように思えることがあった場合は，自分自身で努力しなければならない．（DM-R）

44）　投薬スケジュールや投与経路を改良した生物製剤の新規剤形.
45）　体内に留め置かれた薬剤の貯留で，経時的に緩徐に放出される.

Box 2.20 要　　点

　最適な製剤を見出すには試行錯誤が必要である．適切な製剤の開発に重要なのは，患者の臨床背景と薬剤投与について理解することである．薬力学と医薬品有効成分の化学的性質を適合させるには妥協が必要な場合もある．

Box 2.21 推薦情報

総説

・Liechty WB, Kryscio DR, Slaughter BV and Peppas NA（2010）Polymers for Drug Delivery Systems. Annual Review of Chemical and Biomolecular Engineering, 1: 149-173.
（この話題に関する幅広く網羅的な総説．引用文献と関連資料が 149 ある．）

・Wang AZ, Langer R, Farokhzad OS（2012）Nanoparticle Delivery of Cancer Drugs. Annual Review of Medicine 63: 185.

・Timko BP, Whitehead K, Gao W, Kohane DS, Farokhzad OC, Anderson D, Langer R（2011）Advances in Drug Delivery. Annual Review of Materials Research 41: 1.
（この総説では薬物送達の重要な点について議論されている．具体的にはsiRNA の投与，遠隔操作投与，非侵襲的投与，ドラッグデリバリーにおけるナノテクノロジーに焦点を当てている．）

書籍

・Rowland M, Tozer TN（2011）Clinical Pharmacokinetics and Pharmacodynamics: Concepts and Applications, 4th Edition. Wolters Kluwer/Lippincott Williams and Wilkins, ISBN 978-0-7817-5009-7.
（これらの著者とこの本は，薬物動態と薬力学の基本原理に関して権威があるものと世界的に認められている．各章には問題（そして答えも！）があり，テキストを購入すればインターネット接続してアクセスできる．薬物動態と薬力学のシミュレーションはウェブサイトでも利用可能である．）

ウェブサイト

・NIH Clinical Center "Principles of Clinical Pharmacology" http://www.cc.nih.
gov/training/training/principles.html
（このコースを教えるのはアメリカ国立衛生研究所（NIH）の教員，食品医薬
品局（FDA），製薬業界，米国内のアカデミアから招かれた者である．上記
URL でオンライン学習できる．）
・American College of Clinical Pharmacology, Educational Offerings http://
www.accpl.org/videos.shtml
（このウェブサイトにはゲノム薬理学に関する無料コースがある．13 の要素に
分かれており，それぞれ概要，詳細に分かれている．薬物評価学に関するウェ
ブコースもある．）

2.10 非臨床安全性試験

Michael Taylor and Kevin Grimes

"*Primum non nocere*" はラテン語で「何よりも害を成すなかれ」を意味す
る．医療行為におけるこの基本的な倫理原則は，被験者に治験薬を投与すると
きにも同様に適用される．事実上全ての物質は，用量が十分高ければ人間には
有毒である．過剰量の水を飲んだり 100%の酸素を長期間吸入したりしても重
篤な臓器障害や死を招くことがある．したがって，被験者に新規化合物を投与
するときは，われわれには危険性が可能な限り最小化されていることを保証す
る倫理的および法的な義務がある．

安全性というのは，広く人間に使用しなければ証明するのは困難である．他
方，安全性の欠如を証明することはできる．新規化合物をヒトに投与したとき
の有効性および危険性／利益の比をきちんと調べるために，非臨床安全性試験
を実施するのである．培養細胞と動物モデルを用いた実験は，被験者に何が起
きるかについて確定的な答えを出さない．しかし，その実験結果は，投与量を
制限する副作用や適切な用量範囲を予測するのに極めて有用である．

米国食品医薬品局（FDA）と日米 EU 医薬品規制調和国際会議[46]（Interna-

---

46) 医薬品開発に関して統一された標準とガイダンスを提供するために EU，日本，米国
の規制当局と製薬業界が共同で行う活動．

102 ─── 第 2 章　創薬研究と非臨床試験

tional Committee of Harmonization; ICH) は，新規化合物（New Molecular Entity; NME)[47]の臨床開発の各段階の前に実施すべき一連の *in vitro* および *in vivo* 試験を概説するガイダンス文書を作成した．これらの試験に基づいて，薬剤のオン・ターゲット毒性とオフ・ターゲット毒性，毒性の可逆性，用量と治療期間に対する制限，重篤な毒性の早期予測因子，投与量を制限する毒性と有効量の間の安全域を予測することができる．薬剤の主要臓器に対する薬理効果，薬物動態，代謝，食物や他の薬剤との相互作用の特性を調べるためにいろいろな試験がさらに行われる．臨床試験を実施するために規制当局に提出する非臨床安全性試験は GLP（Good Laboratory Practice）に従って実施しなければならない．GLP 試験では各試験についての膨大な文書の管理が必要であり，大変費用がかかる．

　FDA との議論と交渉はいつでもできるが，通常は第 I 相臨床試験に進む前に一連の非臨床安全性試験を完了するよう要求する．一般的には，動物試験における薬剤曝露の期間は，その後に行われる臨床試験における薬剤曝露期間と等しいか，それより長くなくてはならない．したがって，第 II 相試験と第 III 相試験で投与期間が延びる場合は，その前に，動物を用いた，より長期間の毒性試験が追加的に行われることが多い．第 III 相試験で多数の患者に治験薬を投与する前に，一般的には生殖毒性とがん原性を調べるための比較的長期間の試験が要求される．

　ガイダンス文書には，心血管，肺，神経系の安全性薬理，遺伝毒性，生殖毒性，がん原性などの特殊毒性を評価するための様々なタイプの試験に関する議論が盛り込まれている．さらにガイダンス文書では，特定の疾患適応（がんなど）に関する非臨床の安全性についても概説されている．

　非臨床安全性試験は，毒性の可能性を見出すためだけでなく，有害事象を監視するための潜在的バイオマーカーを探索したり，ヒトに対する最初の投与量を確定し投与（曝露）量の上限を確定したりする点でも重要である．後者は，重篤な毒性が出現した際に特に重要である．

　新規適応症に対する既承認薬の開発に関するガイダンスは，それに比べて限

---

47)　FDA 医薬品評価研究センター（CDER）に提出される新薬．

定的である．具体的には，剤形変更された古い医薬品（リポジショニング[48)]とも呼ばれる）に必要な動物試験について言及したガイダンスがある．新規適応症に対して開発しようとしている古い医薬品は，現在の規制基準を満たすというFDAの期待もある．

　動物試験を実施する前に，薬剤を患者にどのように投与するか，すなわち剤形，投与経路，投与頻度について定めておくことが重要である．一般的に動物試験は，臨床使用するのと同じ製剤，同じ投与経路で行わなければならない．賦形剤（最終製剤中の不活性成分）[49)]とAPIの両方について検討して評価する必要がある．開発している薬剤同様，承認プロセス中に賦形剤を精査することが重要である．

　どの賦形剤を最終製剤に含めるかについて決定する際には，FDAの不活性成分リストが有用であろう．新規賦形剤または新規使用，すなわち現在の使用法（投与経路や用量など）の範囲外で使用する場合は通常，別途の評価が必要になる．一部の賦形剤については，毒性があるために使用が制限されている（ジメチルアセトアミド，シクロデキストリンなど）．したがって，賦形剤の用量と，製品を使用する患者集団について慎重に検討する必要がある．賦形剤を評価するよい方法は，動物試験でAPIを含有しない臨床製剤を担体製剤（対照群）として用いることである．賦形剤による作用がないことを確認するために，陰性対照群を別途作っておく方がよい．

　動物試験用APIのロットの選択もまた重要である．被検物質は臨床使用を目指す物質，すなわち治験薬の代表でなければならない．APIの不純物の許容限度と，そのような限度を超えた場合の不純物確認に必要なステップについて規定したガイダンスがいくつかある．特にINDを目指す試験においては，臨床使用するのと同じロットのAPIを非臨床安全性試験で使用する方がよい．

　適切な用量を選択することは，動物試験を成功させるために重要なことである．その1つとして，成功とは動物を効率的に使用したかどうかに基づいて判断されるべきである．2種の動物モデルを使用することが薬剤開発に重要であ

---

48)　原文では"repurposing or repositioning"だが，翻訳版ではリポジショニングとした．〔訳注〕

49)　充填材，結合剤，コーティング剤など．

104 ——— 第 2 章　創薬研究と非臨床試験

Box 2.22 アカデミア研究者として驚いたこと

　GLP 毒性試験を行う薬剤の純度は高すぎてはならない．臨床試験で用いるロットの不純物が毒性試験で用いるロットより多いと（これは製造のスケールアップで起こりうるが），新しい不純物または増加した不純物の潜在的な毒性を調べるために，GLP 毒性試験をさらに実施するよう要求されるであろう．これは開発スケジュールと予算に大きな打撃を与える可能性がある．医薬品開発の責任者にそう言われたとき，ブタでの有効性試験を行う前に非 GLP 用化合物を純度 99.5% まで精製した私のプライドが誤っていたと理解するまで少し時間がかかった．
（DM-R）

るが，人道的な試験を行うこと，動物を使用するということ，そして使用した動物の数を正当化することについて自覚と責任を持たなければならない．

　動物試験で用量を選択する際の前提は，動物での用量と曝露量（C_{max}, AUC）がヒトで計画している用量や曝露量を超えなければならないということである．理想的には動物試験での最大用量は，明らかな毒性に基づいて定められる．例えば体重増加の低下，臨床症状の変化，臨床病理学的パラメーターの異常などである．用量の下限は，予想される臨床用量（曝露量）の数倍（2 〜 3 倍）でなければならない．そして上限と下限の間に中間用量を設定する必要がある．群間の曝露量が重ならないように用量を分けることが重要である．経口投与される低分子化合物や非経口的に投与される高分子化合物の多くについては，10 倍希釈系列または 3.2 倍希釈系列を用いれば用量を十分広げることができる．静脈内投与の場合は薬物動態的な変動が小さいため，用量の間隔を狭くすることができる．

　用量と時間が毒性に影響を与えるので，慢性投与時の耐用量を予測するのは困難である．したがって，徐々に投与期間を延ばす試験を計画するのが最もよい．最初の試験での用量設定は難しいので，利用できる情報は全て利用する必要がある．初期の有効性試験では通常，げっ歯類が使われるが，非げっ歯類モデルでの用量に関しては入手できる情報がない．データが全くないか限られたデータしか利用できない場合は，最小限の動物を用いて短期間の非 GLP の予

備検討（1〜3日）を実施する必要がある．これは適切な用量範囲を設定するためである．毒性情報が限られている化合物では，投与量の上限は，ヒトと比較した場合の動物の曝露量と，投与量やAPIの溶解性といった現実的な限界を考慮して設定する．このような考察をすることが，新薬開発を進めるのに必要な非臨床安全性試験についての入り口となる．製剤と薬物代謝に関する前節も参照されたい．これらは安全性評価を成功させるために重要だからである．

Box 2.23 要　　点

　被験者に新規化合物を投与するとき，われわれには可能な限り危険性が最小化されていることを保証する倫理的および法的な義務がある．非臨床安全性試験で潜在的毒性，適切な用量範囲や毒性の初期の兆候を見出すことにより，被験者のリスクを最小化できる．

Box 2.24 参考情報

非臨床安全性試験の FDA ガイダンス

http://www.fda.gov/downloads/Drugs/GuidanceComplianceRegulatoryInformatio/Guidances/UCM073246.pdf

---

参考文献

[1]　Begley CG, Ellis LM（2012）Raising standards for preclinical cancer research. Nature 483: 531-533

[2]　Prinz F, Schlange T, Asadullah K（2011）Believe it or not: how much can we rely on published data on potential drug target? Nat Rev Drug Discov 10: 328-329

[3]　King C, Sarvetnick N（2011）The incidence of type-1 diabetes in NOD mice is modulated by restricted flora not germ-free conditions. PLoS ONE 6: e17049

[4]　Begley CG（2013）Six red flags for suspect work. Nature 479: 433-434

[5]　Peer IS, Ceuppens PR, Harborn C（2012）In search of preclinical robustness. Nat Rev Drug Discov 11: 733-734

[6]　Kneller R（2010）The importance of new companies for drug discovery: origins of a decade of new drugs. Nat Rev Drug Discov 9: 867-882

[7]　Code of federal regulations, title 21 food and drugs, subchapter D drugs for human

106 ─── 第 2 章 創薬研究と非臨床試験

use, part 312, subpart B investigational new drug application,312.2

[8] Huang R, Southall N, Wang Y et al (2011) The NCGC pharmaceutical collection: a comprehensive resource of clinically approved drugs enabling repurposing and chemical genomics, Sci Transl Med 3: 80ps16

[9] Collins FS (2011) Reengineering translational science: the time is right Sci Tramsl Med 3: 90cm17

[10] Zhang JH, Chung TDY, Oldenburg KR (1999) A simple statistical parameter for use in evaluation and validation of high throughput screening assays. J Biomol Screen 4: 67-73

[11] Copeland RA (2003) Mechanistic considerations in high-throughput screening. Anal Biochem 320: 1-12

[12] Wu G, Yuan Y, Hodge CN (2003) Determining appropriate substrate conversion for enzymatic assays in high-throughput screening. J Biomol Screen 8 (6) : 694-700

[13] Lipinski CA, Lombardo F, Dominy BW, Feeney PJ (1997) Experimental and computational approaches to estimate solubility and permeability in drug discovery and development settings. Adv Drug Delivery Rev 23: -25

[14] Rydzewski RM (2008) real world drug discovery: a chemist's guide to biotech and pharmaceutical research. Elsevier Science, Oxford Chapter 9

[15] Ekroos M, Sjogren T (2006) Structural basis for ligand promiscuity in cytochrome P450 3A4.PNAS 103: 13682-13687

第3章

臨床試験の準備

Daria Mochly-Rosen and Kevin Grimes

　非臨床から臨床試験[1]の開発への移行は，わくわくすると同時に，身が引き締まるものでもある．その頃には，開発中の医薬品は一連の厳しい非臨床試験を通過し，人を対象とした臨床試験に進むために必要な安全性プロファイルと薬物特性を備えているだろう．人を対象とした臨床試験に着手することは，重大な事業である．臨床試験はできるだけ安全な方法でデザインし，実行しなければならない．なぜなら，臨床試験では有毒の可能性がある新規化合物をヒトに投与するため，われわれには，意味のある結果を最大限得られるように臨床試験のデザインを考える倫理的責任がある．さらに，医薬品を厳格な基準に従って製造し，品質検査を実施する必要がある．通常は，評判のよい医薬品製造受託機関（Contract Manufacturing Organization; CMO）で製造する．米国食品医薬品局（Food and Drug Administration; FDA）および施設内倫理審査委員会（Institutional Review Board; IRB）[2]は，患者が保護され，いずれの臨床試験においてもリスク・ベネフィット比が許容範囲内であることを求めている．開発チームは計画の早期段階で，医薬品製造と品質管理，臨床試験デザイン，

---

1) 臨床試験は治験を含むが，新薬の承認のみを目的に限らない．患者や健常人を対象にした治療を兼ねた試験を全て指すのが特徴である．日本では，製造・輸入・販売の承認を申請するために必要なデータを得るために行われる臨床試験を治験という．治験届けを医薬品医療機器総合機構（PMDA）に提出後，GCP（Good Clinical Practice）に基づき施行される試験で，製薬企業等による治験と医師主導治験とに分けられる．米国における Clinical trial は，治験および治験以外の試験の両方を含む．〔訳注〕

2) 人に関する試験が科学的・倫理的に正しく実施できるかを審査する委員会．携わる医師，製薬企業等から独立した第三者機関であり，患者の人権保護と安全確保の観点から公正に審議する．米国以外では倫理委員会（Ethic Committee）ということもある．日本においては，IRB は倫理審査委員会，特に治験審査委員会を指すことが多い．〔訳注〕

108 ——— 第 3 章　臨床試験の準備

薬事の専門家を組み入れる必要がある．臨床試験を開始する前に，スポンサー
または新薬承認申請（New Drug Application; NDA）を行う個人または企業は，
新薬臨床試験実施許可申請（Investigational New Drug Application; IND）[3]を
FDA に提出しなければならない．IND では，非臨床薬理試験と安全性試験，
薬剤製造と品質保証（Quality Assurance; QA）過程，そして臨床試験の実施
計画に関する詳細な情報を提供する．

　本章では，臨床試験デザイン，臨床レベルの製剤の取得，そして臨床試験に
移行する際に薬事面で考慮しておくべき点について概要を説明する．臨床試験
にはかなりの費用がかかるため，適切な試験計画を立案できなければ薬効が不
明瞭となり，プログラムを終了せざるを得なくなる．したがって，経験豊富な
医師といえども，臨床試験開始前には，他の専門家に意見を聞くのが賢明であ
ろう．

3.1 医薬品開発における規制面での留意事項 Carol Karp

　新規治療薬の開発に関する規制の流れにおいては，全体のリスク・ベネフィ
ット比，対象疾患，患者数，薬剤の効能表示を考慮に入れることが不可欠であ
る．一般的な原則として，対象とする患者数や効能表示の範囲が広いほど，必
要なエビデンスを得るための負担も大きくなる．特定の薬剤に対する薬事上の
規制は，これらの重要な視点に基づいて最適化する必要がある．

　FDA は，1992 年に制定された処方箋薬ユーザーフィー法（Prescription
Drug User Fee Act; PDUFA）[4]により，人の薬剤または生物学的製剤の販売
申請書を提出する企業から料金を徴収するようになった．また，2011 年 3 月
に開かれた PDUFA 第 5 次改訂法の再承認に関する関係者会議において，新
薬の発見から承認までの平均期間が 12 年であり，総費用の平均が 10 億ドルで
あると FDA は報告している．PDUFA 第 5 次改訂法による 2013 年時の FDA

---

3)　対象とする適応症，投与法，患者では承認されたことのない薬剤を用いて，ヒトを対
　象とする試験を開始する前に FDA に提出する文書．
4)　FDA が製薬企業から医薬品承認審査の手数料を徴収する，米国独自の法律．審査官
　の増員や各種審査の財源に充当され，承認審査の迅速化に貢献した．時限立法であるた
　め，成立後 5 年ごとに改正が行われている．〔訳注〕

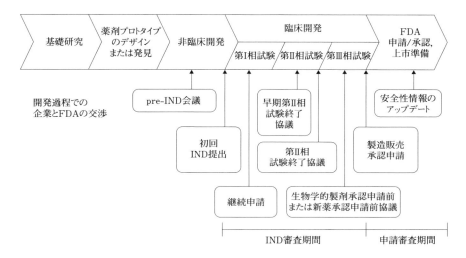

図 3.1　医薬品開発の流れと FDA による規制（出典：FDA）

への新医薬品承認申請（NDA）[5] または生物学的製剤承認申請（Biologic License Application; BLA）[6] の費用は合計で 195 万 8,800 ドルである．

Box 3.1 **重要な機関の名称**

- 医薬品評価研究センター（Center for Drug Evaluation and Research; CDER）：FDA の薬剤の安全かつ効果的な使用の促進を担当する機関
- 生物製品評価研究センター（Center for Biologics Evaluation and Research; CBER）：FDA の生物学的製剤や関連薬剤（ワクチン，血液，細胞療法，遺伝子治療など）の規制を担当する機関
- 医療機器・放射線保健センター（Center for Devices and Radiological Health; CDRH）：FDA の医療機器の安全性や有効性の保証，および不要な放射線被爆の制限を担当する機関

---

5)　米国内で新薬の販売承認を得るために FDA に提出する文書．
6)　米国内で生物学的製剤の販売承認を得るために FDA に提出する文書．

110 ─── 第3章　臨床試験の準備

3.1.1 新薬臨床試験実施許可申請（IND）

　新しい薬剤の臨床試験を開始する最初のステップは，FDA への IND である．IND の重要な要件は，以下の通りである．

(1) 非臨床での薬理試験と毒性試験の結果，および試験薬が人を対象とした最初の試験において，安全であることを合理的に示す試験報告書があること．既承認薬のリポジショニングの場合は，新しい用量，投与経路，患者集団，対象疾患について試験をする根拠があること．

(2) 臨床試験の対象物質が適切に製造されて供給されることを示すための，化学・製造・品質管理（Chemistry, Manufacturing and Controls; CMC）と呼ばれる品質情報があること．これには，原薬あるいは医薬品有効成分（Active Pharmaceutical Ingredient; API）および最終的な医薬品（Drug Product; DP）の組成，原材料，製造，試験，仕様と安定性に関する記載が含まれる．

(3) 被験者が不必要なリスクに曝されないことを保証し，かつ試験責任医師の資格と責務を確認することを目的とした，臨床試験実施計画書および臨床試験責任医師の身分を含む臨床情報があること．

(4) 翌年までの臨床試験全体の計画が存在すること．

(5) 非臨床，臨床および CMC のデータ，試験の理論的根拠に関する説明，投与計画，安全性モニタリングを含む臨床試験管理に関する情報を試験責任医師に提供するための試験薬概要書があること．

　IND はコモン・テクニカル・ドキュメント（Common Technical Document; CTD）[7]として FDA に提出される．これは電子媒体または紙媒体で受理された IND および NDA であり，EU と日本には，それらに相当するものがある（図 3.2）．

　臨床試験が無事完了して製品の販売に向けて FDA の承認を得るために最終的にどのような NDA を作成するかについては，CTD フォーマットを使えば，

---

7)　米国，EU，日本における承認申請用の標準化5項目のフォーマット．図 3.2 参照．

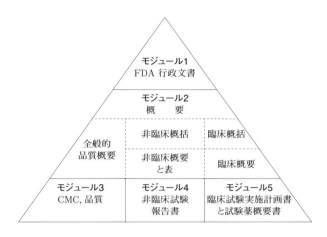

図 3.2　IND の構成（CTD フォーマット）

IND の構成要件の作成を開始できるようになる．最初の IND 審査には 30 日かかり，最初の臨床試験が安全に実施できるか決定するために，FDA の医学，化学，薬理学／毒性学の専門家が評価を行う．

　一般的に，スポンサーである製薬企業またはバイオテクノロジー企業が IND を提出するが，アカデミアでは，医師がスポンサーである場合，自身が主導する試験のための IND を提出することもある．このような場合には，責任医師が臨床試験を自ら開始して実行し，試験薬は責任医師の直接の指示によって投与あるいは調合されなければならない．

3.1.2　IND の特例

　すでに承認済みの薬剤であって投与経路，用量，患者集団が新規でない場合，またはその薬剤のすでに承認された使用法に基づくリスクが有意に上昇するような他の要因がない場合には，臨床試験から IND の要件は免除される．

　また，さらに新しい薬剤の開発および審査を迅速化するいくつかのアプローチが，FDA から提供されている．探索的 IND では，類似構造を持つ複数の活性化合物をスクリーニングし，望ましい化合物または製剤を見出し，正式な IND の下で開発を前進させることができる．このアプローチは，早期第 I 相試験やマイクロドーズ試験において，非常に柔軟に作用機序や薬物動態のよう

な特性を評価することができるように対応することを目的としている．このような，人に対する限定的な曝露が許されれば，従来の IND で要求されるよりも，非臨床試験の範囲を狭くすることができる．

ファスト・トラック（優先承認審査制度）とは，(1)重篤または生命に関わる症状，および (2)アンメット・メディカル・ニーズを対象とする可能性のある製品に関して，IND と NDA の両方の段階を包括する FDA のプログラムである．初回 IND 提出時，あるいは NDA または BLA の販売承認前のどの時点においてもファスト・トラック指定を請求できる．ファスト・トラックは包括的な規制アプローチであり，下記が含まれる．(1)Pre-IND 会議から NDA 前会議にかけての，FDA との継続的かつ密接な会議，(2)完成した NDA の提出前に FDA が行う申請書の逐次審査，(3)NDA の審査期間を短縮する優先審査，(4)臨床上の利益を適切に予測する代替エンドポイント[8]（評価項目）に基づいて FDA が行う迅速承認，である．

2012 年に FDA は，重篤または致死的な疾患の治療を目指す画期的治療薬に対し，新しく「画期的な治療法（Breakthrough Therapy）」制度を設定した．その場合，従来の治療法に比べて，1 つ以上の臨床的エンドポイントが実質的に改善されることを示唆するような，臨床上のエビデンスが示されていればよい．Breakthrough Therapy 指定を受けることにより，ファスト・トラック指定の全ての利益を得ることができる．さらに，効率的に臨床試験を実施して開発プログラム全体を迅速化するために，シニアマネージャーや経験豊富な審査官による FDA の集中ガイダンスを受けることができる．

3.1.3 FDA との会議

FDA とスポンサー，あるいは IND や NDA 申請者との間の会議は必ずしも必要ではないが，薬剤開発過程の重要なポイントであり，FDA によるガイダ

---

8) 評価項目のことで，治験薬の有効性や安全性を測定するための評価項目であり，客観的な評価が可能な指標であることが望ましい．治療行為に関して評価したい本来の項目（死亡率，QOL の変化等）を臨床的エンドポイント（真のエンドポイント）と呼ぶ．それらを治験期間中で評価することが困難な場合に設定する，短期間での評価のための暫定的なエンドポイントを代替エンドポイント（サロゲートエンドポイント）と呼ぶ．〔訳注〕

ンス会議は推奨されることが多い．それに先立って行う Pre-IND 会議は，開発チームがこのような会議への対処を理解する機会となる．このような会議は，遠隔会議，または対面で行われる．Pre-IND 会議では，製品名，化学構造式，適応症，協議の目的，議題，具体的な質問リスト，スポンサー側および FDA 側の参加者リストを含む，約 3 ページの文書が必要となる．また，背景に関する約 50 ～ 100 ページの文書を会議の前に提出する．これに含まれるのは，(1) 製品コンセプトの紹介，(2)検討している適応症，(3)開発計画の概要，(4)すでに実施された薬理試験および毒性試験の概要，(5)追加の非臨床試験に関する初期計画，(6)原薬または薬剤に関して得られている情報の概要，(7)臨床開発の初期計画，(8)当初の試験実施計画書の概要，(9)具体的な質問や問題点，である．

Box 3.2 Pre-IND 会議の目標期間

0 日目：会議申請の提出
14 日目：FDA からの回答
30 日目：背景説明書の提出
60 日目：Pre-IND 会議

Pre-IND，相試験終了時，第 III 相試験開始前，NDA 前の会議は，タイプ B 会議に分類される．タイプ A 会議は通常，試験中断のように，FDA が臨床試験を開始不能または継続不能と決定した際に開かれる．タイプ C 会議は，タイプ A にもタイプ B にも該当しない場合である．

Box 3.3 FDA が会議を要求する書面を受領した後の目標期間

タイプ A：30 日間
タイプ B：60 日間
タイプ C：75 日間

114 ─── 第3章　臨床試験の準備

3.1.4 新薬承認申請（NDA）

　NDAとは米国内で医薬品を販売する目的でFDAの承認を得るための申請であり，開発段階で作成された非臨床，臨床，そしてCMCのデータに基づいて行われる．NDAによってFDAは，(1)医薬品が，その使用法で安全かつ薬効があり，利益がリスクを上回るか，(2)提示された医薬品表示（product labeling）が適切で妥当であるか，(3)製品の品質を維持するための製造方法と管理が適切であるか，について判断することができる．

　目安として，生命に関わらない慢性的な症状の治療を目的とした薬剤の承認を得るには，患者数は約1,500人であり，100人が12ヶ月以上の投薬を受け，300～600人が6ヶ月以上の投薬を受ける必要がある．このように，それぞれの新しい製品において必要な審査過程および科学的エビデンスの構築においては，対象疾患，患者集団，効能表示および全体的なリスク・ベネフィット比に基づいて考慮する必要がある．

Box 3.4 **要　　点**

　FDAは，新規医薬品が安全で有効であることを保証する上で重要な役割を果たす．大学は，規制当局と協働し，該当する規制とガイドラインを熟知することにより，基礎研究から臨床への移行が促進され，医薬品開発の成功確率が高まる．

Box 3.5 **参考情報**

1. FDA Regulations: IND Content and Format
   http://www.accessdata.fda.gov/scripts/cdrh/cfdocs/cfcfr/CFRSearch.cfm?fr=312.23

2. FDA Guidance for Industry: Organization of the CTD
   http://www.fda.gov/downloads/Drugs/GuidanceComplianceRegulatoryInformation/Guidances/UCM073257.pdf

3. FDA Guidance for Industry: INDs: Determining whether Human Research Studies can be conducted without an IND
   http://www.fda.gov/downloads/Drugs/GuidanceComplianceRegulatoryInfor

mation/Guidances/UCM229175.pdf

4. FDA Guidance for Industry: Investigators and Reviewers: Exploratory IND Studies
http://www.fda.gov/downloads/Drugs/GuidanceComplianceRegulatoryInformation/Guidances/UCM078933.pdf

5. FDA Guidance for Industry: Fast Track Drug Development Programs
http://www.fda.gov/downloads/Drugs/GuidanceComplianceRegulatoryInformation/Guidances/UCM079736.pdf

6. FDA Draft Guidance for Industry: Expedited Programs for Serious Conditions — Drugs and Biologics
http://www.fda.gov/downloads/Drugs/GuidanceComplianceRegulatoryInformation/Guidances/UCM358301.pdf

7. FDA Guidance for Industry: Formal Meetings between the FDA and Sponsors or Applicants
http://www.fda.gov/downloads/Drugs/GuidanceComplianceRegulatoryInformation/Guidances/UCM153222.pdf

8. ICH Guideline for Industry: Extend of Exposure to Assess Clinical Safety
http://www.fda.gov/downloads/Drugs/GuidanceComplianceRegulatoryInformation/Guidances/UCM073083.pdf

3.2 製造および品質管理

Susan Wade

3.2.1 規制に関する考察

薬剤の製造は米国の米国食品医薬品局（FDA），欧州連合（EU）の欧州医薬品庁（European Medicines Agency; EMA），または日本の医薬品医療機器総合機構（PMDA）によって規制され，さらに世界中の様々な機関によっても規制される．医薬品規制調和国際会議（International Conference on Harmonization; ICH）[9]は医薬品の規制を調和することを目的とし，米国，欧州そして日本の規制当局と医薬品業界団体により構成される．

---

9) 薬物試験の国際的ガイドラインを作成する組織.

116——第3章　臨床試験の準備

しかし，その協力関係はあるものの，臨床用薬剤に対する規制は地域によって異なる．臨床試験を計画する際には，試験が実施される各国の薬事規制での決まりを満たす必要がある．各国の規制当局と ICH はガイドラインを発行しているが，それぞれの規制当局と直接話し合うこともまた，計画立案段階で重要なプロセスである．

米国でのみ試験が行われる場合，医薬品は製薬業界と関わりのない品質保証（Quality Assurance; QA）グループによって承認される必要がある．試験がEU で行われる場合，医薬品は免許を有する有資格者（Quality Person; QP）によって承認されなければならない．これらの品質保証グループは，医薬品が事前に定められた仕様と合致し，適切な「医薬品・医薬部外品の製造及び品質管理規則（Good Manufacturing Practice; GMP）[10]」に沿って製造されたことを認証しなければならない．

3.2.2 製造要件

臨床試験のために医薬品を製造する施設は，適用される GMP に沿って運用しなければならない．米国の医薬品 GMP 規則は，連邦規則集（Code of Fedral Regulations; CFR）[11]にある 21 CFR Part 210 および 211 に記載された「Good Manufacturing Practice（GMP）」で公開されている．これらの規制では，製造工程のあらゆる場面で書類が必要となる．

GMP 要件の重要なポイントは以下の通りである：

・独立した QA グループが担当しなくてはならない
・製造に用いたあらゆる物品の製造元とロット番号を追跡可能にしなければならない
・在庫管理を徹底し，用いた原材料や成分を全て記録しなければならない

---

10)　認証された施設における，適正な製造工程と厳格な品質保証の手順と管理の基準（「最新（current）」規範の意味で「cGMP」と言われることがある）．〔訳注〕

11)　CFR は 50 巻に分かれており，そのうち 21 巻が Food and Drug で，米国食品医薬品局（FDA）および米国麻薬取締局（Drug Enforcement Administration; DEA）が管理している．〔訳注〕

- 作業員は業務を全うするために必要なあらゆる機能において，教育と訓練を受けている証拠を記録しなければならない
- 使用するあらゆる器具は，国立標準技術研究所（National Institute of Standards and Technology; NIST）が供給するトレーサブルな標準試薬でキャリブレーションを行わなければならない
- 個々の製造段階の成績を記録し，重要な段階は日付と署名入りの書類で記録しなければならない
- 製造を開始する前に，管理者とQA職員は製造方法と試験方法を書面に記載して承認しなければならない．これはマスターバッチ記録（Master Batch Record; MBR)[12] と一般に呼ばれる
- 記載された方法が変更された場合，それはQA職員により記録され，承認されなければならない
- 製品仕様は製品の試験を行う前に記録され，承認されなければならない
- 製品は事前に定められた仕様と合致しなければならない
- 内部監査を含む品質システム，是正と予防措置（Corrective and Preventive Actions; CAPA），計画された管理評価，そして品質マニュアルなどを準備しなければならない

以上の基本的要件に加え，生物製剤，消毒製品，器具，植物製剤，徐放性製剤などに特化した付随的規制が多数ある．製品の種類や当該規則に詳しい専門家は，適正な製造会社を見分ける手助けをしてくれる．

Box 3.6 アカデミア研究者として驚いたこと

　最初の化合物を用いた第Ⅱa相試験の開始時に，医薬品開発担当の副社長は，われわれが試験の規模に適した量の製剤を製造したにもかかわらず，新しくGMP製剤を製造することを決めた．製造には巨額の費用がかかるため，私はそれが無駄使いだと考えて反対した．しかし，最初に製造したバッチ[13]が，臨床試験の参加者登録の遅延によって許容レベル以上に分解してしまい，仕様と合致し

---

12)　品質保証で承認されたあらゆる製造工程や試験方法の指図書.

118 ———第 3 章　臨床試験の準備

> なくなった際，古いバッチを回収して新しいバッチに取り替えるために 2 日もか
> かった．失敗や万が一の事態に備えて計画することは，試験を成功させるために
> 重要である．（DM-R）

3.2.3 試験要件

　臨床試験に用いられる薬剤は，事前に承認された仕様と合致していることを
確認するために検査しなければならない．この検査は一般的に，有効性の測定，
製造工程の汚染物の分析，そして分解産物の分析を含む．医薬品有効成分
（Active Pharmaceutical Ingredient; API）がキラル中心を持つ場合，光学異
性体の精製に対する試験が必要になると考えられる．さらに，剤形によっては，
無菌性，汚染微生物数，エンドトキシン，そして重金属に対する安全性試験も
また必要になることがある．

　市販製品の検査に使われる分析は「検証された（validated）[14]」ものでなけ
ればならない．検証とは，分析が目論見通り機能し，特異的であり，再現性が
あり，正確であるということを示す正式な手続きである．臨床試験用の製品の
ための分析は科学的根拠に基づき，書類に裏付けられなければならない．これ
は「認定された（qualified）」と表現されることが多い．以上の用語の使い方
は企業によって異なるため，正確な意味を確認するべきである．

3.2.4 安定性試験

　臨床試験用の製品が試験期間を通して安定していることを確認するためには，
データが必要である．これが新たな用途に使われる既存の製品である場合，こ
のようなデータはすでに存在するかもしれない．しかしながら，新規の製品の
場合，安定性試験を行わなければならない．一般に，安定性分析は分解産物を
検出できるように開発され，検証されている．強制的分解試験はストレスをか
けた保存条件，つまり超高温や高湿度に曝すことによって分解物生成の亢進を

---

13)　一連の作業で生産されるように予定されている（あるいは実際に生産される）処理
　を表す．原材料をこの区切りごとにまとめて処理すること．〔訳注〕

14)　Validation（or qualification of）assays. 検証（または品質）分析．分析が特異的で，
　再現性があり，正確であることを示す正式なプロセス．

試す．多くの場合，高速液体クロマトグラフィー（High Performance Liquid Chromatography; HPLC）分析が分解産物の検出のために用いられる．

　通常の場合，IND の下で，病院で使われる GMP 製品のロットについて，3 ヶ月間の安定性試験を申請することが適切である．GMP 治験薬を製造する前に実施された，研究段階の製品のいわゆる「補助的な」安定性試験もまた含まれる．GMP 治験薬の安定性試験は，臨床試験期間を通して続けなければならない．一般に，安定性試験[15]は ICH 安定性試験ガイドラインで記載されているように，3 ヶ月目，6 ヶ月目，9 ヶ月目，12 ヶ月目，18 ヶ月目，24 ヶ月目，そして 36 ヶ月目に実施される．品質管理はリアルタイムで安定性試験の結果を監視し，臨床仕様と合致しない製品は除去しなければならない．

Box 3.7 アカデミア研究者として驚いたこと

　私はある日の午後，KAI 社（KAI Pharmaceuticals Inc.）に入社した新規採用者のために確保した実験室の貴重な作業スペースに，数百本の薬物瓶が置かれているのを見つけて驚いた．安定性試験の最中であると聞いたとき，私は一層苛立った．私はスタンフォード大学の研究室で数ヶ月間冷蔵庫に保存していた化合物の高速液体クロマトグラフィー（HPLC）をすでに行っていた．なぜ私の貴重な実験スペースでそれを繰り返すのか!?　理由は，この試験に必要な実験の精密性と文書管理のレベルが，私の予想をはるかに超えていたということである．（DM-R）

3.2.5 医薬品製造受託機関（CMO）の選択

　CMO を選ぶ際には，2 つの非常に重要な事柄を考慮する必要がある：

1. 臨床試験製品を準備するための品質監視システムと GMP に沿った製造工程の有無
2. 必要な剤形を開発および製造した経験の有無

---

15)　時間の経過で安定性が決まる推奨保存温度よりも高い温度で行われることが多い．

120 ──── 第3章 臨床試験の準備

　これらの基本的なことを知らない関係者がプロジェクトに参加することは決して好ましくない．これは，技術的専門知識と規制遵守の両方に重点を置くためである．

　理想的には，適切な CMO を見分けやすくするために，この種の製造工程に精通している専門家の助言を求めることができるであろう．もしできなければ，GMP，臨床供与品，そして剤形（無菌，非経口，経口，クリーム剤）などのようなキーワードを用いて Google® で検索するとよい．また，適切な会社を見つけるまで様々なキーワードの組み合わせを試すことが望ましい．製造，品質コントロール（Quality Control; QC）試験，安定性試験または包装などの工程で必要なサービスを示した，委託会社へ送る提案依頼書（Request for Proposal; RFP）を準備するとよい．また，その中に，望む製品についての細目を確実に含め，例えば，純粋な API を求めているのか，それとも最終製剤[16]を依頼しているのかどうかを明記することが望ましい．API などの出発物質の調達や，（サンプリングと試験後の）発送に必要な製品量，そしてプロジェクトの時間枠などを含む仕様書を提出する．そこでは，各段階別に価格を示す見積書を要求するようにする．いったん会社が RFP を丁寧に読めば，電話会議が，次の段階として役立つ．見積書を比較した後に，詳細を確認するためにそれぞれの会社を訪ねる必要がある．CMO を訪問する際には，専門家を伴って行くことが望ましい．

3.2.6 IND 申請における化学・製造・品質管理（CMC）の役割

　IND の製品の CMC セクション（製造および試験化学・製造・品質管理に関する部分）には，これに関する詳細を記載しなければならない．申請書類のこのセクションには，製品仕様や各製品ロットを臨床で使用するための分析証明書，および安定性試験プロトコールも含まれるだろう．また，製品の製造，試験，保存，流通に関わる全ての施設のリストも求められる．時に，過去の出願にて FDA に「マスターファイル（Master File; MF)[17]」を登録した企業によって製造された製品を用いて，臨床試験を実施することもあるかもしれない．

16）　医薬品（Drug Product）の最終製剤を構成する，有効成分およびバインダーやカプセルなどの非有効成分を含む．

3.3 生物学的製剤の技術開発と製造――― 121

このような状況においては，CMC セクションは，「マスターファイル」の参照をもってかえることができる.

Box 3.8 要　　点

　製造や品質保証に関する規制上の要件はかなり細かいようだが，これらは患者および製薬企業の両者を保護するために存在する．製剤の一貫性は，安全性および有効性の両方を証明する，再現性のある治験に不可欠である．これらの標準化は，非常に重要な論点を浮き彫りにする．積極的な品質管理はよき科学であるだけでなく，被験者（患者）の安全性の保障をも助ける.

3.3　生物学的製剤の技術開発と製造

Mark Backer

　「高分子」と総称される生物学的製剤の開発は，合成化学で製造される薬剤とは重要な違いがある．臨床試験計画は，IND ガイダンスで概説されているように，低分子化合物の場合と同じ範疇で扱わなければならないが，その活性の質は，生物学的製剤の製造方法や製品の特徴ゆえに，低分子化合物とは実質的に異なっている．この節では，製造，検査および規制に焦点を当てながら，生物学的製剤開発の初期段階について概観する.

　近代の生物学的製剤の技術および規制の基盤は，生命を救うワクチンやウシ・インスリンのようなタンパク質補充療法の開発によって確立された．これらの製品は動物由来であることから，規制当局は，これらの製品の利益が，生物由来であるゆえのばらつきや汚染物質による危険性と比較考量される必要があると考えた．ワクチン生産にはまず卵，次いで無菌的な細胞培養が利用され，1970 年代後半に組換え DNA（rDNA）[18]技術，1980 年代にモノクローナル抗体技術が続いた．そして製品の均一性や安全性の管理が向上し，より多様性に富んだ生物学的製剤を製造できるようになった．それでもなお，これらの製品

---

17)　GMP 要件を確立する，事前に申請された IND に基づいて製造会社を認証する FDA の登録原簿.〔訳注〕

18)　人工的に操作され，生物には元来存在しない DNA 構成物.

122 ―――第3章 臨床試験の準備

が生物由来であり元来不均一であることから，低分子化合物とは異なる開発ア
プローチが必要となる．

　生物学的製剤の製造が始まった頃，その指導原理は「工程が製品」であった．
すなわち製品の特性を十分記述することができなかったので，工程を変更しな
いようにしていた．工程が製品の品質と安全性に及ぼす効果は，臨床試験を繰
り返さなければ簡単には評価できなかった．今では製造工程の枠組みが定まっ
ており，バイオシミラー医薬品[19]についても枠組みが整ってはいるが，薬剤特
性に関する徹底的な同等性解析が必要である．

　生物学的製剤には，様々な種類がある．極端な例として，小さなペプチドや
核酸の製剤は，実は非生物学的な合成によって製造することができる．他方の
極端な例である生ウイルスや細胞自体も市販製品として開発された．開発アプ
ローチは，それぞれの製剤に適応させる必要がある．導入部として，ここでは
最も一般的な組換えタンパク質製剤とモノクローナル抗体に焦点を当てる．

3.3.1 発 現 系

　組換え DNA（rDNA）技術を使った初めての生物学的製剤は，大腸菌で生
産された．例えばヒト・インスリンや成長ホルモンなどである．これらの医薬
品により，目的とするタンパク質をコードする遺伝子を発現させるためのプロ
モーターを含むプラスミドを利用して大腸菌の生物学的機能を変換し，目的と
するタンパク質を製造する方法が確立された．微生物の発現システムが広く用
いられているのは，強い翻訳機能と高密度培養のおかげで大量の組換えタンパ
ク質を生産することができるからである．もちろん，常に上手くいくとは限ら
ない．多くのジスルフィド結合，糖鎖修飾あるいは翻訳後修飾を受ける哺乳類
の高分子量タンパク質は，一般的には大腸菌や酵母では生産することができな
い．さらに，微生物システムではタンパク質の適切なフォールディング（折り
畳み）が問題であり，誤って折り畳まれた封入体と呼ばれる凝集物を回収した
後に，目的とするタンパク質を再フォールディングする必要があることが多い．
　さらに複雑なタンパク質や抗体を生産する場合は，哺乳類の細胞培養が用い

---

19)　すでに承認された生物学的治療薬の後発品.

られる．最初の抗体製剤はハイブリドーマ[20]細胞株を培養して生産された．これは継代可能なB細胞株（ミエローマ）を，目的とする抗体を生産する他のB細胞と融合することによって作成される．今日，ハイブリドーマは，抗体の重鎖および軽鎖遺伝子を異なる細胞株に導入し，生産に最適なプロモーターを利用することによって作成される．例えばマウスミエローマ細胞や，一般的にはCHO細胞（チャイニーズハムスター卵母細胞）が用いられる．HEK293（ヒト胎児腎臓）細胞も組換えタンパク質の生産に用いられ，また，他の細胞株はウイルスワクチンの生産に用いられる．候補となる一連の組換えクローン（それぞれが単一細胞に由来する）について生産性と品質が調べられ，さらに検討して抗体生産に用いるためのリサーチセルバンクを構築するために，選択されたクローンが増やされる．

3.3.2 臨床試験の準備

抗体やタンパク質製剤が動物モデルで検討されて開発を継続するための理論的根拠が得られれば，臨床試験の準備が開始される．FDAは，抗体を用いる企業に求める書類管理や試験について概説するガイドラインを公開しているので，ハイブリドーマを製造する前にそれを閲覧するのが賢明である．初期段階としては，リサーチバンクを使って，GMP条件下で均質に生産できるようにするためにマスターセルバンク（MCB）[21]を作る．ピボタル試験や市販用製品の製造のためには二重のバンクシステムが必要であり，ワーキングセルバンク（WCB）[22]も作る．後々生じうる製品の同等性の問題を回避するために，第I相試験の前にMCBとWCBの両方を作成する企業もある．しかしWCBの作成は，first in human試験のための時間と費用を節約するために後回しにされることが多い．製造工程がワクチン抗原生産や遺伝子ベクターとして使用するウイルスを含む場合，同じようなバンク方式を取る（MCBやWCBの他に，マスターウイルスシードとワーキングウイルスシードを準備する）．

---

20) 異なる種類の細胞を融合した雑種細胞のこと．狭義には，特にモノクローナル抗体を産生するB細胞とミエローマ（形質細胞の腫瘍細胞）を融合した，均一の抗体を産生し続ける増殖可能な細胞を指す．〔訳注〕

21) ここでは，生物学的製剤の製造のために選択されたクローン化ハイブリドーマ株の凍結細胞を指す．

124 ─────第 3 章　臨床試験の準備

3.3.3　上流工程と下流工程

　製造工程では，MCB 細胞株をシードストックから順々に大きな容器で増殖
させ，カスタマイズされた増殖培地を使ったバイオリアクター規模での無菌培
養（細胞株自体以外を滅菌）へと進んでいく．バイオリアクターは酸素量，
pH，培地撹拌などを厳格に管理する．そして細胞密度を高めるために濃縮栄
養物が添加される．哺乳類細胞の培養は，工業的にはバイオリアクター容量 2
万 L までの規模で実施されるが，第 I 相試験用の製造は小規模で行われる．
試験計画や用量にもよるが，普通は 100 〜 1,000 L である．一般に，流加培養
の細胞密度は 5 〜 10 × 10^6 細胞/mL であり，抗原力価はバイオリアクター容
量 1L 当たり 1 〜 2g である．大きな需要が期待できる製品では，ピボタル試
験の前に力価が 4 g/L 以上になるように，さらに最適化するのが普通である．
抗体と組換えタンパク質は生産細胞から分泌されるので，遠心分離機やフィル
ターで細胞を除去して産物を回収する．この段階の製造工程は「上流工程」と
呼ばれる．

　細胞を除去して回収したものをヒトに投与できる組成物にするためには，精
製および濃縮しなければならない．この「下流工程」では，抗体のアフィニテ
ィー精製（結合用にプロテイン A 樹脂を使用）と，不純物や異性体（凝集物，
分解タンパク質または二量体など）から目的タンパク質を分離するためのカラ
ムクロマトグラフィーを 2 回以上実施するのが一般的である．水と低分子化合
物のみが透過できるポリマー膜が濃縮とバッファー交換に用いられる．これら
の処理は，UF/DF（限外濾過および透析濾過）と呼ばれる．生成物は目的と
する臨床製剤にきわめて近く，原薬[23]と呼ばれる．これは医薬品有効成分
（API）に類似しているが，一般的には低分子化合物に対して用いられる用語

───────────────
22)　抗体やタンパク質製剤等を製造するためのおおもとの細胞は，十分に特性解析された，
　　単一あるいは均一の細胞である必要があり，通常は液体窒素下等の一定条件下で凍結保
　　存されている．マスターセルバンクは，この製造用細胞シードの種株を一定の培養条件
　　下で最低限継代培養・増殖させ，複数のバイアルに分注したものである．ワーキングセ
　　ルバンクは，マスターセルバンクの一部から得た細胞を（安定増殖が確認された）一定
　　の条件で培養し，得られた細胞を複数バイアルに分注して調整され，凍結保存される．
　　通常の製造・試験等にはワーキングセルバンクが活用され，マスターセルバンクは，ワ
　　ーキングセルバンクの作成を目的として使用される．〔訳注〕
23)　薬理学的な活性を有する生物学的物質．

である.

ウイルスがタンパク質生産細胞に存在していたり上流工程で混入したりする可能性があるので，このような危険性を減らすために下流工程では追加処理が行われる（pHを下げる，ウイルスを除去するフィルターを用いてナノ濾過法を実施するなど）．各工程で主なウイルスが効果的に除去されることを示すために，特定ウイルスに対する除去試験が実施される．このような試験は，通常は能力と経験を有する少数の企業に委託される.

3.3.4 医 薬 品[24]

大部分の生物学的製剤は滅菌され，非経口的に投与される（静脈注射）．なぜなら，タンパク質を経口投与すると通常は標的に到達する前に分解されるからである．必要に応じて原薬を希釈し，剤形を変え，滅菌フィルターを通し，無菌性を維持するための特別なクリーンルームでバイアルやプレフィルドシリンジに注入する．さらにラベルを貼り，臨床試験用に包装する．低分子化合物の薬剤と異なり，タンパク質は熱や放射線で滅菌することができない．したがって，充填工程を通じて滅菌性を維持することが患者の安全にとって重要である．もし充填メーカーがGMP製造と同程度の製造規模で同じ材料（バイアルや栓）を最近使っていなかったときは，充填の滅菌性を事前に確認するために培地充填試験（滅菌培地を用いた試行試験）[25]を行う必要がある．これを実施する時間と費用は，あらかじめ考慮しておく必要がある．生物学的製剤を凍結乾燥して投与時に再構成することがあるが（困難なこともある），ほとんどの場合，特に開発の初期段階では，液体を冷蔵または冷凍保存する（図3.3）.

3.3.5 試験とコンプライアンス

INDを成功させるためには徹底した安全性試験を行って，GMP規制に従うことが必要である．「化学・製造・品質管理（Chemistry, Manufacturing and Control; CMC）」という用語は，単にINDのCMCの部分を示すというより，製造・品質管理と共に，製品開発を支援する工程の開発や分析法の開発を示す

---

24) 薬理活性を有する分子に非活性な結合剤や賦形剤を添加した最終製剤.
25) 無菌性を示すために培地を用いて行う製造工程.

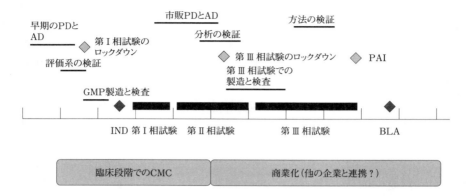

図 3.3 CMC の視点からの生物学的製剤の製造販売承認までの道筋．一般的には，候補物質の開発開始から BLA 提出まで約 9 年かかる．このガントチャートでは重要な開発段階を概説する．AD：評価系開発，PD：工程開発，IND：新薬臨床試験実施許可申請，GMP：医薬品及医薬部外品の製造管理及び品質管理規則，BLA：生物学的製剤承認申請，PAI：承認前査察

包括的用語となった（表 3.1, 3.2）．生物学的製剤の CMC に関する重要な点は以下の通りである．

- 文書管理が重要である．構築するのが研究用の細胞バンクであったとしても完全に記録しておく必要がある．例えば使用した材料（遺伝子，発現コンストラクト，細胞株，血清，動物由来の全ての材料）の由来，ロット番号，使用制限（もしあれば）などである．開発過程のいずれかの段階で血清を使わなくてはならないときは，ニュージーランドのような感染性海綿状脳症（Transmissible Spongiform Encephalopathy; TSE）のない国から入手するべきであり，購入記録やロット番号も記録する必要がある．
- 生物学的製剤の製造に使用する細胞株には由来の証明書と，それを自由に使用する権利（ATCC[26]からの研究ライセンスなど）が必要である．特殊なプロモーター，遺伝子断片あるいはヒト化手法などを臨床的に使用する際には，ライセンス料や製品に付随する思わぬロイヤルティの支払い義務

---

26) 米国の非営利のバイオリソースセンター．微生物，培養細胞等を収集・保存し，利用者に配布している．〔訳注〕

表 3.1　原薬の一般的な仕様書と特性評価試験：第Ⅰ相試験に用いるモノクローナル抗体

原薬のインプロセス検査（検出が最も容易な培養上清で実施）		
試験	カテゴリー	仕様
汚染微生物数（培養液）	純度	≤5 cfu/mL
プロテインA含量（ELISA）	純度	<20 ppm
CHO 細胞タンパク質含量 （ELISA キット）	純度	<50 ppm
CHO 細胞 DNA 含量（PCR）	純度	10 pg/mg
マイコプラズマ検出（培養液）	安全性	非検出
結核菌	安全性	非検出
In vitro 培養による一般ウイルス検出	安全性	非検出
In vivo 培養による一般ウイルス検出	安全性	陰性
PCR による特定のウイルス検出	安全性	陰性

原薬の仕様		
試験	カテゴリー	仕様
エンドトキシン（カブトガニ由来アメー バ細胞溶解物）	純度	≤0.5 EU/mL （目標値は患者への投与量による）
汚染微生物数（培養液）	純度	≤5 cfu/mL
タンパク質濃度（A_{280} 吸光度）	濃度	目標値 ± 5% mg/mL
細胞を用いたバイオアッセイ （可能な場合）	効力	標準品に比べて比活性が 70 〜 130%
抗体結合（ELISA）	同一性，効力	標的抗原に結合：効力が標準品の 70 〜 130%
カチオン交換クロマトグラフィー	同一性，純度	主ピーク面積とプロファイルが標準品に 類似
サイズ排除クロマトグラフィー（HPLC）	純度	>95%モノマー，報告された割合の凝集 物
SDS-PAGE（還元下）	純度	HC（抗体の重鎖）と LC（抗体の軽鎖） の総面積割合 >90%
等電点電気泳動	純度	主ピークが標準品のプロファイルと一致
pH	全般	25°C で目標値 ± 0.2
浸透圧	全般	目標値 ± 20% mOsm/kg

表 3.2　医薬品の一般的な仕様書と特性評価試験：第Ⅰ相試験に用いるモノクローナル抗体

医薬品の仕様		
試験	カテゴリー	仕様
無菌性	純度	21 CFR 610.12 を満たす
エンドトキシン（カブトガニ由来アメーバ細胞溶解物）	純度	≦0.5 EU/mL（目標値は患者への投与量による）
外観	純度	標準品と同等以上の透明性と色
粒子分析	純度	米国薬局方の要求を満たす
バイアル当たりの容量	濃度	容量が目標値 mL/ バイアルを下回らない
タンパク質濃度（A_{280} 吸光度）	濃度	目標値 ± 5% mg/mL
抗体結合（ELISA）	同一性, 効力	標的抗原に結合
細胞を用いたバイオアッセイ（可能な場合）	効力	標準品に比べて比活性が 70～130%
カチオン交換クロマトグラフィー	同一性	主ピーク面積とプロファイルが標準品に類似
サイズ排除クロマトグラフィー（HPLC）	純度	>95%モノマー, 報告された凝集物
SDS-PAGE（非還元下, 還元下）	純度	プロファイルが標準品に類似；HC と LC の総面積割合 >90%（還元下）
等電点電気泳動	純度	主ピークが標準品のプロファイルと一致
pH	全般	25°C で目標値 ± 0.3
浸透圧	全般	目標値 ± 20% mOsm/kg
医薬品のその他の特性評価試験		
方法	特徴	
質量分析法によるペプチドマップ	分解反応の評価（脱アミド化や分解など）	
N- 末端配列決定	予測配列と一致	
ウェスタンブロット法	SDS-PAGE のバンドが抗体由来であることを確認	
オリゴ糖マッピング	糖鎖修飾の構造と不均一性の評価	
単糖含量	糖鎖修飾の一貫性	

が発生することがある．しかし，これらの費用は，最高の技術的アプローチを可能にするための見返りとして受忍すべき負担だという考え方もある．
・細胞バンクと原薬のバッチについて，外来物質（ウイルスあるいは細菌など）の検査を徹底的に行う必要がある．また正しい配列のタンパク質が生産されていることや無関係の配列が存在しないことを確認するために，組

換え DNA の塩基配列を確認する必要がある.

・重要な非臨床試験に使用する医薬品の場合は，特に IND を目的とする毒性試験において，理想的には，臨床使用するものと同じ剤形，同じ投与経路，同じバッチ由来である必要がある．異なるバッチが使用される場合，臨床試験を実施しようとする者は，非臨床製剤と臨床製剤が同等であることをブリッジ試験で証明する必要がある．

・試験用の標準品を設定する必要があり，医薬品が同一性，純度，効果そして力価（力価は活性成分の量を示す）などの点で規制当局の要求を満たしていることを確認するために仕様書を作成する必要がある．

・仕様書では，必要のない特性についても付加的に評価を実施してもよい．例えば，医薬品ロットの糖鎖やアミノ酸配列の分析である．

・安定性試験は，医薬品の特徴が投与前に変わっていないことを立証するために必要とされる（Box 3.10「参考情報」で記載されている規制ガイドラインを参照のこと）．

・不純物として存在する宿主細胞由来のタンパク質と DNA を定量する必要がある．一般的な宿主細胞株については商業的に実施されているが，新しい細胞株の場合，定量が複雑で開発が高価となる可能性がある．

・ほとんどの評価は第 I 相試験のためであれば検証の必要はないが，重要な評価項目については，それが適切であり科学的な根拠があることを立証しなければならない．安全性に関する評価については，さらに精査される．

・原薬と医薬品が仕様書に記載された範囲内であることを確認するために，製造後に QA 部門が製造バッチ記録と試験結果を審査し，試験結果や GMP 準拠に矛盾がないか調査する．生物学的製剤の外来物質の検査には約 2 ヶ月を要し，原薬が製造されてから全てのバッチが医薬品として臨床使用できるようになるまでに 3 ～ 4 ヶ月かかるのが普通である．

3.3.6 要　　点

　以上の業務は費用がかかり，初めて開発する者は困難と感じるかもしれないが，新しい生物学的製剤が次々にこれらの段階を無事に通過している．新しい製品を支援するために経験豊富な CMO や検査機関が整っており，スタートア

130 ───第 3 章　臨床試験の準備

Box 3.9 アカデミア研究者として驚いたこと

　KAI 社の創立間もない頃の「細かすぎる作業は存在しない」と「全ての従業員は皆平等だ」の精神に従い，私は温度計を輸送箱から取り出し，重要とは思えなかった温度計の（取扱）証明書類を包装物と共に捨てた．後で結局，その保証書を探し出すために，医薬開発部の副社長と共に会社のゴミをあさって回る始末になった．なぜなら温度計は，各臨床試験施設で治験薬が正しい温度で保管されていることを確認するために送られるものであり，保証書は必ず保管しておく必要があったからである．（DM-R）

ップ企業が臨床にそれらを届けている．その恩恵は素晴らしく，生物学的製剤は医療あるいは多くの重篤な疾患の病状経過を変えてきた．2012 年には，医薬品売上高トップ 9 のうち 6 製品が生物学的製剤であり，世界での売上は約445 億ドルであった [1]．有望な新規技術の中には生物学的製造を前提としているものもある．例えば，抗体－薬剤結合物，治療用および腫瘍退縮用ワクチン，遺伝子治療，再生医療などである．これらの製品を開発する際には技術基盤と規制対応を確固たるものにして，世界中の患者にその恩恵を届けるための努力をする必要がある．

Box 3.10 参考情報

1. 医薬品規制調和国際会議（ICH）による品質基準（米国と国際規制要件の両方に関連する）：http://www.ich.org/products/guidelines/quality/article/quality-guidelines.html
2. モノクローナル抗体製品をヒトに使用する際に製造および検査で考慮すべき点：http://www.fda.gov/downloads/BiologicsBloodVaccines/GuidanceComplianceRegulatoryInformation/OtherRecommendationsforManufacturers/UCM153182.pdf
3. 生物学的製剤の製造に使用する細胞株の評価に際して考慮すべき点：http://www.fda.gov/downloads/BiologicsBloodVaccines/GuidanceComplianceRegulatoryInformation/OtherRecommendationsforManufacturers/UCM062745.pdf

4. 組換え DNA 技術で製造する新規医薬品および生物学的製剤の製造と検査において考慮すべき点：http://www.fda.gov/downloads/BiologicsBloodVaccines/GuidanceComplianceRegulatoryInformation/OtherRecommendationsforManufacturers/UCM062750.pdf
5. 生体外で活性化した単核白血球をヒトに投与するに際して採取，処理および検査において考慮すべき点：http://www.fda.gov/downloads/BiologicsBloodVaccines/GuidanceComplianceRegulatoryInformation/OtherRecommendationsforManufacturers/UCM062770.pdf
6. 組換え DNA 技術で製造する新規医薬品および生物学的製剤の製造と検査において考慮すべき点への補足：核酸の特性評価と遺伝的安定性
http://www.fda.gov/downloads/BiologicsBloodVaccines/GuidanceComplianceRegulatoryInformation/OtherRecommendationsforManufacturers/UCM062777.pdf

3.4 臨床試験のデザイン

Ted McCluskey

　新しい物質に関して，多数の動物モデルを用いた安全性，忍容性，および有効性の試験が無事に終了すると，FDA に対して IND を申請することができる．申請が受理されて初めて，人を対象とした臨床試験は開始することができる．できるだけ早く，人での試験を実施したいという衝動に駆られることもある．しかしながら，臨床試験のデザインにおいて考慮すべき重大な問題が存在する．この節では，それらの問題点に関して，臨床試験を行う際に直面する陥りがちな落とし穴について明らかにする．臨床試験は被験者の安全性に関わるために費用がかかることから，慎重に計画し，費用が高くつく（時間も資金も要する）臨床試験の修正や中止を避けることが重要である．

3.4.1 Pre-IND 会議

　FDA との事前会議である Pre-IND 会議は，登録に必要なあらゆる要件を検証し，安全性の考慮や効果測定のために計画したエンドポイントについて話し合うことができるという意味で，非常に有益なものとなる．プロジェクトのス

132 ─── 第 3 章　臨床試験の準備

ケジュールを考えるときには，FDA が返答するまでの十分な時間を割り当て
るようにする．FDA は非臨床での作業や臨床試験デザインについて概略を示
す Pre-IND 用の概要説明ファイルを，会議予定日の 30 日前までに提出するよ
う要求している．Pre-IND を計画しているときは，解決策が必要で重要な問題
点 4 ～ 5 件を特定し，それぞれに対して望ましい回答を提案し，FDA が同意
するか質問をすることが望ましい（例：スポンサーは，第 I 相試験では 3 回の
投与により安全な試験が実施できると考えているが，FDA 当局も同意するだ
ろうか？）．これにより，FDA からの迅速で明確な書面による回答を得て，う
まくいけば，スポンサーが抱えているだろう開発に関する疑問を解明すること
ができる．

3.4.2 第 0 相試験

　一般的に「第 0 相」試験と呼ばれているのは薬剤を用いない試験のことであ
り，目的とする適応症の被験者で試験を実施して，自然な疾患の進行を理解す
るために行われる．全ての試験で必要ではないが，これらの試験は，患者と疾
患の時間経過との間にある疾患の変動性を確立するのに大変有効である．例え
ば，乾癬の第 0 相試験では，被験者が再発時に通常は治療を求めるが，乾癬は
自然に時間を経ることでベースライン値に戻ることが示された．すなわち，エ
ンドポイント（評価項目）としてプラーク（小斑点）のサイズを用いると，短
期間の臨床試験では治療効果を過大評価してしまうかもしれない．疾患の変動
性および進行の特性を理解することにより，将来の臨床試験に必要な患者数を
上手く予測することができ，望ましい治療効果やこの効果を見出すために被験
者のモニタリング期間がどのくらいかを見出すことができるようになる．この
情報はすでに発表されている論文で入手できることもあるが，希少疾患[27]では
入手できる情報が限られていることが多い．第 0 相試験は，臨床試験で用いる
測定方法，測定機器などを試すよい機会であり，臨床試験施設が適切な使用お
よび報告両方において十分なトレーニングを受けているのかを検証することが

---

[27]　希少疾患に関しては，米国内の年間患者数が 20 万人以下の疾患や病状，または価格
　　制限のために R & D 費用の回収が見込めない治療法について，FDA よりオーファンド
　　ラッグ指定を受けることができる．〔訳注〕

Box 3.11 研究を進める上で推奨すること

　動物から人を対象とした試験に移行するときには，併用薬の使用に注意しなければならない．これらは，薬物相互作用を引き起こす可能性があり，治療効果が増幅したり減幅したりするだけではなく，選んだエンドポイントに直接的な影響を及ぼすことさえある．

できる．

3.4.3　代替エンドポイントおよび臨床エンドポイント

　安全性および有効性を観察するために選ばれたエンドポイント（評価項目）は，臨床試験の成功を決定づけるだけでなく，試験期間，費用，施設の選択などの点にも関わる．最初の試験では，代替エンドポイントを用いて（例えば，臨床反応を予測するバイオマーカーや画像検査の変化）有効性を評価することが多い．代替マーカーは，被験者集団における変動性を減らし，投薬後の反応性を早め，小規模で短期間な臨床試験において治療効果の判定を容易にする．いくつかの代替エンドポイント（例：血圧，コレステロール値，ウイルス量）は，FDAの医薬品登録に受け入れられるエンドポイントである一方，他の代替エンドポイントは，複雑な疾患のほんの一部の側面しか測定できないために，十分に有効性や安全性を評価できないと考えられている．

　FDAは医薬品の承認を考慮する際，被験者が経験し報告するものを臨床エンドポイントとして使用することを好む．臨床エンドポイントには，「確実」なもの（死または切断術など），専門家委員会によって判定されるもの（脳梗塞，がん，再発など），生体測定結果（6分間歩行距離，吸気量など），有効な疾患スコア（パーキンソン病統一スケールなど），うつ病や疼痛で用いられる患者への質問表などがある．臨床エンドポイントは疾患の様々な面の兆候であり，その患者母集団で著しい変動性を示すことがある．この変動性により，臨床的エンドポイントは，統計的信頼性の確保のため，参加被験者を多く必要とすることが一般的に多い．また，これらの違う治療群間の差を検証する測定のために，より長い時間を必要とすることが多い．

134———第 3 章　臨床試験の準備

3.4.4 生物統計家の重要性

　非臨床での動物試験と同様に，臨床でも生物統計家から，試験サイズ，投与量ルール，有効性効果，試験の検出力および成功率についてのアドバイスを得ることは重要である．集計したエンドポイントの自然変動と特定した信頼性に関して，検証したい変化量に関するデータを提供できるとした場合，生物統計家は，これらの結果を導くための「検出力」を持つ試験には，何人の被験者を参加させるべきかの計算ができるはずである．

Box 3.12　研究を進める上で推奨すること

　取り組む適応症に関して，以前実施された試験に基づき対照群の臨床的事象の発生率を予測する際には，保守的に検討を行うことが推奨される．これらは時間とともに変化し，臨床試験が終了する前に検出力不足となるかもしれない．例えば，急性心筋梗塞による死亡率や心不全発症率は，過去 10 年間で治療の進歩により，徐々に低下している．

　臨床試験では他の統計的影響が多く存在する．プラセボ効果とは，見せかけの治療から得られる効果，またはなんらかの改善のことをいう．プラセボ効果は，顕著で，期間が長く，医薬品の用量に依存的であることさえある．見かけの外科的治療もまた，プラセボ効果を生み出すことができる．ホーソン効果は，転帰を測定する行為自体がその値に影響を与えたときに起きる．例えば，人はベースラインで測定した歩行テストと比較されることを知っている場合，その後の 6 分間歩行では，さらに遠くへ歩こうとする．最後に，一部の疾患では平均値への回帰が示される．つまり，再発を含む自然な疾患進行が最終的にベースライン値の状態に戻ることを意味する．被験者は再発時に医療介入を受ける可能性がより多いことから，これを説明するのは重要である．つまり，平均値への回帰を小規模な試験では治療効果として誤解してしまうことがある．

3.4.5 試験デザインの傾向

　1993 年から 2004 年においては，第 I 相試験に入った化合物のうちわずか 5 分の 1 前後しか，米国 FDA に新医薬品として登録される申請書を提出するた

3.4 臨床試験のデザイン———— 135

Box 3.13 よくある避けるべき落とし穴

1. 安全性試験で，高用量での開始や早期の急激な増量を行うこと
2. 検出力の低い試験で有効性を導こうとすること
3. 有効性を示すためにデータの一部を遡及的に調査すること
4. 試験実施計画書の参加基準，記録保持，測定から逸脱する試験施設
5. 被験者保持率の低さおよびフォローアップ診察の見落とし

めの全ての臨床試験段階を無事に通過することができなかった [2]．これは，研究開発費用の損失額が膨大であることを意味する．新しい臨床試験戦略の登場により，有効性測定が改善され，そして「早期段階での失敗」，つまり安全性および有効性の観点から継続か非継続かの評価ポイントにすぐに達することができるようになった．

　適応的試験デザインを用いることで，試験進行中に試験データは定期的に非盲険化[28]され，安全性および有効性を測定するために評価される．これによって，組み入れ参加者数，治療群への割り付け，臨床試験の早期中止などを調整することができる．

　臨床試験において，プラセボは最も一般的な種類の対照群である一方，実対照薬を使用することが増えてきており，さらに今後も増えていくと考えられる（対照に関するさらなる議論については次の節を参照）．すでになんらかの承認後薬が市場販売されている適応症の場合，承認後薬と試験薬を直接比較することにより，治療効果を直接評価することができる．これは試験薬が古い（おそらく，ジェネリック）薬に比べて効果があることを確証させることができ，患者や医師に対して利益となる．医薬品メーカーは，以前は試験薬に効果があっても既存の承認薬よりはさほど効果がないかもしれないことを恐れて，実対照薬を用いた試験を控えてきた．最近の米国の規制では，「比較有効性」を目指しており，実対照薬の使用が増えていくと思われる．

　被験者の試験への組み入れ戦略は2種類ある．広い選択基準で被験者の組み

---

28) オープンラベル試験ともいわれる．実薬のみを用いた非盲険化試験のことを指す．
〔訳注〕

136——第 3 章　臨床試験の準備

入れを決める「ランパー」（lumper）と，狭い選択基準で被験者の組み入れを
定義した「スプリッター」（splitter）である．ランパーは承認後の薬剤の潜在
的な市場サイズの最大化や参加率の迅速化に焦点を当てたものである．一方，
スプリッターは目的の適応症内の変動性を懸念し，試験薬から最も利益を得ら
れる可能性がある患者の一部を選択したものである．両方の参加戦略には，利
点と不利点がある．すなわち，特定の適応症がどちらの戦略に向いているのか
を選択するということになる．

3.4.6 論　　点

　臨床研究へ移行する際には，いくつかの重要な「試験実施」の問題点に取り
組まなければならない．試験費用の見積もり，内部予算と人件費を計画し，最
初の試験からその後の追跡まで完了できるよう考慮する必要がある．各医療機
関での被験者組み入れ率を考慮して，臨床試験の完了までに要する期間を決定
することができる．保険や施設内倫理審査委員会（IRB）の費用，臨床試験責
任医師のトレーニング費用，監査費用も考慮する必要がある．IRB の承認は，
人を対象とする試験が実施可能となる前に，それぞれの施設で得る必要がある．

Box 3.14 要　　点

　臨床試験計画の実施を成功させるには，チームの努力と詳細な計画が必要であ
る．臨床試験の遂行は新薬開発では最も費用がかかるところであるため，その後
退により例えば，遅すぎる登録，薬剤の不足，医療機関への薬剤の到着の遅れ，
不適切な盲検など有効性よりも予算上の理由でプログラムが「沈没」してしまう
ことになる．

3.5　臨床試験の概要

Ted McCluskey

　IND の前に，臨床試験[29]のデザインを慎重に考慮することは，被験者にと

---

29)　本章において薬品の承認申請を目指すものは，主に治験を指す．〔訳注〕

ってリスクを最小限に抑え，自身の新しい治療法の安全性および有効性を決定する機会を最大限に高めるために大変重要である．新しい医薬品をヒトで試験するとき，最初の試験（第Ⅰ相）は，小規模で安全性および忍容性に焦点を当てるようデザインする必要がある．経験を積むにつれて，試験は規模・スコープともに進展し（第Ⅱ相），投与量と有効性に焦点を当てるようになる．ヒトでの薬剤投与量に関するさらなる情報と経験を踏まえて，目的とする適応症における統計学的に優位な安全性および有効性を示すために，より大きな検証的臨床試験がデザインされる（第Ⅲ相）．

3.5.1 第Ⅰ相試験

　第Ⅰ相試験では，新規分子化合物（New Molecular Entity; NME）[30]を用いて初めて人に試験を実施する（first in human 試験）ことが多い．このような場合，試験の最終目標は，非臨床の動物実験で認められた安全性プロファイルがヒトに対しても適応するかを検証することである．安全性および忍容性は，最初に考慮すべきことであり，小規模（10〜50人）に限られている．ヒトの代謝との薬物相互作用は，人での NME の薬物動態[31]および薬力学[32]を調べることにより，探索できる．経口投与量では，食物の影響についての試験も実施する必要がある．第Ⅰ相試験では，盲険化または無作為化せずに行うことが多い．責任医師は早期有効性の読み出し，例えばバイオマーカーや酵素活性化などを，治療の有効性と投与量との関連性を見るために開始することがある．

　新規医薬品が安全であり，忍容性があると合理的に期待されるものである場合，第Ⅰ相試験は一般的に，健康な（多くは男性）参加者に対して行われることが多い．第Ⅰ相試験は通常，特別な第Ⅰ相試験専用の設備（Phase Ⅰ ユニット）で実施される．そこでは有害事象の発現がないか，被験者を注意深く観察でき，時間通りに血液検体（または他の測定値）を採取できる．また，化学療法や心筋梗塞のような急性疾患の患者を治療するためにデザインされた薬剤の

30）　FDA の医薬品評価研究センター（CDER）に提出する新規分子化合物．
31）　生体が薬物に対してどのような影響を与えるか測定すること（吸収，分布，代謝，排出）．
32）　薬物が生体に対してどのような影響を与えるか測定すること（受容体の解離速度，IC50 など）．

138───第3章　臨床試験の準備

場合，新薬に重大な毒性があると予想される際は，その疾患を有する被験者に対して臨床試験を実施することがある．このような試験は時に「第I／II相」試験と呼ばれる．

第I相試験では，通常，非臨床試験の動物実験から計算した相対成長率[33]に基づいて，人に効果がないと予測される量で開始する（FDAは動物投与で毒性が見られなかった最大投与量に基づき，開始用量を選択することについて，ガイダンス書類を提供している[3]）．ここでは，生理学的な影響が発生するまで，投与量を増量する．単回投与用量漸増（Single Ascending Dose; SAD）試験では，被験者に単一の量を与え，データ／サンプルは5半減期を越えて集計される．反復投与用量漸増（Multiple Ascending Dose; MAD）試験では，被験者に反復量（6時間ごとに1錠など）を与え，投与量の上昇に伴う薬物動態を観察する．また，SADおよびMADともに，忍容性の欠如（または，完全な治療効果）が発生するまで，高用量で投与する．幅広く用いられている用量漸増方法の詳細な説明に関しては，RubinsteinとSimon[4]による説明を参考にするとよい．

第I相試験で実施するSAD試験およびMAD試験による最初の安全性情報の読み出し後に，追加の第I相試験が実施される．例えば，薬物相互作用（他の薬物がこの適応症で投与されることが多い場合），CYP[34]阻害作用（代謝が薬物消失に重要である場合），食事相互作用（経口投与の場合）について確認する．以上の臨床試験は，試験薬の薬物動態を変える因子，一部の患者に対して安全性プロファイルを変える可能性がある因子を探すものである．ここで得た知識によって，臨床試験デザインを変化させたり，より大規模な第II相，第III相有効性試験から特定の被験者を除いたりする可能性がある．

第I相試験の最後には，調査で安全な投与量および最大耐量（Maximum Tolerated Dose; MTD）を設定しなければならない．また，薬物動態（吸収，分布，代謝，排出）について十分情報を得て，容認できる薬の投与経路を設定する必要がある．毒性を限定する投与量を同定する必要があり，早期に評価

---

33)　動物への投与量をヒトへの投与量に転換する際に使用する体表面積計算に基づく測定．

34)　シトクロムP450．多くの薬の代謝において重要な酵素．

しやすい代替マーカーを使用した場合，期待される治療効果や望ましい効果の兆候がいくつか認められる可能性がある．

3.5.2 第Ⅱ相試験

第Ⅱ相試験の目標は，第Ⅲ相検証的試験で用いられる条件（最終用量，投与経路，投与計画[35]）およびエンドポント（主要[36]・副次[37]・代替[38]評価項目）を設定し，同時に薬の安全性プロファイルを作ることである．

第Ⅰ相試験で，ある程度の安全性および忍容性を設定していることから，通常第Ⅱ相試験は，より大きな規模（50〜250人）で行われる．第Ⅱ相試験では，目的とする適応症がある被験者に対して，用量範囲および投与計画について試験を行う．一般的な用量範囲では，極めて低い用量で開始し，第Ⅰ相試験で観察された安全範囲によって決まる用量間の境界を参考に，低用量，中用量，高用量へと進める．代替エンドポイント（バイオマーカーの減少や血管造影検査像のような臨床測定または検査値）は，投与量の違いによる治療効果を測定するために用いられる．MTD決定のために投与量と投与計画の試験を実施する第Ⅱa試験と，最小有効量を見出すために有効性測定に焦点を当てた第Ⅱb試験との間に，しばしばさらに区別されることがある．

第Ⅱ相試験は，無作為化試験，比較対照試験，盲検試験として実施することが多い．試験責任医師が用いる対照群は何種類かある．そして最も一般的なのがプラセボ対照群であり，偽薬で薬理活性を持たなく，本物と同じような見かけ，匂い，味，投与方法で実際の薬剤と同じように投与する．他のデザインの場合では，外科的介入と投薬を比較するときに用いられる無作為化盲検，すなわち，実対照薬（目的とする適応症で承認済みである他の薬など），今までの患者の病歴データ[39]，標準化治療への追加などがある．薬のリポジショニングを目指す場合，試験責任医師は実薬のみを用いて治療する単群盲検試験を行う

---

35) 投薬計画とは，投与量，投与間隔，投与条件の計画．
36) 臨床試験の成功を評価するもので，検出力が計算されたもの．
37) 安全性や有効性評価のために臨床試験中に測定された項目で，統計学的に検出力がなくてもよい．
38) バイオマーカー，検査結果，画像検査による疾患の活動性の評価および臨床転帰（心エコーによる駆出率，腫瘍サイズ）など．〔訳注〕

140 ──── 第 3 章　臨床試験の準備

Box 3.15　アカデミア研究者として驚いたこと

　われわれは，第Ⅱa相試験を行う場所として採用した臨床施設を訪問することで，なぜ被験者の組み込み率において，実際の予定していた割合（1名／2ヶ月）と，われわれの実際の臨床試験（10名／月）との間に大きな差があるのかの理由をはっきりと知った．臨床試験コーディネーター部門に，同様の患者母集団を対象にした他企業からの臨床試験3件に関する資料が置いてあったのだ．同様の適応症に関して，自分たちの臨床試験の組み入れ基準に適合する患者が，その施設にどのくらいいるか聞くだけではなく，実際に同じ適応症で継続している他の臨床試験について尋ねる大切さを私は学んだ．（DM-R）

ことがある．

　複数の治療群が存在するとき（対照群と1つないしはそれ以上の実薬投与量・投与計画），試験は並行群[40]またはクロスオーバーデザイン群[41]のデザインで行われることがある．並行試験では，被験者はその試験の全過程で，同様の治療（実薬または対照）を受ける．よく使用されるクロスオーバー試験では，「ウォッシュイン」期間があり，被験者は治療されずにある一定期間観察され，その後無作為化により，対照群もしくは実薬群に割り付ける．特定の治療期間が終わると，その薬剤が長時間作用型であれば，さらに治療をしない期間である選択的な「ウォッシュアウト」期間を経て，被験者を実薬群から対照群もし

---

39)　ヒストリカルデータともいう．過去の文献や経験を参考にして薬剤を使わないときのデータを推測し，それをコントロール群とする．〔訳注〕

40)　並行群間比較試験．被験者を複数の異なる治療群（試験薬とプラセボ）にランダム化し，被検薬群（処置を受ける群）と対照薬群（プラセボまたは実薬，処置を受けない群）に無作為に割り付け，通常は試験期間全体にわたって割り付けられた治療を行っていく研究で，各群とも同時並行で指定された期間投与し，結果を比較評価して，薬剤および治療法の効果を検討する方法である．〔訳注〕

41)　クロスオーバー試験．「交差試験」とも呼ばれる．A群とB群を設定し，第1クールではA群に試験薬，B群に対象薬を投与する．次の第2クールではA群に対象薬，B群に試験薬を投与する．このように順次入れ替えていく試験デザイン．比較的症状の安定している慢性の疾患で，傾向変動が見られず，薬剤の効果が速やかに現れ，かつ治療中止後に患者が基準の状態にすぐに戻り，薬剤の治療効果が可逆的な場合に適する．必要な症例数が少なくなる利点がある．〔訳注〕

くはその逆パターンで割り付ける．この試験デザインは，各被験者が自分たちの対照として貢献することから，統計学的に非常に頑強なものである．

　盲険化は，臨床試験のデザインにおいて大変重要な役割を占める．つまり，臨床試験責任医師の利害関係をデータ解析への影響から防ぐためだけではなく，被験者が経験するプラセボ効果を適正に測定するためにも必要である．第Ⅱ相試験は，単盲険（被験者が実薬か対照薬のどちらを投与されるか知らない場合），二重盲険（被験者とスタッフ両方が知らない場合），三重盲険（被験者，スタッフ，スポンサー，中心検査機関が知らない場合）にもなりうる．中心検査機関の盲険化では，代替エンドポイントの測定・評価を行うことにより臨床試験での結果についての独自性をさらに検証することができる．三重盲険試験では，独立データ安全性モニタリング委員会（Data and Safety Monitoring Board; DSMB）を置き，試験で発生する有害事象の対処方法を独立して責任医師に直接指示できるよう，盲険化のまま実施する．

　第Ⅱ相試験のサンプルサイズは，標的の代替マーカーに統計学的に意味のある変化が観察できるようにするため，試験が適当な「検出力」になるのに必要な被験者数により決定するべきである．単純な計算機はオンライン上で手に入れることができる（http://www.epibiostat.ucsf.edu/biostat/sampsize.html）が，最終の試験サイズを決定するには，経験豊富な臨床試験の生物統計家に相談することを強く薦める．生物統計家は，臨床医に「検出したい臨床試験のエンドポイントで一番小さな変化は？」と尋ねるだろう．そして，この情報と公表された患者母集団の代替エンドポイントの値から，生物統計家はこの治療の代替における望ましい変化を検出できるようにするために，治療に必要な被験者数を提供することができるはずである．

　第Ⅱ相試験のエンドポイントは，安全性を観察し，忍容性の欠如を検出し，臨床的エンドポイントおよび代替エンドポイントを用いた有効性評価のデータを示すために選択される．臨床的エンドポイントは，被験者が感じたり医師に報告したりしたことであり，FDAはこれらを測定することで登録した試験の治療効果を示すことを薦めている（一部例外あり）．しかしながら，代替エンドポイントでは，変動性が少なく，治療効果の反応が早い．例えば，生存率の上昇を示すために全被験者を死亡時まで追跡するほうが，心臓発作後の超音波

142 ─── 第 3 章　臨床試験の準備

検査を測るよりも時間が長くかかる．第Ⅱ相試験では，代替エンドポイントが主要評価項目（そして，臨床試験ではこのエンドポイントで検出する）として選択され，第Ⅲ相の臨床的エンドポイントは測定されるが，副次評価項目として登録される（第Ⅱ相試験が小規模であり，「低検出力」となる可能性が高いため）．

Box 3.16 推　　奨

　間違った臨床的エンドポイントまたは代替エンドポイントを評価項目として選択すると，真の治療効果が不明瞭になり，臨床試験を実施する時間や費用が増加する．FDA ガイダンスや自分たちの適応症（もしくは関連疾患）に関する過去の臨床試験を閲覧し，どのような指標が使われたのか確認すること．

　第Ⅲ相試験の臨床転帰を評価する技術は明確に設定され，第Ⅱ相試験中に各試験施設で繰り返し練習されることは重要である．そうすれば，第Ⅲ相試験になって計画書の修正などにより中断されることがない．第Ⅱ相試験が成功すれば，第Ⅲ相プログラム中に発生する可能性がある臨床業務や，試験の実施での「予期しない驚き」を最小限に抑えることが可能になる．第Ⅱ相プログラムは，ほとんどのプログラムが行き詰まる箇所である．第Ⅰ相から第Ⅲ相への移行に成功したプロジェクトの割合は近年，28%（2006 ～ 2007 年）から18%（2008 ～ 2009 年）に下落している [5]．

3.5.3 第Ⅲ相試験

　新しい治療物質は，第Ⅰ相試験と第Ⅱ相試験の成功後に妥当な安全性水準が確保され，代替エンドポイントに基づいてある程度の有効性を示すはずである．しかしながら，さらに統計学的信頼性を持つ臨床的エンドポイントとして有効性を示すには，この臨床試験では検出力が低い可能性があることが多い．したがって，新薬登録を行う前に，FDA は 2 種類の第Ⅲ相試験で，統計学的信頼性（$p<0.05$）の臨床的エンドポイントを用いて，十分な安全性および有効性を示すよう求めている．重篤な疾患では，時に，FDA との会議の後，さらに低い p 値における単一の第Ⅲ相試験の後で認められることもある．なぜなら，こ

のようなかなり大規模な被験者群で試験が行われたときのみ，予想外の安全性問題が発見されたり，真の臨床効果が証明されたりするからである．

参考文献

[1] Compiled from web: http://www.fiercepharma.com/special-report/15-best-selling-drugs-2012
[2] DiMasi JA, Feldman L, Seckler A, Wilson A（2010）Pharmaceutical innovation in the 21st century: new drug approvals in the first decade, 2000-2009. Clin Pharmacol Ther 87: 272-277
[3] FDA guidance: estimating the maximum safe starting dose in initial clinical trials for therapeutics in adult health volunteers（http://www.fda.gov/downloads/Drugs/Guidances/UCM078932.pdf）
[4] Rubinstein LV, Simon RM, Phase I Clinical Trail Design, National Cancer Institute（http://linus.nci.nih.gov/techreport/phaseIctd.pdf）
[5] Arrowsmith J（2011）Trial watch: phase II failures: 2008-2010. Nat Rev Drug Discov 10: 328-329

第4章

技術移転

Daria Mochly-Rosen and Kevin Grimes

　ほとんどの学術機関は，研究者や臨床医に対してあらゆる知的財産権の譲渡を求めている．そして，大学の技術移転室（Technology Transfer Office; TTO）[1]が，新しい発明を生み出すための特許申請やライセンス付与のための情報センターとなっている．ここでのプロセスにはいくつかの重要な注意点があるものの，通常は非常に簡単に進む．

　まず最も重要なのは，大学のTTOが発明の特許性（その発明で特許をとれるか否か）を評価できるように，研究者や臨床医がTTOに対して発見の内容を開示し，知的財産権を保護することである．（論文，アブストラクト，学会での公の発表などで）公に開示される前に特許申請がなされなければ，その発見はもはや世界中で特許性を失ってしまう．また，特許の保護がなければ，企業が新薬を開発するのに要する莫大な費用を回収することは不可能となる．

　さらに，営利目的で活動する産業界と関係する（コンサルティングの実施，企業のストックオプションや株式の保有）ことで，研究や指導，大学の運営責任といったアカデミアとしての使命の遂行が妨げられないようにしなければならない．利益相反（Conflicts of Interest; COI）を管理することは，アカデミアにおいて独立し，公平な環境を維持するのに不可欠であり，ほとんどの機関はCOI管理に関する明確な方針を出している．

　第4章では，知的財産権，TTOとの連携，COIの回避について概要を説明する．

---

1)　大学が所有する知的財産の管理を担当する部門．第1章で述べたスタンフォード大学OTL（Office of Technology Licensing）や，各大学のTLO（Technology Licensing Organization）と同様の機能である．〔訳注〕

146 ───第 4 章　技術移転

4.1　知的財産権

July Mohr

　特許は，創薬ビジネスにおいて不可欠な要素である．医薬品販売のために規制当局から製造販売承認を得るまでには，高額な開発費用を要する．そのため，医薬品開発に向けて企業パートナーや投資家を募る際には，その製品が 1 つ以上の特許で保護されており，かつ製品が販売された後に開発費用を回収するために十分な特許期間（その間はその市場を独占することができる）が残存していることが求められる．さらに，ジェネリック医薬品業界は高度化しており，ブランド製品（先発品）と同一の組成か，生物学的同等製品（ブランド製品をカバーする特許請求の範囲を回避するために，組成が十分に異なったもの）が素早く生産されてしまう．そのため，先発医薬品開発企業は，医薬品を新規化合物（New Molecular Entity; NME）[2]や，最近承認された新しいデリバリー・ビークルまたはデリバリー・プラットフォーム[3]，あるいはすでに承認された化合物を用いた新たな治療方法を開発しているかどうかにかかわらず，彼らのビジネスの目的に合うように競争特許戦略を定義し，かつその医薬品について必然的に生じるジェネリック競争についても心にとめなければならない．この章では，あらゆる特許ポートフォリオを構築する上で重要となる 3 つの側面に触れる．すなわち，特許申請前に発明を公に開示することの影響，発明の特許性を評価するための特許検索，そしてフリーダム・トゥ・オペレート（Freedom To Operate; FTO）[4]調査である．

4.1.1　情報公開と特許申請

　発明が特許性を持つためには，特許法で定められているように，「新規性」・

---

2)　FDA 医薬品評価センター（Center for Drug Evaluation and Research; CDER）に提出された新薬.

3)　近年，薬剤として使用される物質（核酸等を含む）を生体内で分解されることなく目的組織まで送達するため，様々なビークルを用いたドラッグデリバリーシステム（DDS）の開発が盛んに行われている．〔訳注〕

4)　侵害予防．今後市場に投入する製品・サービスが，第三者の知的財産権を侵害しないか否かを確認するための調査.

「進歩性」がなければならない. 「新規性」に関する要件とは, 発明に関してある種の情報公開を行った場合には, 特許を取得できなくなることを意味する. 米国での新規性判断において重要なこととして, 下記に該当する場合には, もはや特許を受けられなくなることが挙げられる.

・発明が, 特許申請の 1 年以上前に出版刊行物に記載された場合
・発明が, 特許申請の 1 年以上前に公に使用, あるいは公に売りに出された場合

これらの規則から学べることは, 米国では最初の情報公開あるいは売りに出してから 1 年以内に特許申請を行わねばならないということである (図 4.1). この「1 年間」というのは厳しいもので, 発明者がこの猶予期間内に新しい発明について特許の保護を申請しない場合は, 米国内における発明に対する特許保護の権利を全て失うことになる. 場合によっては, 秘密保持の義務なしに友人や同僚に簡単に説明してしまい, そこから 1 年間のカウントダウンが始まってしまうこともありうるのだ.

他のほとんどの国では, 情報公開と特許出願の間にいかなる猶予期間も与えていない[5]. したがってほとんどの場合, 特に世界的に市場ポテンシャルが期待される医薬品の場合には, 発明に関していかなる情報公開であっても, それ

---

5) 日本国内に関しては, 新規性の喪失の例外として, 特許法第 30 条に救済制度が定められている. 米国よりも猶予期間は短いが, 新規性を喪失した日から 6 ヶ月以内に出願し (発明の新規性喪失の例外規定の適用を受けようとする旨を記載した書面も提出するか, その旨を願書に記載), かつ出願日から 30 日以内に, 発明の新規性喪失の例外規定の適用の要件を満たすことを証明する書類を特許庁長官に提出することで, 例外規定の適用を受けることができる.

米国では仮出願制度があり, 後に通常の出願を行うことを前提に, 仮の出願を行うことができる. これは国内優先権制度として, 1995 年 6 月 8 日より導入された. 出願日確保のための出願であるため特許請求の範囲 (クレーム) および宣誓書または宣言書は要求されないが, 仮出願から 12 ヶ月以内に本出願あるいは本出願への出願変更を行う必要がある (図 4.1 参照).

出所: アメリカ合衆国 特許審査便覧 (MPEP) 第 600 章 出願書類の要素, 形式及び内容 第 9 版, 2014 年 3 月 (特許庁 https://www.jpo.go.jp/shiryou/s_sonota/fips/pdf/us/shinsa_binran600.pdf) 〔訳注〕

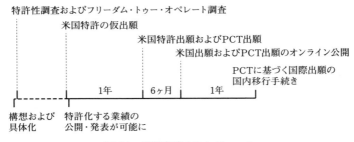

図 4.1 特許申請のスケジュール

を行う前に特許申請を行うことが望ましい．公開には，発明を記載した論文の刊行や，会議や講演での仕事内容の発表も含まれている．

4.1.2 特許検索と特許性評価

全ての新製品のための特許戦略を決定する第一のステップは，「地勢」，すなわち製品に関連した文献について知っておくことである．このステップは，発明に新規性および進歩性があるか（特許性を持つための 2 つの必須条件を兼ね備えるか否か）を決定するために重要である．先行技術文献調査には，科学論文と特許文献の両方を含める必要がある．調査を始める前に，新製品（ここでは医薬品）の組成一覧を作成し，また製品がどのように使用されるかについて，製品表示（FDA 承認を得る疾患や病態，および投与法）の案も作成するべきである．この情報は，全ての書類原稿や規制当局への提出文書（新薬治験許可実施申請（Investigational New Drug application; IND）[6]など）と同一ではないにしろ，厳密に整合性をとる必要がある．製品の組成および対象となる適応処方を知ることで，調査のためのいくつかのキーワードを特定し，製品に関連した先行技術文献を確実に理解するために必要な特許文献（登録特許および公開された特許出願）および科学論文の，初期的な調査を実施することができる．

特許または特許検索にある程度慣れていない限り，科学論文から検索を始める方が簡単かもしれない．上記のアプローチを用いて特定された検索語は，PubMed や Google® Scholar などのオンラインデータベースで検索することが

---

[6] 提示された適応症，投与計画，患者集団では承認されたことのない医薬品を用いて，ヒトを対象とした研究を開始する前に FDA に提出する文書．

4.1 知的財産権―――149

Box 4.1 アカデミア研究者として驚いたこと

　発明が確実に患者の利益にならなくてもよいのであれば，特許申請を行う前に，あなたの考えやデータを公開しよう．新しい薬剤や生物製剤の開発に要する莫大な費用を回収するためには，独占的権利，できれば全世界での知的財産権が不可欠である．知財の保護なしには，誰もその発明による新たな薬剤を開発しないのである．（DM-R）

できる．科学論文の検索で得られた，検索語と最も関連性の高い論文の著者や機関（アカデミアまたは営利機関）は，特許データベースの検索のための検索語リストに追加すべきである．

　登録特許および公開特許公報の検索は，いくつかのデータベースを組み合わせることにより，最も上手く行うことができる．特許には管轄があるため，（自身の技術の）特許性に関わる可能性がある公開特許公報を確認するには，米国だけでなく国際データベースでも検索する必要がある．下記の3つのデータベースを用いることで，かなり徹底的な検索を行うことができる．

1. 米国特許商標局（US Patent and Trademark Office; USPTO）：
   http://www.uspto.gov
   　米国特許商標局のウェブサイトには，1976年から現在にかけて取得された米国特許の全文のデータベース，および公開された全ての米国特許出願のデータベースが含まれている．調査の際には両方のデータベースを検索する必要があり，それらの検索インターフェースは両方とも，迅速かつ高度な検索オプションを有している．検索結果は関連する文書にハイパーリンクされており，それらを簡単に確認できるようになっている．下記のウェブサイトなどでも，登録特許および公開出願をおなじみの2段組みのフォーマットでダウンロードできる．
   http:// www.patentfetcher.com
   http://www.pat2pdf.com

150 ──── 第4章　技術移転

2. 欧州特許庁（European Patent Office; EPO）:

Espacenet: http://worldwide.espacenet.com

　　Espacenet は，欧州の特許および特許出願の検索に加え，"advanced search" タブの使用が可能で，タイトル，発明者，出願者（企業名）などにより検索することができる．このデータベースは INPADOC（international patent documents）ツールを有し，全てのカウンターパートの特許および出願，関連する特許あるいは出願の「対応特許数」を確認することができる．例えば，検索により関心のある米国特許を特定した場合，"advanced search" ページにある "publication number" の検索フィールドに米国特許番号を入力し，クリックして "View INPADOC patent family" のリンクを探し，クリックすれば，その米国特許が米国外で出願されているかどうか確認できる．

3. 世界知的所有権機関（World Intellectual Property Organization; WIPO）:

PatentScope: http://www.wipo.int/patentscope/search/en/search.jsf

　　PatentScope は WIPO により維持されており，特許協力条約（Patent Cooperation Treaty; PCT）による国際特許出願の検索を行うことができる．100万件以上の国際特許出願に関し，簡易検索（simple search）と構造検索（advanced search）の両方の検索オプションを使用することができる．データベースの検索結果により，発明の全部または一部が記載された文書を特定できる．

4.1.3 特許検索とフリーダム・トゥ・オペレート評価

　　フリーダム・トゥ・オペレート（FTO）とは，製品のテストや商品化といった特定の行為が，第三者に付与された有効な特許権に抵触することなく実施可能か否かを調査することである．特許権には管轄区域があるので，製品が製造または販売される各国について FTO 分析を行う必要がある．

　　先に示した特許検索サイトである USPTO や Espacenet は，どちらも抵触する可能性のある第三者の特許を検索する際に有用である．特許性の評価とFTO 評価の主な違いは，前者は特許文書全体を考慮しなければならないのに

対し，後者は付与された特許請求の範囲だけに焦点を当てる必要があることである．

　検索により，抵触する可能性のある第三者の特許の請求範囲が特定された場合においては，それが実際に製品化への障壁となるか否かを確かめるために，さらなる調査が必要となる．例えば，特許請求の範囲は，特許明細や法律用語の入門書の中の単語の定義次第で，変わるかもしれない．もしくは，特許出願が検討されている間，特許権者によって特許請求の範囲の用語の意味が狭められるかもしれない．また，特許を維持するには費用が必要であるが，特許権者が費用を都度支払っていない場合，特許にもはや法的効力はないかもしれない．弁理士のアドバイスは，一般的に，特許請求の法的範囲について助言するために必要とされている．

4.2 大学の技術移転室（TTO）との連携　　　　　　　Katherine Ku

　アカデミアの教員は世界で最も独創的な人たちであるため，大学側は彼らの発明を市場に出すための仕組みを確立している．

4.2.1 TTO とは？
　大学の技術ライセンシングは，しばしば「技術移転」と呼ばれ，ライセンス契約[7]を通じて大学が知的財産を外部組織に移転させる正式な仕組みである．米国のほとんどの大学（かつ，米国外の多くの大学）は，大学のリソースを用いて行った発明に関しては，知的財産権を大学に帰属させることを求める特許政策をとっている．これらの大学は，大学発の技術を社会で実用化するために産業界へ移転するのを推進している，つまりトランスレーショナルリサーチに沿うことを使命とする TTO を有する．また大学は，多くの場合，ロイヤルティ収入[8]のいくばくかが発明者に配分されるようなポリシーを有している．

---

7)　ライセンスとは，知的財産を使用するために他者に権利を与える法的契約のこと．
8)　ライセンス付与された技術により得られた収益に対する支払いのこと．

4.2.2 知的財産のライセンシング

　発明が研究室から市場に出るまでの道筋は，簡単には進まない．一度発明に関する開示情報が TTO に提出されると，発明技術の潜在的な用途について知るために，ライセンシングの専門家が発明者に対して発明のレビューを行う．TTO は，技術リスクおよび市場リスクを考慮して発明を評価し，発明を特許化するか否かを決定し，発明に興味を持つと思われる企業に対して積極的にその発明を売り込み，またライセンス契約の交渉を行う前にその企業における最高の製品を探し求めるなど，ライセンシング戦略を立てる．目標は，最高の企業，あるいは技術を開発し，商品化する企業を見つけることである．

　ライセンシングと製品化が，設定したスケジュール通りに進むことはない．なぜなら，ほとんどの大学発の発明はかなり初期段階（アーリーステージ）であり，製品が商用に開発されるまで数年を要するかもしれないからである．事実，多くの発明はささやかなロイヤルティを生み出すものの，本当に莫大なロイヤルティを生み出すことは稀である．全ての大学発の発明のうち，約3分の2についてはライセンスされることはない．ライセンシー[9]の見つけやすさは，技術の開発段階，市場，競合技術，そして市場に新しいコンセプトをもたらすのに必要なリソースに依存するであろう．

Box 4.2 アカデミア研究者として驚いたこと

　TTO は知識の共有というアカデミアの使命に敏感であるため，特許の申請のために，論文や要約の提出，講演が遅らされることはめったにない．TTO に開示文書を提出することは，予定している講演や執筆中の原稿の下書きを添付するのと同じくらい簡単である．（DM-R）

　非独占的なライセンスでは，いくつかの企業に対して，その技術に基づき製品を開発する権利を付与することができる．非独占的ライセンスは，トランスジェニックマウス，生体材料，スクリーニングアッセイ，組換え分子の作製法，研究ツールのライセンスに用いられることが多い．一方，製品の市場投入まで

---

9)　特許の実施権者で，技術へのアクセスのために対価を支払う第三者.

に莫大なリソースの投資が必要な技術の場合は，大半の医薬品や機器の発明の場合と同様に，一企業に対して独占的ライセンスを付与するのが適切であると思われる．ライセンシーは既存企業あるいは新事業のスタートアップかもしれない．ライセンスは通常，ライセンシーが特定の性能要件（努力要件としても知られる）を満たし，大学に対して金銭を支払うことを求める条項を含んでいる．これらの金銭の支払いは，アップフロントフィー，契約金（頭金と類似），ライセンスを維持するための年間使用料，特定の開発目標を達成した際のマイルストン，および製品販売により発生した収益に対する一定割合に基づくロイヤルティ収入を含むことが多い．ライセンシーがスタートアップ企業である場合，大学はしばしばライセンス契約の一部として，同社の株式を受け取る．時には，研究限定ライセンス，また診断製品，治療製品などのライセンスに使用分野の制限がある場合もある．

　最初のステップとして，企業はTTOにオプション契約[10]を要求することができる．これにより，企業は大学と正式なライセンス契約を締結する前に技術を評価することができる．一般的には，この契約は，ささやかなオプション料と引き換えに，6〜12ヶ月継続する．

　ライセンス契約の典型的な成功ケースでは，契約が20年間以上もの長期にわたり継続する．市場は予測不能かつ技術の状況も変化するので，元の契約は再交渉されることが多い．

4.2.3 特許費用と特許取得に要する時間

　多くの発明者は「特許の保護」に焦点を当てており，特許の取得にしばしば4〜5年を要することや，1件当たりの特許出願と審査手続きが，4〜5万ドル以上と高額であることに気づいていない．その費用のため，特定の発明について特許出願を提出するか否かを選択する際に，TTOは非常に賢明になる必要がある．時にTTOは，出願を決める前に，特許性分析，すなわちその発明とそれに関連する過去に付与された特許および出版物を比較するために，先行技術調査を行う．公での発明内容の開示は特許性を喪失させるため，TTOは，

---

10)　知的財産への一時的な権利を与える法的契約．

154 ──── 第4章　技術移転

その発明が出版物や公での発表で公知になる前に発明の開示を受け，特許出願を行うか否かを決めなければならない．

4.2.4 利益相反

　発明者が技術開発において積極的にライセンシーに関与している場合，技術移転は COI を内包している．しかしながら，発明者がコンサルタントあるいは企業の創業者として関与している場合は，技術移転はより効果的に進められる．企業は，実証されていない技術の開発に伴うリスクを取ることに消極的であるため，教員が関与しているスタートアップへのライセンシングは，アーリーステージの技術移転を行う上で最も効果的な方法になり得る．ほとんどの大学では COI を管理しており，COI の開示とレビュープロセスを課している．それは，まずは企業の研究と大学における研究が分離されていることを，そして学生が教員の金銭的利害やコンサルティング契約の影響を確実に受けないことを保証するためである．

　コンサルティング契約は，企業と研究者の間との個人的な契約として考えられている．事前レビューに関しては各大学で様々であるが，コンサルティング契約自体はしばしば大学によって交渉もレビューもされていない．コンサルティング契約を締結する研究者は，所属大学におけるコンサルティング活動に関連するポリシーに精通する必要がある．一般的に，研究者には，コンサルティング契約の条項が，知的財産の所有権，雇用責任，産業界との関連性の開示などに関することを含め，大学のポリシーに確実に沿っていることが期待されている．

Box 4.3　要　　点

　技術移転は，アカデミア発の発見や発明を商業化するのに不可欠な手段である．このプロセスは複雑になることがあり，投資家，ライセンシー，大学，政府機関，公共を含む数多くの構成員を調整する必要がある．大学の技術が社会の利益のために産業界へ上手く移転されたとき，最終的に全ての関係者が満足することができるのである．

4.3 利益相反による弊害の回避

Emily Egeler

　大学の教員が創薬プロセスにより関わるようになるに伴い，学術機関が質の高い公平な研究と教育の使命を維持することが不可欠となる．これは，学生や，研究に資金を供給する公共および政府機関，そして最終的にはこれらの新しい治療薬によって治癒される患者に対する責任である．アカデミア研究者や臨床医が自身の発見について技術移転しようとする際には，潜在的な COI はよくあることであり，かつ回避できないことが多い．目指すべきことは，営利団体との関係性を全て避けることではなく，むしろ COI を管理し，公共性を守るために透明な方法でこれらの関係性を報告することである．

Box 4.4 アカデミア研究者として驚いたこと

　研究者が研究や臨床の仕事により金銭的利益を得ることは，ほとんどの大学および資金提供機関のポリシーに反していない．逆に，各機関は，新たな治療法を実現するために，教員に対して長期の仕事と努力を奨励するべきである．しかしながら，国民が公的基金により生み出された研究と臨床データの公平性を信頼し，研修医の教育や指導の独立性が維持されることが不可欠である．このために，適切に COI を開示することは重要である．（DM-R）

4.3.1 利益相反の確認

　米国の透明性ガイドラインであるサンシャイン条項（Sunshine act）[11]は，2013 年 3 月 31 日にヘルスケア改革法（Patient Protection and Affordable

---

11)　世界医師会（World Medial Association; WMA）より 2009 年に発表された「医師と企業の関係に関する WMA 声明」に対応する形で制定された．製薬・医療機器企業から，米国の全ての医師および教育研修医療機関に対する全ての物品提供および金銭の支払い情報を毎年 6 月に開示することが求められている（法的強制力あり）．なお，日本でも日本製薬工業協会より，自主規制として 2011 年に「企業活動と医療機関等の関係の透明性ガイドライン」が策定されている．（http://www.policymed.com/2013/02/physician-payment-sunshine-act-final-rule-quick-reference-guide.html）〔訳注〕

156 ——— 第 4 章　技術移転

Care Act）の一部として組み込まれた．この条項では，米国で事業を行っている全ての医薬品，医療機器，バイオテクノロジー，あるいは医療用品の製造企業から医師に対する金銭，およびそれ以外の権利や物品等の提供について透明性を促している．この新しい法律により，現在多くの研究機関や資金提供機関は，しばしばより婉曲的な「産業界とのつながり」という見出しの下に，所属研究者の COI を公に報告している．しかしながら，この報告の正確性は，多くの場合，個々の研究者にゆだねられている．各機関は，COI に関する内部報告について独自のポリシーを有し，報告に値する重要な金銭的利害関係があるか否かを判断すると思われる．現在，アメリカ国立衛生研究所（National Institute of Health; NIH），米国食品医薬品局（Food and Drug Administration; FDA），米疾病対策センター（Centers for Disease Control and Prevention; CDC）[12] をはじめ多くの連邦機関を含む公衆衛生局（Public Health Service）が，重要な金銭的関係について定義していおり，（a）年間の収入が 5,000 ドル以上である，（b）非公開会社の株式または所有権を有する，（c）大学のロイヤルティの他に知的財産からの個人所得がある場合が，COI に該当するとしている．

　COI があるかどうかを判断するための最も簡単な方法は，報道を通じて研究者や医師と産業界との関係について患者が初めて知ったときに，どのように感じるかを考えることである．一般人が，産業界との関係や利害関係について，アカデミアの責任に影響を与える可能性があると結論づけた場合，研究者は，大学の手続きに従って COI を開示するべきである．COI を報告すること自体は，研究や臨床の仕事が実際に影響を受けていることを意味するものではなく，研究結果の整合性を維持することは，個人の責任である．その代わりに，COI を報告することは，資金と開発している薬剤の臨床転帰（アウトカム）の関係について，公に対する透明性を高めるための手段となる．COI を管理することは，インフォームド・コンセントフォームに通知文を追加する場合と同じくらい単純なものでもよいが，その場合は一部の COI により，実施中または解析中の臨床試験への参加が阻まれるだろう．

---

12)　アメリカ合衆国保健福祉省（United States Department of Health and Human Services; HHS）が所管する感染症対策の総合研究所.

Box 4.5 利害相反確認の手引き

1. ストックオプションのように現在価値のないものも含め，アカデミア研究者としての自身の責任と役割に直接関係するような，金銭的利害や関係性はあるか．
2. 自身の研究結果が，利益や成功に影響を与えると思われるか．
3. 一般人が，自身の研究あるいは大学における役割が，金銭的つながりによって影響を受けるかもしれないと結論づけ得るか．
4. 自身の所属機関が，配偶者，パートナー，子供の利益を報告するための要件を有しているか．

Box 4.6 アカデミア研究者として驚いたこと

　一部の大学は，産業界とのつながりに加え，配偶者，パートナー，扶養家族についての金銭的 COI を報告することを求めている．通常は，彼らとの関係が，本人と同じ研究分野や臨床診療と関連している場合にのみ必要となる．（DM-R）

4.3.2 利益相反の回避

　ある種の業界と特別の関係を持つことは，決して適切ではない．最も重要なことは，臨床医は，その結果に応じて金銭的利益を得る立場となる臨床試験に，決して関与すべきではないということである．業界との関係性が，患者のケアにおける治療の選択に影響を与えてはならない．例えば，臨床医は，臨床試験に患者を登録する対価を企業から受け取ることはできない．また，研究者は，自身の大学における立場と責任を，営利事業から切り離した状態を維持することが重要である．例えば，大学院生やポスドクにスタートアップ企業の従業員として働くことを強制したり，彼らの研究テーマの領域を制限したりするべきではない．研究者は，論文発表を遅らせることを求めるような企業からの資金調達，寄付の受け入れ，企業の関心のある特定のトピックに研究テーマを制限したり，また，特定企業の利益の目的で大学のリソースを使用したりしてはならない[13]．

158───第4章　技術移転

4.3.3 利益相反の管理──臨床医

　臨床ケアの現場で利益相反（COI）を開示することの意図は，臨床試験の結果に対する国民の信頼を強固にし，臨床医が患者の最善の利益のために行動していることを確認することである．COIが懸念される対象には，研究結果，有害事象の報告，あるいは治療過程の選択に対して，意図的あるいはむしろ無意識での解釈の偏りが含まれる．大学の中には，医薬品の無償サンプルや会社のロゴ入りペンであっても，企業からの贈り物を受け入れることが許されないところもある．なぜならば，それらが学術機関のオープンで独立した環境に影響を与えるか，非課税機関としての存在に影響を与えるとみなされているためである．

　そうは言うものの，患者のケアを改善するためには，臨床医が産業界と協力できるようにするべきである．大学のポリシーを認識し，研究デザインやデータ収集，および結果の公平性に影響を与えるような状況を回避することが重要である．治験審査委員会（Institutional Review Board; IRB）[14]に提出する全てのヒト対象研究計画書，また助成金申請や研究試料およびヒト組織提供契約（Material and Human Tissue Transfer Agreement）について，COIを開示することが期待される．組織的COIとは，大学や病院レベルで，特定の企業との何らかの結びつきがあることを指す．通常は，臨床試験の施設選択が，組織的COIの影響を受けている唯一の例である．病院またはアカデミアの医療センターは，もしその組織がポジティブな研究結果により金銭的利益を得るような場合には，臨床施設として参加することを拒むだろう．

---

13)　企業との共同研究を行う場合，現実的には，特許出願のために論文発表の時期について当然考慮する必要がある．しかし，企業による研究テーマの制限はあくまで共同研究の範囲内であり（資金提供，委受託研究は制限について合意の上で行う），範囲外の研究に対して企業から制限を受けたり，企業に大学のリソースの使用を許したりすることはない．〔訳注〕

14)　米国においては，研究施設単位で倫理審査委員会を設置するため，施設内審査委員会（Institutional Review Board; IRB）と呼ばれるが，日本では倫理審査委員会，特に治験審査委員会のことを指す．〔訳注〕

4.3.4 利益相反の管理——研究者（MD または Ph.D.）

国民は，大学またはその他学術機関の研究者が，自分たちの結果を報告する際に公平かつ包括的であることに期待している．国民は，研究に基づいて開発された薬剤の最終受益者であるだけでなく，連邦政府の補助金に支援されている研究のスポンサーでもある．研究者に対する最も一般的な金銭的COIは，産業界のパートナーからのコンサルティング料の支払い，金銭または現物支援の受け入れ，あるいは大学からの知的財産権のライセンスを受けているスタートアップ企業の株式を所有することにより発生する．

金銭的関係が研究のデザイン，実施，解釈や報告に影響を与えたり，あるいは影響を与えているように見せたりしないことは重要である．さもなければ，産業との連携が研究テーマの選択を阻む可能性が出てくるだろう．アカデミア研究者が教育の使命を確実に守ることが重要である．教育と指導は，金銭的な理由によって左右されてはならない．契約が研究結果を論文等で発表する学生の能力の発揮を阻んではならないし，研修医の仕事はいかなる指導教員のCOIとは独立しているべきである．アカデミアの現場において，あらゆる会議はマーケティング目的ではなく，教育的でなければならない．

Box 4.7 要　点

COIは，研究および臨床試験のデザイン，実施，解釈に影響を与えると思われる産業界とのあらゆる関係性を含む．COIを報告することは，結果の解釈に偏りがあることを決定づけるものではない．COIを正確に開示することは，研究において透明性と国民の信頼を維持するのに不可欠である．何をどのように報告すればよいかの具体的なガイダンスに関しては，大学のポリシーを確認するとよい．

4.4 大学コンプライアンス部門との連携

Jennifer Swanton Brown, Nicholas Gaich and Steven Alexander

この節では，スタンフォード大学を具体例として，学術研究機関でヒト研究を行うための要件に焦点を当てる．各機関により，コンプライアンス・インフ

160 ───第4章　技術移転

ラやポリシーはいくらか異なっているであろうが，ヒト研究の被験者を保護す
る，高品質なデザインおよびリサーチプロトコールの実施の保証，政府の規制
要件を満たすことの確認といった指導の原則は同じである．

　ヒト被験者を対象とする研究のためのスタンフォード大学の規制コンプライ
アンスは，ヒト研究保護計画（Human Research Protection Program;
HRPP)[15]において定義され，また副学長と学科長のオフィスにあるリサーチ
コンプライアンスオフィス（Research Compliance Office; RCO)[16]により管理
されている．RCO は，スタンフォード IRB[17] の正式名称である "Human
Subjects in Research" のための，8つの管理パネルを管理している．さらに，
大学の資金によるプロジェクトとリサーチコンプライアンス遵守の要件は，研
究者主導のプロジェクトのための資金の配分に基づいて，医学部の研究管理グ
ループ（Research Management Group; RMG)[18]に管理される．

　業界より資金提供を受けた臨床研究では，スタンフォード大学の研究者は，
IRB（ヒト被験者）承認，契約交渉，予算作成の3つの研究管理プロセスの全
てを並行してよい．IRB 承認は全てのヒト研究に必要であるが，あとの2つの
プロセスは必須ではない．スポンサーのいるプロジェクトでは詳細な予算が求
められ，部門資金によるプロジェクトでも強く奨励される．また，契約は，全
てのスポンサーのいるプロジェクトのコンプライアンス要件と IRB 承認に合
致していることが条件とされている．例えば産業界の共同研究者や，他の学術
機関からの資金分配など，スタンフォード大学の外の組織から薬剤，機器，生

───────────────

15)　ヒトを被験者とした研究の管理と参加者の保護のためのポリシー，ガイダンス，関
　　係書類を集めたもの．http://humansubjects.stanford.edu/hrpp/manual.html#hrpp
　　　なお，スタンフォード大学における研究の実施に関する指針（Research Policy
　　Handbook; RPH）にも従う必要がある．http://rph.stanford.edu/index.html
16)　リサーチコンプライアンスオフィス．副学長および学科長のオフィスを通じて学長
　　に報告する，リサーチコンプライアンスのためのスタンフォード管理パネルを支援する
　　部門．http://researchcompliance.stanford.edu/
17)　ヒト被験者が関わる生物医学研究について，開始の承認，定期的審査を実施する施
　　設により正式に指定された委員会．http://humansubjects.stanford.edu/
18)　研究管理グループ．後援プロジェクトのサポートと監督を行い，研究管理上の施設
　　の代表および専門家パートナーとして，医学部の研究を推進する部門．http://med.
　　stanford.edu/rmg/

4.4 大学コンプライアンス部門との連携──── 161

Box 4.8 参考──スタンフォード大学におけるその他の重要な部門

・委託研究オフィス（Office of Sponsored Research; OSR）
http://ora.stanford.edu/ora/osr/default.asp
産業界の資金による臨床試験以外に RMG が担当している外部スポンサーと契
約関係がある場合に，大学の研究コミュニティに対するサービスおよび管理上
の専門性を提供し，リーランド・スタンフォード・ジュニア大学の利益を代表
する部門.

・スタンフォード臨床・トランスレーショナル教育研究センター（The Stanford
Center for Clinical and Translational Research and Education; Spectrum）
http://spectrum.stanford.edu/about-spectrum
スタンフォード大学内で組織横断的に健康に関する研究活動を支援する，独立
したセンター．基礎研究の結果を，人類の健康増進のための実用的なソリュー
ション創出に向けて橋渡しするために，教育プログラムや研究支援，インフラ
改善・改革および資金調達を担う．国立先進トランスレーショナル科学センタ
ー（National Center for Advancing Translational Sciences; NCATS）から，
臨床およびトランスレーショナル科学資金（Clinical and Translational Science
Award; CTSA）プログラムの一環で資金供給を受けている．SPARK プログラ
ムの予算の一部は，Spectrum から支援されている.

物製剤，資金が提供されている場合や，データ，出版権，あるいは知的財産が
共有されている場合には，契約を締結することが必要になる.

4.4.1 IND の要件

　米国では，ヒト被験者に対して未承認薬を用いる研究を行う前に，FDA に
IND を提出しなければならない．スタンフォード大学の IRB は，研究中の化
合物が米国におけるいかなる使用に関しても FDA から承認されていない場合
には，IND の提出と共に，FDA の書面による同意を必要としている.

　もし研究中の薬剤が米国においていかなる使用に関しても FDA から承認を
受ける前であれば，新たな IND の提出あるいは IND の免除の取得が必要にな

162 ——第 4 章　技術移転

るだろう．スタンフォード大学の IRB 申請では，研究者に規制上の質問を行うことで，彼らが新たな IND の提出が必要であるか等の決定を行うためのサポートを行う．研究者が，合法的に販売されている医薬品表示に基づいて薬剤の研究を行う際には，その臨床試験は，一般的に IND 免除の扱いとなる．研究が，「投与経路，投与量，使用される患者母集団あるいは他の要因が，製剤の使用に関連付けられたリスクを有意に増加させる（あるいはリスクの許容度を低下させる）（21 CFR 312.2（b）（iii））[19]」場合に該当する際には，一般的に新たな IND の提出が必要になる．

Box 4.9　研究を進める上で推奨すること

　Spectrum Study Navigator は，スタンフォード大学の研究者が全ての研究情報を保存し，アクセスすることが可能な，簡単に使用できるインターフェースの情報共有ウェブダッシュボードである．研究者は，プロジェクト支援サービス（統計に関する相談など）にアクセスしたり，チームメンバーに向けた発言の投稿，研究文書のアップロード・管理を行ったりすることもできる．
https://spectrum/studynavigator/

4.4.2　IRB の監督

　IRB への申請は，eProtocol という電子申請プロセスを介して提出される．IND 免除の対象ではない研究に関しては，IRB は FDA による IND の承認を求めている．IRB に受理されるためには，FDA により発行された IND 番号が付された公式文書を含む書類が必要である．

　インフォームドコンセントのテンプレートは，IRB のウェブサイトより入手可能である．研究者は，申請の時点で，IRB にあらゆる広告あるいは募集の資料も必ず提供する必要がある．データ，安全性モニタリングや小児を対象とした研究のための特別な規制に関するガイダンスは，IRB の包括的ガイダンス書類の中で入手することができる．インフォームドコンセントのテンプレートに

---

19)　連邦規制基準（Code of Federal Regulations; CFR）．米国連邦政府の行政部および執行機関によって連邦管法に掲載された規則および規制．

注意深く従い，IRB 申請提出前に eProtocol の質問に全て回答することで，研究者は 4 〜 6 週間以内に，IRB からの承認を得ることができる．スタンフォード大学 IRB は，研究に対する「医療保険の相互運用性と説明責任に関する法律」（Health Insurance Portability and Accountability Act of 1996; HIPAA)[20] の審査および承認も行う．

　米国退役軍人省パロアルトヘルスケアシステム（VAPAHCS）あるいは，臨床およびトランスレーショナルリサーチ研究ユニット（CTRU）において実施される研究に関しては，追加の要件と承認が必要である．がん関連研究については，スタンフォードがん研究所の化学審査委員会（SRC）によるレビューが必要な場合がある．必要な場合には，スタンフォード幹細胞研究監督（SCRO）委員会またはバイオセーフティーに関する管理パネル（APB）によるレビューが，リサーチコンプライアンスオフィスによりコーディネートされる．

4.4.3 医師主導治験による研究のトレーニングと支援

　（スタンフォード大学では）医師主導治験（Sponsor Investigator Research; SIR）は，スタンフォード大学の研究者により実施される，FDA から IND の承認を受けた研究と定義されている．スタンフォード大学の IRB は，最初の IRB 承認前に，研究代表者（またはプロトコール・ディレクター）および研究チームメンバーに，研究プロトコールに特化した医師主導治験研究トレーニングを受けることを求めている．このトレーニングは，がん臨床試験オフィス（Cancer Clinical Trials Office; CCTO)[21] の規制担当スタッフ，あるいは Spectrum のオペレーション・トレーニング・コンプライアンス担当の研究ファシリテーターによって提供されている．トレーニングには，必要な規制書類の審査および FDA や IRB への報告が含まれている．現在進行中のプロジェクトに関する申請を続ける前に，RCO は，RCO のコンプライアンス分析あるいはスタンフォードがん研究所のデータおよび安全性モニタリング委員会（DSMC）の代表者によるコンプライアンスの審査を受けることを求めている．

20）　医療保険の相互運用性と説明責任に関する法律．1996 年制定．
21）　がん臨床研究オフィス．臨床研究を実施するがん研究所の研究者に対して規制，事務，研究および教育サービスを提供する部門．

164──────第4章　技術移転

サンプルトレーニングと文書の審査は，IRBのウェブサイトに掲載されており，これらによって研究者主導の研究のあらゆる側面におけるトレーニングや試験の推進支援を受けることができる．

・サンプルテンプレート，記録および標準業務手順書（Standard Operating Procedures; SOP）は，CCTOまたはSpectrum OTCを通じて入手可能である．
・GCP（Good Clinical Practice）に関するトレーニングは，要請に応じて，必要な際に利用可能である．
・Spectrum OTCは，研究ファシリテーターによる支援を提供し，臨床研究のプロセス，すなわち研究のアイデアやデザインから研究の完了や発表までを通して，研究者や担当者が臨床研究とトランスレーショナルリサーチのプロジェクトを進めるための相談に応じている．研究ファシリテーターとは，スタンフォード大学における臨床およびトランスレーショナルリサーチを進める上で，豊富な臨床研究の経験と専門知識を持つ医療専門家である．
https://spectrum/accordions/operations-training-and-compliance/?ch2=1
・CCTOの規制担当スタッフは，FDAに提出するINDの申請や修正，研究の開始，安全性報告の処理および追跡，規制文書やIRB，SRC，CTRUへの提出の支援を行う．
http://cancer.stanford.edu/trials/contact_us/regulatory_staff.html
・規制監査の際には，Spectrum OTCとCCTOのスタッフが，監査役とIRBのコーディネート，監査前の研究文書の審査，および専門的なアドバイスを行う．

4.4.4　RAC[22]の審査

　スタンフォード大学のポリシーでは，業界のスポンサーに対し，臨床試験中に起こりうる研究関連の事故の発生に対して保険を提供するよう求めている．しかし，多くのスポンサーは，スタンフォード大学の研究者が既承認薬を用いた研究者主導の研究を行う場合に，保険を提供することに対して消極的である．

4.4 大学コンプライアンス部門との連携―― 165

このような場合には，リスク評価委員会（Risk Assessment Committee;
RAC）に要請することで，ポリシーの免除を受けることができる．この委員
会への申請は，スタンフォード大学の契約担当者もしくは Spectrum の研究ファ
シリテーターにより主導される．RAC による承認は，契約の完了前に必要
となる．

4.4.5 ClinicalTrials.gov への登録

　IND により行われるいかなる研究も，第 I 相臨床試験を除き，Clinical
Trials.gov の公共レジストリーに登録する必要がある[23]．このレジストリーへ
の登録は，最初の患者を登録する前に完了しなければならない．IRB の承認に
より登録プロセスが開始され，そのガイダンス書類は Spectrum OTC ウェブ
サイトで入手できる．一般的に，研究代表者が責任を持って自身の研究を登録

Box 4.10 必要なトレーニング

・Collaborative Institutional Training Initiative（CITI）：
http://humansubjects.stanford.edu/resources/req_tutorial.html
ヒト被験者を対象とする研究を行う全ての者の受講が必須であるオンライント
レーニング．

---

22)　リスク評価委員会（Risk Assessment Committee; RAC）．研究の財務上および事務
　　上のリスクおよび臨床試験の実施の管理に関連するポリシーを撤回する要求について評
　　価する学際的パネル．RAC は，リスク分析のための追加の方法をもたらすが，ヒト被
　　験者の保護や科学的妥当性は評価しない．
23)　米国では，全ての臨床研究を ClinicalTrials.gov に登録することが義務付けられてい
　　る．それに対し，日本では，治験（医薬品の製造販売承認を目的とする臨床試験）につ
　　いては独立行政法人医薬品医療機器総合機構（Pharmaceuticals and Medical Devices
　　Agency; PMDA）への届出が必要であるが，その他の臨床試験については，試験に関す
　　る事前の届出に関して法律による義務付けはない．ただし，介入を行う研究については，
　　「人を対象とする医学系研究に関する倫理指針」（平成 26 年文部科学省・厚生労働省告
　　示第 3 号）により試験実施前の登録が求められる．臨床研究の登録は，主に国立大学附
　　属病院長会議のもとで適用される大学病院医療情報ネットワーク研究センター（UMIN-
　　CTR），公益社団法人日本医師会治験促進センター（JMACCT），一般財団法人日本医
　　薬情報センター（JAPIC）の臨床試験登録システムへの登録を行うことになっている．
　　〔訳注〕

166─────第 4 章　技術移転

・HIPAA およびその規制：
http://hipaa.stanford.edu/
「個人情報保護規則」および「セキュリティルール」．個人の健康情報に関する
プライバシーを保護し，特定の医療提供者と給付者が保護された健康情報
（PHI）を集め，維持し，使用し，開示する方法を規制するルール．研究責任者
および研究者は，Level 5 の HIPAA のトレーニングを受ける必要がある．

・Sponsor Investigator Research（SIR）training：
医師主導治験の責任者として研究を実施し，自身で FDA より IND の承認を受
けているスタンフォード大学の PI のために，Spectrum OTC あるいは CCTO
のスタッフが行うトレーニング．SIR トレーニングは，IRB 承認の前に完了し
なければならない．また，RCO のスタッフは，毎年 IRB 承認の前に，規定文
書のレビューを行っている．

し，研究結果のアップロードを含む ClinicalTrials.gov の登録要件を全て満た
すようにする．

4.4.6 手助けを要する際の相談先
　スタンフォード大学で臨床あるいはトランスレーショナルリサーチ・プロジ
ェクトを開始する際には，まず Spectrum を訪問しよう[24]．

　＜問い合わせ先＞
研究中のあらゆる段階，および題材に関する相談は下記まで：
http://spectrum.stanford.edu
Call: 650-498-6498
e-mail: clinicaltrials@med.stanford.edu

研究開始前の，専門家による指導は下記まで：
e-mail: tostudyfacilitator@stanford.edu

4.4 大学コンプライアンス部門との連携―― 167

Box 4.11 要　　点

　ヒトを対象とする研究を行うために必要な施設のポリシー，規制，支援体制について よく理解する必要がある．それらは，研究者自身，被験者および施設を守るために存在するのである．

---

24)　例えば東京大学でのコンタクト先は下記の通り．

・東京大学トランスレーショナル・リサーチ・イニシアティブ（TR 機構）
http://plaza.umin.ac.jp/tri-u-tokyo/ja/about/index.html
本部組織であり，東京大学で行われている TR 関連研究を俯瞰し，TR 関連研究に係る外部組織との Single Point of Contact として機能している．また，学内のライフサイエンス領域の TR を促進するためのシステムを構築し，TR を目指す各研究者に対し学内外の業界・当局・知的財産の実務者及び経験者による Steering Science Committee（SSC）等により様々なアドバイス，支援を行っている．
・東京大学医学部附属病院 トランスレーショナルリサーチセンター（TR センター）
http://trac.umin.jp/hospital/soshiki.html
および
・東京大学医学部附属病院 TR 戦略相談／ガイダンス・コンサルテーション受付窓口
clinical-research-consult@umin.ac.jp　（受付はメールのみ．内容に応じて各担当部門が対応）
ここでは，学内のシーズの実用化について相談することができる．

　また，TR 機構の組織であり医学部附属病院内にある東京大学 TR 推進センター（TRAC）は，産学連携本部とも協力し，医学部以外の部局や学外機関，また産業界とも連携して，シーズの掘り起こし，ニーズとシーズのマッチング，人材育成，インフラ整備，知財管理などに関する支援も提供している．

コラム 3

日本国内のアカデミア研究者による特許の取得

アカデミア研究者の第一の使命は，取り組む学術領域における真実の解明である．そして，自身が発見した新たな事実や解釈，解決手法などが新たな研究の発展に向け広く活用されるように，学会発表や論文，その他講演等を通じて，成果をいち早く公開するのが自然な流れであろう．しかし，研究の成果を産業界に引き継ぐ，あるいは自身によって事業化することを検討する際には，知的財産の確保が極めて重要であるため，研究成果（発明と見なせるもの）の開示に関して細心の注意を払う必要がある．

よく起こりがちな問題としては，下記のような例が挙げられる．

① 発明の内容を他の人に話してしまった

研究成果を公知にしてしまうと，日本国特許法第 30 条の「新規性喪失の例外」の適用の申請が可能な場合を除き，一般的には新規性を喪失し，特許を取得することができなくなる．たとえ話す相手が親しい研究者であっても，その相手に秘密保持の義務が無い場合には秘密が担保されたとは認められないので，注意する必要がある．

なお，研究会等で研究成果を発表した場合などには，下記の手続きを取ることで，特許法第 30 条における新規性喪失の例外規定の適用を受けることができる[1].

(a) 発明の公開日から 6 ヶ月以内に特許出願すること
(b) 特許出願時に，第 30 条第 2 項の規定の適用を受けようとする旨を記載した書面を提出すること
(c) 特許出願の日から 30 日以内に「証明する書面」を提出すること

---

1) 特許庁「平成 23 年改正法対応 発明の新規性喪失の例外規定の適用を受けるための出願人の手引き」参照.

コラム 3　日本国内のアカデミア研究者による特許の取得——— 169

　ただし，上記の手続きを行ったとしても，研究成果を公表した後，本人の出
願前に第三者より同様の出願等があった場合には，特許を取得することができ
なくなる恐れがある．さらに，新規性喪失の例外規定についても各国でグレー
スピリオド（発明の公表から特許出願するまでに認められる猶予期間）や適用
対象が異なり，地域によっては特許出願が困難となることにも十分な注意が必
要である（表1）．欧州の場合は博覧会しか認められていないため，現状におい
ては特許出願を検討した後でないと発表してはならない．

特許法条文（第 29 条，第 30 条）

（特許の要件）

第二十九条

産業上利用することができる発明をした者は，次に掲げる発明を除き，その発明
について特許を受けることができる．

一　　特許出願前に日本国内又は外国において公然知られた発明

二　　特許出願前に日本国内又は外国において公然実施をされた発明

三　　特許出願前に日本国内又は外国において，頒布された刊行物に記載された発
明又は電気通信回線を通じて公衆に利用可能となつた発明

2　　特許出願前にその発明の属する技術の分野における通常の知識を有する者が
前項各号に掲げる発明に基いて容易に発明をすることができたときは，その発明
については，同項の規定にかかわらず，特許を受けることができない．

第二十九条の二

特許出願に係る発明が当該特許出願の日前の他の特許出願又は実用新案登録出願
であつて当該特許出願後に第六十六条第三項の規定により同項各号に掲げる事項
を掲載した特許公報（以下「特許掲載公報」という．）の発行若しくは出願公開
又は実用新案法（昭和三十四年法律第百二十三号）第十四条第三項 の規定によ
り同項各号に掲げる事項を掲載した実用新案公報（以下「実用新案掲載公報」と
いう．）の発行がされたものの願書に最初に添付した明細書，特許請求の範囲若
しくは実用新案登録請求の範囲又は図面（第三十六条の二第二項の外国語書面出
願にあつては，同条第一項の外国語書面）に記載された発明又は考案（その発明
又は考案をした者が当該特許出願に係る発明の発明者と同一の者である場合にお
けるその発明又は考案を除く．）と同一であるときは，その発明については，前

条第一項の規定にかかわらず，特許を受けることができない．ただし，当該特許出願の時にその出願人と当該他の特許出願又は実用新案登録出願の出願人とが同一の者であるときは，この限りでない．

（新規性喪失の例外）
第三〇条
特許を受ける権利を有する者の意に反して第二十九条第一項各号のいずれかに該当するに至つた発明は，その該当するに至つた日から六月以内にその者がした特許出願に係る発明についての同条第一項及び第二項の規定の適用については，同条第一項各号のいずれかに該当するに至らなかつたものとみなす．
2　特許を受ける権利を有する者の行為に起因して第二十九条第一項各号のいずれかに該当するに至つた発明（発明，実用新案，意匠又は商標に関する公報に掲載されたことにより同項各号のいずれかに該当するに至つたものを除く．）も，その該当するに至つた日から六月以内にその者がした特許出願に係る発明についての同条第一項及び第二項の規定の適用については，前項と同様とする．
3　前項の規定の適用を受けようとする者は，その旨を記載した書面を特許出願と同時に特許庁長官に提出し，かつ，第二十九条第一項各号のいずれかに該当するに至つた発明が前項の規定の適用を受けることができる発明であることを証明する書面（次項において「証明書」という．）を特許出願の日から三十日以内に特許庁長官に提出しなければならない．
4　証明書を提出する者がその責めに帰することができない理由により前項に規定する期間内に証明書を提出することができないときは，同項の規定にかかわらず，その理由がなくなつた日から十四日（在外者にあつては，二月）以内でその期間の経過後六月以内にその証明書を特許庁長官に提出することができる．

(改正平成二八年五月二七日法律第五一号)

② 特許出願を行う前に論文を投稿してしまった

特許を出願する前に論文を投稿してしまった場合，その論文が公開されてしまう前に，早急に特許出願を行うことが重要である．急を要する場合は，USPTO（米国特許商標局）への仮出願[2]も検討する．

米国での出願は日本語でも行うことが可能であるため，まずは米国出願日（パリ条約に基づく優先権が発生）を確保する手段として有用である．仮出願

表1　各国におけるグレースピリオドの比較

	猶予期間	基準日	適用対象	関連条文
日本	6月	日本出願日	すべての公知行為 （平成23年改正）	特許法30条
米国	12月	米国出願日	すべての公知行為	米国特許法102条（b）
欧州	6月	欧州出願日	国際博覧会に関する条約にいう公式又は公認の国際博覧会	欧州特許条約55条
韓国	12月	韓国出願日	すべての公知行為 （但し内外国で，出願公開，登録公告された場合を除く）	特許法第30条
中国	6月	中国出願日又は優先日	①中国政府が主催し又は承認した国際博覧会 ②国務院の関連主管部門又は全国的な学術団体組織が開催する学術会議又は技術会議	専利法第24条 審査指南第一部分第一章6.3

出典：特許庁 調整課審査基準室「特許出願におけるグレースピリオドについて」（平成26年11月）

日から1年以内に明細書等を書き直し，米国での本出願や特許協力条約（Patent Cooperation Treaty; PCT）経由での国内出願等を行うことで，特許権の取得に向けた手続きを進めることができる．なお，仮出願を日本語などの英語以外の言語で行った場合には，本出願の出願日から4ヶ月以内，あるいは仮出願の出願日から16ヶ月以内までに，仮出願の英訳（直訳）と，訳文が正確であることの陳述書を提出する必要がある．本出願を行った特許が成立した場合，特許期間は本特許の出願日から起算される．

③ すでに発表した論文や，過去の特許出願の内容により，特許化できる範囲が狭まってしまった，あるいは特許性を喪失してしまった

　一度公知になった研究成果に関しては，すでに述べたように，原則として特許を受けることができない．特許出願を行うと，出願日から1年6ヶ月を経過した段階で出願公開されるが，出願日から3年以内に審査請求を行わずに放置

---

2)　本出願を行うことを前提として行う仮の出願で，審査は行われず，本出願とは異なり，明細書としての体裁や特許請求の範囲の記載を整える必要はない．ただし，権利範囲を広く確保するためには，やはり特許請求の範囲を記載し提出すべきである．論文や研究報告書の内容をそのまま仮出願に用いることができるが，出願時の開示内容には，実施可能要件が課されることに注意すべきである．

すると見なし取り下げとなる．しかし，その内容は公知情報であるため，後の
自身の研究成果に関する特許出願に影響を与えることがあり，注意が必要であ
る（審査請求後，拒絶査定となった場合もまた同様）．なお，出願公開前に出
願を取り下げた場合は，公開特許公報に掲載されない限り未公開であるため[3]，
再出願を行うことは可能である．

　特許出願に際しては，どの国に出願するかについてもまた注意を払う必要が
ある．非常に有用な発明内容であっても，出願国が日本のみである場合は，そ
の発明内容を用いたビジネスの広がりは極めて限定的になるだろう．
　また，発明に関連する第三者の特許との関係についても，確認する必要があ
る．意図していなくても，発明内容を実施する際の工程の一部に，第三者の特
許に抵触する内容が含まれている場合がある．アカデミアにおいて学術研究目
的で実施する場合には原則問題にならないが[4]，いざ産業化の段階になると，
「業としての実施」になるため，その第三者から実施許諾を受ける必要が生じ
る．
　特許出願を行う際には，実際に事業を行う場合を想定し，使い手の立場で出
願方針を検討する必要がある．実際に事業を展開する地域で特許権が確保され
ており，また，その特許権だけで事業を行うのに十分であるかが重要なポイン
トとなる．

（木村　紘子）

---

3)　出願日から1年6ヶ月ぎりぎりで取り下げた場合も，公開特許公報の発行準備に間に
　　合わない場合は，出願公開を防ぐことはできないので注意すべきである．
4)　特許法第69条第1項では，「試験または研究」を目的とした実施に関しては特許権の
　　効力が及ばないことが規定されているが，実際に全ての「試験または研究」について，
　　特許権の効力が及ばないわけではない．「試験または研究」の具体的内容が問題となり，
　　訴訟となった例もあるので，注意が必要である．
　　（出典：内閣府 総合科学技術会議 平成16年5月26日 第37回本会議 「知的財産戦略に
　　ついて」）

第5章

商業化と起業家精神

Daria Mochly-Rosen and Kevin Grimes

アカデミア研究者の中には，自身の研究に基づく創薬の開発や市場販売を行うため，スタートアップ企業の立ち上げに関心を抱く者がいるだろう．一方で，自身の技術や研究成果を企業にライセンス付与する者もいる．どちらに関心がある研究者に対しても，どのように創薬の潜在市場を評価し，投資家に対して効果的にプレゼンテーションを行えばよいかを知ることは，大いに役立つだろう．大学で生み出される数多くの知的財産について，よく調査された商業的評価を提示し，よく整理された効果的なプレゼンテーションを行えば，将来的にライセンシー（実施権者）や投資家となる候補者の注意を引くことができる．プレゼンテーションの目的は，ただ洗練されたマーケティング計画をまとめることではなく，計画の実現可能性を強調し，事業化に向けた実績を強調することである．この章では，プロジェクトの商業的可能性の評価，ライセンシー候補へのプレゼンテーション，投資家へのアプローチ，そして非営利プログラムの進行に必要な資金調達についての手引きを提示する．また，研究者がスタートアップ企業の立ち上げを決めた際に，法務および実務上で配慮すべき点についても議論を行う．

5.1 薬剤の市場選択

Liliane A. Brunner Halbach

創薬開発には費用がかかるが，その成功は保証されていない．ごく一握りの薬剤だけが第Ⅰ相試験から第Ⅲ相試験まで進み，さらにそのうち少数のみが承認に至る．また，開発中の薬剤では，潜在的な適応症が複数存在することが多い．動物を用いた非臨床試験を実施する前に，望ましい臨床における適応の設

174 ────第5章　商業化と起業家精神

定も含めて，開発段階におけるターゲット・プロダクト・プロファイル（TPP）を検討しておくことが重要である．検討している臨床における適応での罹患数や易罹病性の市場性評価は，成功する可能性が最も高い領域はどこであり，また開発段階における TPP では何をベンチマークとするべきかを考える際に優先順位を決める手助けとなる．いかなる適応症であっても，(a)患者，医師，支払者[1]，規制者に価値を提供できる薬剤の性質の特定，(b)競合する治療法の評価，(c)治療法について市場シェアを構築するために役立つ特有の利点，の検討が必要となる．

5.1.1 疾患の理解

　市場を理解するにはまず，疾患に対する理解が必要である．潜在患者はどのくらいいるのか．診断率は，症状の重症度，効果的治療法の利用可能性，患者に対する疾患啓発状況，簡易で信頼性の高い診断法の利用可能性といった様々な要因に依存する．例えば，注意欠陥多動性障害（ADHD）について考えてみよう．リタリンは 1960 年代から入手できたが，ADHD の診断がより受け入れられ，また可能な治療法の周知が進んだことから，1990 年代にはその処方が急増した．新しい診断法や潜在的ハイリスク集団のスクリーニング（例えば，自閉症スペクトラム障害向けの調査質問，ベビーブーマーにおける C 型肝炎の系統的スクリーニングなど）の登場により，疾患疫学が一変し，診断される患者人口が大きく変化することがある [1, 2]．

　診断された全ての患者が治療を受けるわけではない．治療率は，利用可能な治療の有効性および安全性，価格や保険償還の条件，投与計画や剤形の利便性，そしてマーケティングなどの要因に依存する．診断率と治療率との間に差があ

1）　医療保険会社または患者を指す．米国では，医薬品の価格設定は各製薬企業により自由に行われている．また，医療保険は民間医療保険制度に基づいており，保険償還を行う対象の医薬品や，患者の自己負担率については，保険によって異なる．保険会社としては，保険償還額を最小限に抑えるために，償還対象となる医薬品は費用対効果に基づいて定められることになる．保険会社から委託を受けた薬剤給付管理会社が製薬企業との交渉を通じて処方推奨リスト（フォーミュラリ）を作成しており，フォーミュラリに収載された医薬品が選ばれやすくなる．一方，日本では，公的医療保険制度に基づき，薬価や保険償還対象の医薬品，患者の自己負担率等が国レベルで定められている．〔訳注〕

> **Box 5.1 市場規模の決定要因**
>
> ・診断率：毎年，何人の新たな患者がその疾患と診断されているか
> ・治療率：診断されたうち，どのくらいの患者が治療を求めるか
> ・患者のアドヒアランス：患者が処方された通りに薬を服用するか
> ・患者の部分集団：治療に対する反応性や疾患の進行に応じた患者のセグメンテーション

る原因を明らかにすることにより，既存の治療法を改良できる開発候補の存在が浮かび上がる．考慮するべきもう１つの要因は，患者のアドヒアランスである．患者は処方薬を調剤してもらい，投与計画に完全に従うだろうか．既定の治療処方から逸脱する理由こそ，改良を行うよい機会となる．それは時に，例えば経口避妊薬のための日付印刷入りブリスター包装などのパッケージ変更や，剤形の変更など（例えば，注射から経口投与への変更）のように単純な改良である．

しばしば，適応症においては，症状の重症度や特定の治療に対する反応性や，遺伝的マーカー，もしくは他の階層に応じて分類された患者の部分集団が存在する．年齢もまたその区別の特徴になることがあり，老年者および小児には，一般的な中年集団とは異なる投与量や安全性プロファイルが必要となることが多い．そこで，新たな治療法が，患者のうちのある特定の部分集団を対象とするのか，あるいは全体を対象にするのかを考慮する必要がある．患者のうちの一部を対象とすることは，反応率を改善し，また有効性を示すのに必要な臨床試験の規模を縮小し，製品の薬価加算を設定するのに役立つ．他方で，患者の部分集団を扱うことは，市場規模を狭め，臨床試験での患者登録を遅らせる．HER2 陽性乳がん患者向けのトラスツズマブ（ハーセプチン®）は，特定の患者集団を標的としたケースとしてよく知られている．がんの新しい治療法では，最初の試験は第一選択の治療法で効果が見られなかった患者を対象として実施することが多い．それは，それらの患者が許容できる安全性プロファイルのハードルが，通常の患者よりも低いためである．新しい治療法を開発している場合は，こうした患者の部分集団で，その薬剤がどの程度有効性を示すかを検討

176———第 5 章　商業化と起業家精神

することが重要である．

　疾患の適応の影響を受ける人数を一度把握し集計すれば，アンメット・メディカル・ニーズがどこにあるかを調査することができる．その疾患におけるキー・オピニオン・リーダー（Key Opinion Leader; KOL）に話し，彼らがその疾患に対して持っている印象について知っておかなければならない．KOL には，その分野における専門医，患者擁護団体，疾患支援財団，規制当局が含まれる．さらには，保険償還の戦略が開発の障壁となる場合は，病院管理者や支払者と話し合うのもよい．彼らとミーティングをする場合には，検討すべき質問リストとして，Box 5.2 に示した内容を相談するとよい．

Box 5.2　アンメット・メディカル・ニーズの特定

　新たに医薬品や診断法を開発する際に，検討すべき対象者は様々である．適応症におけるアンメット・メディカル・ニーズを特定する際に，考えておくべき範囲を以下に示す：

患者
・現状の標準治療は何か（外科的治療法も含む）
・現状の標準治療の選択肢に満足しているか
・生活の質はどうか
・完全に治療を支持しているか
・投与スケジュールや剤形の不便さにより，薬を飲み忘れることがあるか

医師・看護師・介護福祉士
・対象とする疾患を治療する際にどのような課題があるか
・現状の治療法により，疾患はよく管理されているか
・他の薬剤との間に，投与量を制限する相互作用はあるか
・現状の治療法がどのように実施されているか（例：病院，自宅）
・患者は通常，どのように医療ケアにアクセスしているか
・患者はどのように特定されるか（例：専門家への紹介か，かかりつけ医か）
・この疾患領域の臨床試験において，患者を募集するのは難しいか（例：競合す

る試験は多く存在するか）
・治療に反応する患者を特定する方法はあるか

病院管理者／規制当局／支払者
・米国食品医薬品局（Food and Drug Administration; FDA）の承認に必要な試験は何か
・対象とする適応症の治験に要する費用はどのくらいか（規模，期間，エンドポイント（評価項目））
・患者集団において規制上の特別な障害はあるか
・保険償還は難しいか
・臨床開発における費用対効果の改善に必要なことは何か

その他
・シナジーのある協力を行う機会はあるか（例：治療効果のある患者集団を特定するための診断との協力）
・競合は誰で，この適応症においてどの程度強力であるか

5.1.2 競合の評価

　著しく蔓延している慢性疾患の治療法を開発することは，商業的観点では最も魅力的な選択肢であると思われる．しかし，安全性に対する高度な要求や，大規模な臨床試験，競合する既存の治療法（新たに開発する治療法の価格や効能は，これらより優位である必要がある），低価格のジェネリック医薬品，市場占有率や臨床試験への患者の参加率を低下させる競合プログラムなどの多くの要因により開発計画が長期化し，このタイプの適応症における上市に，費用を要することになる．自身が開発している製品候補が上市される，将来の市場におけるアンメット・メディカル・ニーズを予測するには，競合環境を理解することが不可欠である．

　既存の治療法や開発中の他の製品と競合することにより，自身の薬剤の市場規模は縮小すると思われる．そこで，競合マップを構築することにより，将来市場のニーズを特定し，現実的な市場占有率の予測を行うことが可能になる．検討している各適応症に関して，競合製品の分子により影響を受ける異なる標

178──第5章　商業化と起業家精神

的分子の調査を行うべきである．すなわち，各標的分子を修飾した場合のプラス面とマイナス面，起こりうる結果を列挙する．それらの標的分子は，同一のシグナル伝達経路にあるか．もしそうであれば，競合製品の分子の効能や副作用，薬物動態はそれぞれどのようになっているのか．用量制限毒性[2]が，標的分子への作用やオフターゲット効果の直接的な結果になっているか．もし開発中の薬剤の標的分子が既知なものであれば，この標的分子を修飾することが知られているか，もしくは開発中または市販されている他の分子は存在するか．

新薬を開発するには，平均9〜12年かかることから，現在開発中の他の製品について考えておいても損はない．ちょうど研究者が失敗した実験から学ぶように，上市に至らなかったり，取り消されたりした過去の開発計画を調査すべきである．これらの開発計画は，非臨床動物モデルが開発中の分子やそのシグナル伝達経路におけるヒトへの有効性や毒性を正確に予測するものではないという問題や，臨床試験において有効性を見出すために患者の集団を分けることの必要性を強く示唆している．

　適応症や標的分子に関して他に競合製品が存在する場合は，市場に出すまでの時間を短縮することが不可欠である．時間と資金を節約するためには，開発計画において規制上または製造上の障害になりそうなことを確認し，軽減するように努めなければならない．市場に最初に投入された製品に比べて，市場に2番目に投入された製品に対する有効性および安全性による制約は極めて高くなり，それらの価格設定や市場シェアは，市場に最初に投入された製品に比べて低くなると思われる．使用上の簡便性もまた，直近および将来の競合製品に対する重要な差別化要因である．類似した作用機序のジェネリック分子は価格を押し下げ，新しい治療法の開発・登録費用を埋め合わせるのを難しくする．競合分子の特許存続期間の満了日を調べ，競合マップに含めるべきである（より詳しい方向性については，4.1を参照）．

---

2)　医薬品は，使用量が増加するに従って効果が高まると同時に，毒性も高まる．患者への投与量の増加を行えなくなる理由となる毒性，つまり副作用を用量制限毒性（Dose-Limiting Toxicity; DLT）という．また，患者が許容できない毒性が現れる容量を最大耐量（Maximum Tolerated Dose; MTD）という．〔訳注〕

5.1.3 機会の定義

　説得力と競争力のある TPP を定義するために，上記で述べたような調査より得られた市場の知識を用いるべきである．患者に対して有効となる最大の機会はどこにあるだろうか．自身の薬剤候補の開発を前進させる際に，患者に対して有効であるが従来満たされてこなかった課題（患者ニーズと既存の競合製品の間のギャップ）に注目することで，創薬開発過程を成功させる可能性が高まる．また，臨床ケアにおける患者への負担とそのギャップに関する知識によって，自身の薬剤をどのくらいの人が使用するかを見積もることができる．競合状況を理解することにより，自身の市場シェアと価格設定を精緻化することができる．アカデミアの創薬開発者は，営利事業における財務上の損益には縛られていないが，よく調査した上で市場分析を行うことにより，開発パートナー候補に対して信頼性が備わったプレゼンテーションを行うことができるだろう．

　最後に，臨床候補の TPP は，ユニーク・セリング・プロポジション（Unique Selling Proposition; USP）[3]を示すものでなくてはならない．USP とは，患者，医師，支払者の市場で，製品を成功させるための鍵となる属性を定義するものである．USP は TPP のマーケティング版であり，創薬開発者と共同出資を行う人，あるいは創薬開発者の研究成果をライセンス付与する人へ投資機会の概要を説明するのに役立つ．上市の成功はずっと先であるが，早い段階で市場を考慮することは，目標の達成を目指す上でのよい機会となるだろう．ビジネス化の判断を行う際のより詳細な数値の説明に関しては，次の節で述べる．

5.2 商業的評価

Julie Papanek

　企業，発明家，および投資家は，可能性のある新しい治療法に関して将来的な利益を見積もり，商業的評価を行う．製品の売上による利益は，研究開発投資の資金をもたらし，発明家の興味を駆り立て，患者に製品を届けるため（研究開発以外）の資金を提供する．製品が研究開発されている段階で商業的評価

3）　その商品のみが持つ，独自の強みや魅力．〔訳注〕

180──────第5章　商業化と起業家精神

を行うことにより，創薬開発に投資する数百万ドルに対して，製品上市後に期待される利益が魅力的な財務リターンとなりうるかを把握することができる．

　橋渡し研究者自身が，かなり詳細な商業的評価まで行わねばならない可能性はないと思われるが，製品の商業的価値決定における重要な推進要因（ドライバー）を特定することは，市場および企業や投資家が注目する製品の特長を理解する助けとなる．

Box 5.3　開発する薬剤のために分析するべき潜在市場の数

　自身の薬剤が複数の適応症に使用される可能性がある場合，そのうち2〜3の市場だけを評価し，残りは無視してよい．その薬剤が使用される可能性のあるあらゆる潜在的市場について評価するために，多くの時間を費やす企業，機関および投資家もいる．これは時間とリソースの無駄である．ほとんどの製薬企業は，評価に基づく判断に応じた段階的投資を考えている．そのため，さらなる投資が行われる前に，初めのいくつかの適応症において薬剤が有望な活性を持つことを示さなければならない．製品が売り出される最初の2〜3件の適応症に関する評価に着目し，その後に評価はせずに将来の調査領域をリスト化する必要がある．これにより時間の節約ができ，確実性は高まることになるだろう．

5.2.1　公　　式

　大半の製薬企業は，年間売上の見積もりを行う際に，同一の公式を用いている：

　　市場規模（潜在患者数（人））× 製品シェア（開発製品のシェア（%））
　　× 患者1人当たりの価格（開発製品に対する支払い（$/人））
　　= 年間売上高（$）

　この公式を円グラフのように考えてみよう．市場規模が円全体であるとする．製品シェアは自身の面積の大きさであり，百分率で表される．製品シェア当たりの製品に対する支払い価格（患者1人当たりの価格）とその年の疾患患者数

から，製品の年間売上金額を見積もることができる．

この単純な公式により，異なる商品化・開発戦略の間でのトレードオフを簡単に確認できるようになる．大きな円であればほんの小さな部分でも大きなリターンをもたらすため，競合製品が多く存在するが，非常に巨大な市場を狙うことを好む企業もいる．スタチン，抗凝固剤，アンジオテンシン受容体阻害剤の市場がよい例である．また他の企業は，よりアンメット・メディカル・ニーズがあり，競合製品が少なく，価格付けに制約のない，より小さな市場向けの製品開発を選択するだろう．それらの市場では，より高い製品シェアと治療過程当たりの価格の高さによって，患者規模の小ささを埋め合わせて利益を確保することができる．

企業や投資家は，彼らの製品が持つ商業的可能性を最大化しようとする．意思決定を行う者は，価値に多大な影響を与えうるドライバー変数に注目する．創薬開発における決定が，商業的価値のどのような部分に影響を与えるのかを知るために，これらのドライバーを探る．

5.2.2 市場規模

市場規模とは，製品によって治療される特定の疾患を持つ年間患者数に相当する．まずは，年ごとに，その疾患として診断される患者数の数を把握する．この人数は，潜在的な患者の部分集団や，診断率，治療率，発症率の変化，また予想される製品の FDA による医薬品の表示事項に応じて増減しうる．発症率，診断率，治療率を見積もる際には，利便性，コスト，その製品が医師，看護師，患者に強いることになる行動変化といった外部要因について考慮すべきである．これらの考慮すべき事項については，前節 5.1 にてより詳細に述べている．

予想される FDA の表示事項は，特に新製品に関する極めて重要な試験の場合には，臨床試験を計画するチームが直接コントロールできる範疇となる．第Ⅲ相試験に参加する被験者の適格性の基準は，FDA に承認された適応症で，新薬が承認された場合に投与を受けると思われる患者である．診断検査，薬剤間相互作用，最低限のバイタルサインに係る要件，年齢，人種，性別，その他の患者の特徴は全て，製品を受け取る患者の数を劇的に変えうる．これらの各

182───第5章　商業化と起業家精神

制約条件に関しては，市場規模を予測する際に説明を求められる．

Box 5.4　事　　例

　未分化リンパ腫キナーゼ（ALK）陽性非小細胞肺がんに対する薬剤として承認
されたクリゾチニブの市場規模を予測する際，ファイザー社は，薬剤の特異性に
ついて考慮する必要があった．各年に肺がんとして診断される221,000人の患者
のうち，2,000人以下が実際にALK変異を有しており，クリゾチニブへの反応性
が期待された．FDAが2011年にその薬剤を承認した際には，対象はALK遺伝
子を発現する進行段階の非小細胞肺がんの患者に限定された．結果的に，FDA
の表示事項の記述は，対象となる市場規模（患者数）を221,000人ではなく，
2,000人にしてしまった．

　試験対象患者基準（inclusion criteria）は，商業的価値だけでなく，治験の
規模やタイムライン，そして主要評価項目を満たす可能性にも影響を与える．
より大きな市場を対象とすると，治験に参加する被験者の人数が多くなり，治
験費用がより高額になる．結果として，第Ⅱ相試験と第Ⅲ相試験の試験デザイ
ンにおけるトレードオフについては，臨床医，生物統計家，商業化に関わる代
表者を含む多様な人材から成るチームにより討議されるべきである．

5.2.3　製品のシェア

　製品シェア予測は，たいていは最も主観的であり，その評価については激し
く討議される事項である．市場シェアは，自身の製品で治療されることが期待
される患者の率を予測するものである．最終的に，ほとんどの企業は，その領
域の市場に最初に投入される薬剤か，あるいは競合薬に比べて市場で最も優れ
た薬剤を探している．より優れた製品や，最新の製品は，100％に近い市場シ
ェアとなる傾向がある．競合対象には，類似した作用機序の薬剤に限らず，対
象とする疾患に使用されうる全ての治療や手術を含む．外科手術を行うことで
薬剤による処置が不要になるものは，競合対象と考えられるべきものである．
市場にある製品だけでなく，開発後期（第Ⅲ相試験）にある開発中の（競合）
製品や，自身の開発中の製品と類似し，より開発が先行しているものは，全て

競合製品に含まれる.

当然のことながら，開発中の全ての薬剤を個別に特定することは不要であるが，下記について知ることは重要である.

1. 現在の選択肢：
・医師，患者，そして支払者は，現在可能な選択肢に満足しているか？
・どのような判断により，自身が開発した製品へ乗り換えるよう動機づけられるか？

2. 類似製品：
・開発製品と同一または類似した作用機序の薬剤は，同一の市場にどのくらいあるか？
・それらはいつ上市されるか？
・開発製品はどのようにより優れているか？

3. 他の新規アプローチ：
・異なる作用機序の薬剤は，同一の市場においてどのくらい開発されているか？
・どれが最も有望か？
・それらはいつ上市されるか？
・開発製品はより優れているか，同じか，それともより劣っているか？

医薬品開発においては，開発スピードと差別化に重点を置いて気を付けるべきである．開発スピードは，開発品の上市と競合薬の上市の時期の差を決定づける．開発品は，市場に最初に投入されるだろうか．もしも違う場合は，最大の競合品の上市からどのくらい遅れをとるだろうか．類似する競合品の上市から1年かそれ以上に製品の上市が遅れた場合，2番目に上市した製品は，すでに定着した市場リーダーを置き換えるのに相当な苦労をするだろう．結果的に，ほとんどの場合は，2番目の製品は1番目の製品よりも小さな市場シェアしか占めることはできない．スピードは，上市後の特許保護の期間にも影響を与え

る．多くの投資家は，ジェネリック薬やバイオシミラーとの競争に直面するまでに開発コストを回収する時間を確保するため，製品の上市後少なくとも5年間は特許が保護されることを望む．

もしも製品が初めて上市されるものではない場合，大きな市場シェアを獲得するためには，競合優位性がなければならない．差別化とは，ある特定の疾患や症状を治療することができるなど，他に取れる選択肢と比べた際の，製品のユニークさを示すことである．医師か患者の視点に立ってみよう．製品のどの特性が最も重要になるだろうか．もしも，致死的な疾患の患者の治療を行っていた場合，薬剤の投与スケジュールは効能と同じくらい問題になるだろうか？やはり，利便性は低いが，患者の命を救う薬の方が，より魅力的だろう．自身の製品が使われる適用疾患に専門性を有する医師と話してみよう．彼らは，製品のどの特性が，彼らと彼らの患者の多くにとって最も重要であるか，すぐに答えてくれるだろう．患者団体もまた，付加価値をつける特性を見つけるために有用な情報源である．開発品や代替法に対する彼らの興奮の程度から，実際に開発品による治療法を受けると考えられる患者の割合について，手ごたえのある感触を得られるだろう．

最後に，製品シェアを計算する際には，支払者の優先順位を留意する必要がある．自身の製品は競合品に比べて費用効果が高いか，また患者のアウトカムをより改善するかについて，よく考える必要がある．保険償還の戦略を高レベルで明らかにすることは，医師と看護師が開発中の製品を受け入れることの障

Box 5.5 市場シェアの低下

開発スピード，差別化，そして競合製品の数の重要性の検討は，極めて主観的であり，そこには正しい答えはない．同様に，市場シェアの数値を精緻にすることも，最終的な目的ではない．予想する者たちは，単に正しい範囲（0〜15%，15〜30%，30〜60%，60〜80%，80%以上）を予想したいだけである．推定のためのさらによい手がかりは，類似品と類似市場から得ることができる．例えば，ある会社が，競合製品が多く存在しそうな関節リウマチ薬を開発している場合は，TNFα インヒビターの市場の例が参考になるだろう．

害にはならない．上市に近づくほど，詳細な保険償還戦略が求められる．

スピード，差別化，競合状況を組み合わせることで，製品の市場シェアについて根拠のある推測を行うことができるだろう．大雑把に言えば，その製品が既存の選択肢よりもよいものである場合にのみ，市場に広く受け入れられることになる．もし市場に差別化されていない競合製品が多くある場合には，スピードが最も問題となる．それゆえ，市場に最初に上市されるか，あるいは最も有効な治療法を企業が最も積極的に追い求めることは，驚くべきことではない．

5.2.4 価　　格

公式の最終的な目的は，自身の製品が投与されている患者数を，売上高に変換することである．この変換は単位の変換だけであり，製品の投与計画に依存する．以下に，変換の一例を示す：

治療を完了するまでの患者1人当たりの売上
$$1 錠/人/日 \quad \times \quad 7 日/週 \quad \times \quad 12 週間 \quad \times \quad \$20/錠$$
$$= \$1,680/人$$
（1人1日当たり投与量）×（週当たり投与日数）×（治療期間）×（価格）

投与量と投与頻度は医学的根拠により固定される可能性はあるが，価格設定は言うまでもなく柔軟である．スピード，差別化，競合状況による評価は，製品シェアのみならず価格にも影響を与える．もし製品が重大なアンメット・メディカル・ニーズに応え，臨床転帰（アウトカム）や標準的治療を著しく改善するなら，より高い価格（薬価加算）が課され，保険企業から償還される可能性がある．他方，製品が競合製品と同程度であれば，薬価加算は難しい．

まずは，現在の標準的治療から見積もった既存の価格設定を利用することが出発点である．ジェンザイム社のI型ゴーシェ病（Gaucher's disease）に対する酵素補充療法向け製剤であるイミグルセラーゼ（セレザイム®）の価格設定は，極めて貴重な例である．シャイアー社が競合製品であるビプリブ®を売り始めるまでは，ジェンザイム社がイミグルセラーゼについて患者1人当たり年間200,000ドルの対価を得ることができた．シャイアー社は，製品について重

186───第5章　商業化と起業家精神

要な臨床的優位性を提供できなかったため，市場シェアを獲得するために，上市時における価格をジェンザイム社の価格と比較して約15%切り下げた．

5.2.5 詳細情報に基づく早期の判断

　見込みがある治療法の候補を非臨床研究に進める前に，開発者の決断が製品の商業的可能性にどのように影響を与えるのかについて，よく考える時間を取らなければならない．後期の研究における決断は，市場規模，潜在的製品シェアに大きな影響を与える．非臨床研究は，臨床試験のデザインを決定するとともに，FDA に承認される市販用の表示も決定する．医薬品の表示事項に応じて，必要となる営業チームの範囲と保険償還が決まる．特に下記を検討する際には，よく考える必要がある．

・どの疾患領域に対して最初に研究されるべきか？
・臨床試験にはどのような患者が含まれるか？
・競合製品は開発品に比べどのくらい先，あるいは後に上市するか？
・患者，医師，支払者に定められた代替オプションよりも優れているのか？

　以上4つの質問をじっくり考えるだけでも，製品の価値の推定や，自身の決断の商業的な意味への理解が着実に進む．幸運なことに，投資家や企業は，開発者に詳細な検証は期待していない．彼らが重視するのは，製品が競争の激しい市場にどのように適合し，最終的に価値を生み出すのかについて，開発者が理解しているかどうかである．

Box 5.6 **要　　点**

　新たな治療法に投資を行う際に，投資家（企業やベンチャー企業など）は，将来の収益が開発費を確実にカバーし，投資に対して良好なリターンが得られることを求める．将来の収益を分析する際には，適応患者数（全体市場），自身の製品の市場シェア，および価格を考慮することが重要である．価格と市場シェアは，その製品が既存の治療法や新たな潜在的競合製品に対する優位性によって決まる．

5.3 潜在的な投資家を惹きつけるピッチ（売り込み）　　　　Leon Chen

　株主となる可能性のある潜在的な投資家に対して効果的なピッチを行うことは，起業に必要なリソースを集めるために欠かせない能力である．投資家によって新しい案件を評価する際の基準は大きく異なっているかもしれないが，どの案件にも共通するテーマを知り訓練を行うことは起業家がアイデアを伝える際に役立つ．この節では，成功するピッチの内容とスタイルの両方を扱う．

5.3.1 どのような課題を解決するのか？

　全てのピッチにおいて答えるべき基本的な問いが存在する．第1に，どのような課題を解決しようとしているのか，そして第2に，誰がその課題を気にしているのか（これはおそらく第1の問題より明白ではないものの，同程度に重要なことである）という点である．有効性，安全性，利便性において，どの技術的進歩が大きな商業的機会をもたらすかを理解することは，答えるのがさらに難しい問いだろう．投資家に対して説得力のあるピッチを行うには，取り組む課題だけでなく，それが市場価値を持つということも説明するべきである．

5.3.2 課題に対する解決策は何か？

　以上に加えて，課題の解決策が商業的に現実的で実行可能であるかという点が重要である．その解決法の可能性を最大限に実現させるには，難しい課題に対する解決策が，技術的に的確で，かつ現在の商業的環境においても，使い勝手がよく，容易に浸透するものでなければならない．イノベーターがよく陥る罠としては，自分たちは非常に難しい技術的課題を解決できるので，（特に開発者側が使い勝手を考えなくても）医師や支払者が自分たちの新しい解決策を採用するために自然に行動を変容させるだろう，と想定してしまうことである．イノベーションに関する利点と欠点を，患者，処方者，支払者の視点から議論することにより，医学的および市場で受け入れられるかの見込みを明らかにすることができる．潜在的な投資家に対し，提案する解決策が実現可能であり，かつ患者，処方者，支払者にとって魅力的であることを納得させなければなら

188 ─── 第 5 章　商業化と起業家精神

ない.

5.3.3 解決策が有効である根拠は何か？

　投資家は背景となる科学分野の教育を受けていない可能性があるので，彼らにその提案に価値があると納得してもらうために，解決策を裏付ける根拠を説明することは，非常に重要となる．しかしながら，初めてのピッチでは，科学的背景の説明が長すぎて投資家の関心を失わせてしまうことが多い．投資家は一般に，その分野のトップ研究者であるあなたの科学的知識はしっかりしたものであると信頼している．生データを一般的な背景説明よりも目立たないものにはせず，背景説明が他のセクションを圧倒することのないように注意するとよい.

Box 5.7　全てのピッチの基本

1. どのような課題を解決するのか？
2. 課題に対する解決策は何か？
3. 解決策が有効である根拠は何か？
4. 他に誰が同じ課題を解決しようとしているか？
5. 市場機会の大きさはどの程度か？
6. 成功するには何が必要か？

5.3.4 他に誰が同じ課題を解決しようとしているか？

　この問いは，一般的には競合の概要としてまとめられる．同じ領域の競合について説明する際には，自分たちの解決策を，既存の製品だけでなく，競合が開発中の製品とも比較することが重要である．初期段階の企業は，現在の市場と，自社製品が他製品と競争を始める頃に向けた市場の展望の両方を理解する必要がある．ただ競合のリストを作成するよりも，競合の技術的アプローチや自分の解決策との比較をまとめる方が，価値がある．学会発表の際と同様に，投資家はあなたがその分野の専門家であると見なす．市場勢力図を完全に理解することで，機会についてよく考え抜いていることを印象づけ，また専門性も

示すことができる.

5.3.5 市場機会の大きさはどの程度か？

一般的には，市場機会を説明するには 1 〜 2 枚のスライドで十分である．標的市場が大きく，十分なサービスが行き渡っていないことがわかっていれば，多くの時間を市場説明に費やすべきではない．標的市場がニッチなセグメントで，説明するのが複雑である場合は，市場の説明は投資家がその規模と機会を理解するのに役に立つ．市場が大きければ大きいほど，イノベーターは市場の議論により長い時間をかけたがることが多いが，実は，これは逆であるべきである．市場規模を議論することに関心がないのは，市場に興味がないからではなく，むしろ議論する必要がないからである．潜在的な投資家に正しい知識を与えるために，ここで説明できる市場の確実性や固有の情報についてどの程度説明するのか，よく考える必要がある．

5.3.6 成功するには何が必要か？

成功するプレゼンテーションには，事業計画と今後の計画について高い水準の構想の説明が必要だ．製品ベースの企業は，商品化までに必要な段階と時間の概要をピッチに含めなくてはならない．技術ベースの企業は，プラットフォーム技術を次の重要なステップに進めるには何が必要であるかに焦点を当てるべきである．診断技術の企業は，商業化に向けた大まかな計画を示し，また収益を生み出し，収支が合うようにするには何が必要であるかの概要も説明しなければならない．重要なことは，イノベーターは全体の成功のための資金の必要性だけでなく，次の転換点に至るための資金調達の必要性に関しても感覚を持たなければならない，ということである．直近の資金調達の必要性は，どのピッチでも「質問」の基本である．

5.3.7 ピッチのスタイル

前項までは，成功するピッチの基本的な内容について説明した．ここからは，プレゼンテーションのスタイルと，ピッチを成功させるためにどのように準備をするかに焦点を当てる．

190——第5章　商業化と起業家精神

　学会発表を行う際の典型的な聞き手とは異なり，投資家は幅広い技術，医学，そして事業の経験を反映した非常に多様な経歴を持っている．効果的なピッチを準備する際，投資家の専門領域や，どのような企業に投資を行っているかを知ることは非常に有益である．このような情報の多くは公表されているため，事前にリサーチを行う方がよい．

　聴衆を理解することは，状況に合わせてピッチを組み立てるのに役立つ．すなわち，科学的背景を説明する分量を調節し，話すスピードやペースを設定し，投資家の経歴に基づき，行われそうな質問を予測する．プレゼンテーションの目標は，簡潔でなお情報に富んだ事業コンセプトの概観を提供することである．最初のピッチでは，詳細すぎるという泥沼にはまることなく，全体のビジョンの見通しをわかりやすく伝えなくてはならない．一般に，プレゼンテーションはくどく長いものにするべきではない．心がけるべきは，効率性を維持しながら，あらゆる関連情報をプレゼンテーションに含めることである．聴衆を知ることにより，必要なときにスピードを上げ下げし，必要な情報を伝えるスライドを取り入れることが可能となる．

Box 5.8　スタイルに関する考察

1.　聞き手について知る
2.　ピッチは聞き手を巻き込む議論である
3.　課題と制約について強調する
4.　ピッチを行うことで，ピッチの準備をする（ピッチの練習を行う）

5.3.8　プレゼンテーションの途中で発表する議論への備え

　学会発表は一般的に，完全なプレゼンテーションとその後に続く質疑応答という形式で行われる．これとは対照的に，成功するビジネスピッチではプレゼンテーション中に聴き手との会話が生じる．プレゼンテーションを様々な方面へと導くことのできる幅広い質問を伴う議論のやり取りを期待し，またそれを求めるべきである．このような議論により，プレゼンテーション中に混乱や当惑が生じる可能性があるが，このタイプのプレゼンテーションの舵取りを成功

裏に行うことは，よいコミュニケーション能力の指標になることが多い．イノベーターが，科学の枠を超えた多様な話題を含んだ会話に対応できることは，非常に好ましい兆候である．

5.3.9 制約の指摘

　完璧な事業計画など存在しない．最も魅力的なビジネスピッチでは，一番重要な課題および制約を上手く特定し，説明する．多くの場合，計画の最も困難な点を技術的に解決することは不可能である．解決策は，様々な事業戦略，規制戦略または新たなアプローチを見出す将来の研究から生まれるだろう．このような障壁に関する議論は避けては通れず，ズルズルと引き延ばすことなく，積極的に向き合うことにより，聞き手を議論に引き付け，よく考えこまれた開発計画を示すことができる．

5.3.10 練習，練習，練習

　ピッチに取り上げるべき事柄が多く，潜在的な投資家をとりこにできるものが何であるかが不明確な状況において，ピッチを成功させるための準備としての最善な方法とは，どのようなものだろうか？　プレゼンテーションを磨く最も効果的な方法は，他の産業界のベテランとともにピッチの練習を行うことである．投資家，もしくは様々な産業界での経験を持つ人々が，想定される質問や課題を特定するための手助けになる．こういったリスクのない議論では，質

Box 5.9　アカデミア研究者として驚いたこと

　KAI 社（KAI Pharmaceuticals Inc.）を始めるために資金調達に奔走していた当時，何百人もの人々と話をした．産業界の友人から大学関係者，起業家，そして本当にたくさんの投資家と話した．この際のプレゼンテーションからわれわれは多くのことを学び，そして予想した通り，数えきれないほどの「ノー」という返事を聞いた．重要なのは，毎回の新しいピッチで，資金を確保できるだろうと信じることである．楽観的で決断力を持ち，そして準備万端の状態にすることにより，われわれは必要とするものを最終的には得ることができた．（DM-R）

192───第 5 章　商業化と起業家精神

問への効果的な答え方だけではなく，直面するかもしれない課題に対処する戦略を学ぶこともできる．

5.3.11 薬剤および診断に関するピッチ

　他領域の成功するピッチの方法に関する解説とは異なり，治療薬や診断方法の事業計画では，取り組むべき特定の検討事項がいくつかある．治験戦略や規制戦略は，全ての新薬開発の成功のために重要である．新規治療法の開発に焦点を当てた事業計画では，臨床シグナル対ノイズ比，患者の選択，そして対象の治療領域における新薬に対する規制の動向を徹底的に理解する必要がある．例えば，脳卒中は歴史的に，臨床シグナル対ノイズ比が臨床上の利点を示すことを困難にしてきた領域である．腫瘍領域では，多くの薬剤開発者が，患者選択においてバイオマーカーの恩恵を受けている．糖尿病や肥満の治療領域では，現在 FDA は有効性とは対照的に安全性を重視している．全ての新薬開発計画において，治療戦略上のこのような問題点に特に注意を払わなければならない．

Box 5.10　専門家への質問

　アカデミア研究者は，新薬開発に関する多くの問題点に不慣れであることが多いが，時間を使ってそれを学ぶ必要がある．多くの文献だけでなく，ウェブ上にも有り余るほどの情報が存在する．その領域で診療を行っている医師に加えて，薬事専門家，臨床試験専門家にも相談しよう．できるだけ多くのこういった人々と話をして，誰が KOL なのかを理解しよう．そして，KOL を諮問委員会に採用することを検討するとよい．

　診断におけるイノベーションの場合，製薬企業とは全く違った障壁に直面する．新しい診断の解決策では，医師が患者フローの管理方法を変更する必要が出てくるため，医師に受け入れられるのかという課題に直面することが多い．診断領域のイノベーターは，標的となる医師，典型的な患者フロー，そして新たな検査が従来の流れにどう組み込まれるのかを理解する必要がある．診断技術を扱う多くの企業が一般的に直面するもう 1 つの困難は，新たな検査に対して支払者から償還を得ることである．診断技術を扱うイノベーターは，新しい

検査の商業的可能性を実現するため，必要な償還コードの申請過程を熟知しておく必要がある．

Box 5.11 共通の課題

1. 新薬開発における共通の課題は，臨床シグナル対ノイズ比，患者選択，規制戦略である．
2. 診断技術企業における共通の課題は，新しい検査を採択するよう医師の習慣を変えること，支払者から償還を獲得することである．

　潜在的な投資家に対して魅力的なピッチを行うには，簡潔な方法でメッセージを伝えながらも，幅広い話題を取り上げるとよい．この節では，ピッチに含めるべき多くの話題について簡単に触れた．起業家は，投資家を巻き込んだ様々な方向に展開する議論のために準備をしなくてはならない．プレゼンテーションを準備するための最適な方法は，多様な経歴を持つ産業界のエキスパートにピッチを行うことである．このような練習のたびに，プレゼンテーションは次の投資家により響くよう徐々に磨かれ改善されていき，また起業家はどのような方向性のピッチも行えるように準備することができる．

5.4 ベンチャーキャピタルによる資金供給 Kevin Kinsella

　バイオテクノロジーは他のどの産業よりもベンチャーキャピタル（Venture Capital; VC）のサポートを受けてきており，バイオテクノロジー産業の先駆けの企業（シータス社やジェネンテック社）も VC から投資を受けた．バイオテクノロジーの周辺では真の資金的エコシステムが成立している．これは初期段階（アーリーステージ），中期段階（ミッドステージ），後期段階（レートステージ）の VC，製薬企業，専門の投資銀行，有能なアナリスト，メザニン投資家，公共投資から成るものである．彼らは皆，臨床医学に画期的で新規の診断技術や治療法を約束した 20 世紀後半に生じた新しい産業領域の旨味の分け前にあやかることを熱望している．

　シータス社の設立から 40 年，バイオテクノロジー産業は実際に新しい診断

194———第 5 章　商業化と起業家精神

技術や治療法を生み出す使命を果たしてきた．多くは全く新しい技術から発生
しており，DNA 組換え，モノクローナル抗体，ゲノム解析，コンビナトリア
ルケミストリー，ハイスループット・スクリーニング（High Throughput
Screening; HTS）などがある．しかしながら，このように技術的な偉業にも
かかわらず，投資領域としては，バイオテクノロジーはいまだ資金のかかる存
在である．このような新たな製品で生み出したこれまでの総収益よりも，投資
額の総計の方が大きい．

Box 5.12　アカデミア研究者として驚いたこと

　科学的および臨床的に非常に有望にもかかわらず，バイオテクノロジー産業全
体はその始まり以来赤字を抱えている．結果として，成長段階にあり VC から支
援を受けているバイオテクノロジー企業のエグジットの選択肢や投資利益率は限
られている．

　この冷静な分析は 2000 年の小型株市場の下落の余波が残る中で始まり，バ
イオテクノロジー産業への資金提供の柱の崩壊をもたらした．それから 10 年
以上経つが，ここ数ヶ月（2013 年）のバイオテクノロジー企業の新規株式公開
（Initial Public Offering; IPO）数は増加したにもかかわらず，IPO 市場は回復
していない．バイオテクノロジー専門の投資銀行は，この産業動向を追うアナ
リストとともに姿を消した．これにより，ほとんどのバイオテクノロジー関連
のスタートアップ企業にとって，パートナー企業による買収が最も可能性のあ
るエグジット戦略となっている．このように競争が失われたことにより，ベン
チャー投資家らにとっては，彼らが資金提供する企業が製薬企業に買収された
際に利益を引き出すのがより困難になっている．

　自身の新しいアイデアの実現にむけて VC を求めているバイオテクノロジー
の起業家らにとって，これら全てのことは一体どういう意味を持つのか．いま
だバイオテクノロジーに投資を行うベンチャー資金は存在するが，手を伸ばせ
る範囲は縮小している．バイオテクノロジーへの投資の黄金時代（1980 ～ 2000
年）には，アイデアがあり，わずかな目的があり，サイエンス誌かネイチャー
誌の論文があれば，起業ができ成功するチャンスがあった．今日では，歴史が

「親切な他者」，つまり株式の購入者やパートナーの製薬企業に頼ることは誰もできないことを示してきたため，バイオテクノロジー企業を支援するベンチャー育成資金連合（シンジケート）が，支援する企業が製品を市場に出すために必要な全ての資金を難なく準備できている必要がある．いくつかのベンチャーキャピタルの規模（5,000〜10億ドル）にもかかわらず，数年にわたって合計6,000万〜8,000万ドル以上の規模のシンジケートを組織することは難しいことから，事実上全ての資金調達をこの枠内に収める必要がある．そうでなければ，ベンチャー企業は資金を得ることができないだろう．

アヴァロン・ベンチャーズ社[4]が投資機会を大まかに確認するために使用している「テンプレート」がある．これはバイオテクノロジーの科学者および起業家が，そのネタに対してVCと共通の理解を持つために役に立つだろう．

5.4.1 投資機会の評価：テンプレート

・手が届く範囲にあり，かつ経済的にも十分に魅力的な市場が存在するか？
・チームは，プロジェクトやプロセスに助言を提供できる世界レベルの人々とつながっているか？
・自分たちのファンドの投資可能期間にビジネスが開始されるか？　プロジェクトは4/2ルールに従うことが多い．すなわち，これは予想より4倍の時間と2倍の費用がかかる，もしくはその反対で4倍の費用と2倍の時間がかかることを意味する．
・知的財産（Intellectual Property; IP）が強固で，テクノロジーを本当に理解しており，企業内でテクノロジーを実現する能力を持っているか？　そうでない場合には，そのような能力を外部に委託することは容易か？　このテクノロジー領域において現存する，もしくは将来現れる競合相手はどこか？
・プロジェクトを最後まで進めるための資金を保有しているか？　しばしば，プロジェクトの第一歩を始める資金を見つけるのは容易であるが，プロジェクトを完了させるために必要な資金を獲得するのは難しい．例えば，開発プロセスは特定のマイルストーンの達成に基づいた，いわゆるpre-moneyの

---

4)　本節の原著者 Kevin Kinsella 氏が所属するベンチャーキャピタル．〔訳注〕

196──第5章　商業化と起業家精神

企業価値[5]の観点からよく考慮される必要がある.

・最後に，付け加えることがある．悪い知らせに対して高い忍耐力を持たなければならない．特別な第一歩を踏み出すと，予期していなかった障壁が必ず発生する．それゆえ，プロジェクト終盤の目標を達成するためには，忍耐強さと決断力が必要である．要するに，参加を決めたゲームを愛する必要がある．それができないなら，始めないことだ．

　上記の基準で評価すると，フィルターを通る，もしくはふるいにひっかかるプロジェクトは決して多くはない．しかし，評価をクリアして生き残ったプロジェクトに対する最終的な選択は，厳格な財務分析次第である．要するに，自分のプロジェクトを愛する必要はあるが，プロジェクトにはお金が必要なのである．分析には多くの方法（純現在価値（Net Present Value; NPV），損益分岐点分析，経済付加価値（Economic Value Added; EVA）[6]，モンテカルロ法など）があるが，概してこれらは全て同じ方向を指し示す．例えば，NPV が赤字である場合や，損益分岐点に決して到達しない場合はよくない兆候である．

5.4.2 成功への戦略

　それでは，プロジェクトのピッチを行う大学発の起業家に，アヴァロン・ベンチャーズ社は，一体何を期待しているか．われわれは起業家たちに対し，産業界の学生になってほしいと考えている．場合によっては，新規投資のための技術は，過去の時代の飛躍的進歩（DNA 組換え，モノクローナル抗体，ゲノム解析，コンビナトリアルケミストリー，HTS など）に大きく頼っていることがある．どのようにして，起業家たちはこのような技術の改良を行い，薬剤をより効果的に臨床に導入したり，もしくは臨床から排除したりするのか．アヴァロン・ベンチャーズ社は，上記に示した近年の全ての発明も含めて，常に技術に投資してきた．われわれは今，リスク／リワード比をよりよくするために，（昔はただの発明であった）これらの分野を賢く応用することに興味があ

---

5)　資金調達前の企業価値のこと．〔訳注〕

6)　支払利息控除前税引後利益（Net Operating Profit After Tax; NOPAT）から資本調達コストを差し引いた値．〔訳注〕

る.

　実際，リスク／リワード比が全てである．最悪，上手くいかないプロジェクトでは投資の全てを失うことになるため，成功するプロジェクトは極めて素晴らしいものでなければならない．それゆえ，われわれは 2 年以内に臨床応用が可能な，目覚ましい飛躍的な科学技術を探している．これは，プロジェクトが，単なる標的の発見から大幅に進歩していなければならないということである．有望な動物実験のデータがあり，また毒性検査で赤信号が灯っていない分子（タンパク質もしくは低分子化合物）が存在する必要がある．IP は強力でなければならず，非常に競争力のある知見を有することが必要である．これは通常，その大学の研究室が，彼らの領域においてゲームの頂点に君臨しており，大きな方向性を示すリーダーとして一般的に認識されていることを意味する．われわれは，妥当な取引条件での IP のライセンスもしくはオプション契約が可能である必要があり，また企業を設立した大学研究者との独占的な（その技術に関して）コンサルティングの権利を有さなければならない．われわれにとっては，経営チームが整っていることは必要ではない（ただし，これはベンチャーファンドでは一般的ではない）．われわれは，マイルストーンの達成に沿いながら，資金を分割して投資することを好む．50 万〜 100 万ドルから始め，続いて 200 万〜 300 万ドルを追加していき，おそらく投資総額は数年にわたって700 万〜 1,000 万ドルになる．

　われわれは 4 〜 7 年の期間で，資本が往復して戻ってくること（現金は現金

Box 5.13　アカデミア研究者として驚いたこと

　資金を探しているときは，ベンチャーキャピタリストが彼の会社としての金銭的サポート以上のものをもたらしてくれることを覚えておこう．例えば，KAI 社の最初の投資家であるスカイライン・ベンチャーズ社は，会社設立チームに対して非常に重要な指導をし，彼らのオフィス内で無償のオフィススペースを提供し，われわれの会社のために機能横断型のコンサルタントチームを集める手助けをし，シリーズ A を調達するための投資家を追加で確保する際の主導的な役割を果たした．起業時に資金は不可欠であるが，VC を選ぶ際には，その VC が提供する追加のサポートも考慮するとよい．（DM-R）

198———第 5 章　商業化と起業家精神

として戻ってくる必要がある）を望んでいる．一般的に，ベンチャーキャピタルは 10 年間に限定したパートナーシップを結んでおり，そのため，資本金（現金もしくは流動株（公共株））は，VC ファンドの存続する間に有限組合員（VC ファンドの投資家たち）に償還されなければならない．

　ここ数ヶ月（2013 年）の IPO は急増しているものの，IPO をエグジット戦略として当てにするのはリスクが高い．その結果，われわれは買収されることを想定して企業を設立している．こういった事情なので，製薬企業との製品に関するパートナーシップは非常に不確かなものである．古きよき時代には，製薬企業とのパートナーシップは，投資コミュニティに対して，そのベンチャー企業が公共投資に値することを「証明する」ものであった．IPO 市場は限定的であるため，製薬会社とのパートナーシップは，ベンチャーテクノロジー企業に対して研究開発を外注するための「ベアハッグ」（"bear-hugs"）になることが多く（通常，取引は不利でしかもプロジェクトの終盤になってやっと支払われるため，この研究開発は VC による資金提供により主に賄われる），結局はそのバイオテクノロジー企業はほんの少数の人々にとってしか魅力的にならない．それ故，バイオテクノロジーベンチャーの資金調達では VC からの調達がほとんどとなる傾向があり，第Ⅲ相試験や FDA への新薬承認申請（New Drug Application; NDA）にわたって，完全なる資金提供を行うベンチャーシンジケートが作られる．

Box 5.14 要　　点

　IP が革新的で，最上級のチームがあり，ビジネス機会が非常に大きく，資金獲得が適切で，プロジェクトスケジュールが数十年ではなく数年というものであるならば，バイオテクノロジーにもまだ成功のエグジットは存在する．ベンチャーキャピタリストはそのような機会を常に探し求めている．

5.5 非営利的な創薬開発

Eugenio L. de Hostos

　「非営利的な創薬開発（Not-for-Profit Drug Development; NPDD）」に関す

る説明を行った後に，「そのようなものがあるのか？」「上手くいくのか？」という質問を受けることが多い．その質問への端的な解答は「イエス」である．

　顧みられない熱帯病（Neglected Tropical Diseases; NTDs)[7] のためのNPDD は，科学，ビジネスおよび社会の趨勢が集中することによって，より知られるようになってきている．グローバリゼーションによって発展途上国の貧困層の医療ニーズへの関心が高まり，同時にこれらのニーズに対して慈善団体や産業界，政府から援助がもたらされた．しかしながら，NTDs 薬剤開発のためのリソースは，利益を生む適応症の薬剤開発のために従来の製薬企業が利用する，集中した垂直統合型のリソースと比較すると，依然として貧弱である．この理由から，NPDD のために重要なことは，プロジェクトに対する，様々なソースから金銭的，物質的，そして技術的な支援を活かすことができる能力となっている [3]．

　過去 10 年間に，製品開発パートナーシップ（Product Development Partnership; PDP）と呼ばれる非営利組織が新たに芽生えている．PATH，DNDi（Drugs for Neglected Diseases initiative）や OneWorld Health（OWH）などの PDP は，巨大製薬企業の厳密で迅速な特徴を，NTDs のワクチンや薬剤開発の活動領域に持ち込んだ．PDP の影響は目を見張るものがあり，ある論文では，今や NTDs の薬剤開発の 75％ ほどがこのような種類の組織によって行われていることが示唆された [4]．

　大学内における HTS 施設の出現と，学生や教授の間での NTDs への関心の高まりに伴い，大学は初期段階の薬剤開発プロジェクトの苗床になっている．より多くの標的が検証され，分析法が開発され，化合物が発見されているだけでなく，大学はますますこういった発見を薬剤の製品化へとつなげることに関わっている．しかし，医薬品開発に関して言えば，大学のプロジェクトの多くが，専門家やリソース不足のためにいまだに行き詰まっている．PDP は，大学のプロジェクトを薬剤開発プロジェクトへと転換し，開発候補物質が非臨床の「死の谷」を越えられるよう導くという重要な役割を担うことができる [5, 6]．

---

　7)　熱帯地域の貧困層を中心に蔓延している寄生虫病や細菌感染症のことを指す．〔訳注〕

200 ─────第 5 章　商業化と起業家精神

　先に議論したように，スクリーニングでのヒット化合物と研究者のやる気だけでは，新薬を市場に届けるのに十分ではない．PDP では賢くプロジェクトを選択して遂行し，効率的な運用を維持することができるが，NPDD が従来の薬剤開発より低コストであることを期待できる根本的な理由はない．他のバイオテクノロジー企業や製薬企業と同様に，PDP は薬剤開発業務を外部委託することで費用を下げることができる．OWH や DNDi のような組織は完全に研究施設を持たず，「バーチャル」な活動をするところまで行き着いた．つまり，プロジェクトの組み立てや管理に焦点を絞る一方で，研究活動や製造に関しては世界中の契約研究機関のサービスに専ら頼っている．

　薬剤のリポジショニング[8]は，PDP の費用節約のための別の選択肢である．例えば，OWH は，何十年も前にヒトへの使用が承認された特許切れの抗菌薬であるパロモマイシンを，必須である第Ⅲ相試験を実施することにより，内臓リーシュマニア症の治療用にリポジショニングした．同様に，動物治療用の薬剤，特に駆虫薬の領域は，「分野を越えた」潜在能力を持つ薬剤を探すのによい領域である．これらはゼロから始めるよりも，ヒトでの使用への開発をより迅速に，より低コストで行うことができる [7]．しかしながら，リポジショニングでも依然として，少なくとも第Ⅲ相試験が必要となり，これは通常，薬剤開発の中でも最も費用がかかる部分であることを心にとめておくことが重要である．他にも考慮すべき重要な点として，リポジショニングの薬剤では，結局，新たな製品が理想的な TPP には遠く及ばない可能性もある．この理由により，リポジショニングの金銭的な利点は製品の長期的な使用と比較検討されなければならない．

　収入の面ではもちろん大きな違いがあり，従来の薬剤開発よりも NPDD の方がより困難である．NPDD が非営利である限り，慈善団体が NPDD を可能にする「秘密のソース」であり続ける．これは資本主義の基礎である．すなわち，営利組織を動機付けるほど十分な金銭的利益を生まない社会的利益は，代わりに行政や慈善団体から資金を得なければならない．

───────────────

8)　特定の疾患に対する治療薬が，別の疾患にも有効であることを示し適用すること．リパーパシングやリプロファイリングとも呼ばれる．代表例として，バイアグラやサリドマイドがある．〔訳注〕

Box 5.15 アカデミア研究者として驚いたこと

　大学研究者は，慈善資金による PDP もしくは NIH や TRND のような行政プログラムと提携することによって，発展途上国の疾患のための薬剤開発プロジェクトを進めることができる．

　ビル＆メリンダ・ゲイツ財団[9]，ウェルカム・トラスト，WHO の熱帯病医学特別研究訓練プログラム（TDR）などの組織から付与される助成金は，多くの PDP にとって生命線であるが，製薬業界からの金銭以外の寄付もまた非常に重要である．例えば，多くの製薬企業が，OWH の下痢性疾患プログラムに対して，技術アドバイス，化合物ライブラリーへのアクセス，創薬と非臨床業務を含めた寛大な支援を提供している．そうは言うものの，PDP の信念としては，慈善団体からの寄付への依存を減らし，より持続可能になる道を見出すべきである．財務が持続可能になることにより，長期的戦略を立案できるだけではなく，初期段階（アーリーステージ）のプロジェクトを育て，新たな開発の可能性をもっと柔軟に探ることができるようになる．

　PDP を持続可能にする戦略の 1 つとして，薬剤の開発ポートフォリオに 2 つの市場を持つ製品を含めるというものがある．つまり，利益を出すことができる裕福な先進国市場と，利益を出せない開発途上国市場である．例えば，コレラ治療薬は旅行者向けの下痢止めの薬としても販売できたため，PDP の他のプロジェクトを支えることができた．また，ワクチンの領域では，事前買取制度（Advanced Market Commitment; AMC）が新製品の開発と生産を奨励するものとして用いられてきた．AMC とは単に，開発が完了したら，スポンサーが一定量のワクチン製品を一定の価格で購入するという約束である．この仕組みは，ワクチン製造業者によるインフルエンザワクチンの製造を促進するために用いられてきたが，現在では NTDs のワクチン開発の促進にも利用されている．

　他の小規模だが裕福な市場で，NTDs 薬剤の開発を支援できる可能性がある

---

9)　http://www.gatesfoundation.org/vaccines/Pages/advanced-market-commitments-vaccines.aspx

のは軍隊である．例として，米国国防省[10][11]は，軍や国家防衛に対して重要な領域における薬剤開発を支援しており，いくつかのケースではこれらの領域がNTDsの領域と重なっている．PDPはまた，米国国立衛生研究所（NIH）や米国食品医薬品局（FDA）といった政府が提供するリソースやインセンティブからも恩恵を得ることができる．このようなリソースは散らばっており，各々ではたった1つの開発段階すら支援しきれない傾向にあり，言うまでもなく完全な薬剤開発計画の支援はできない．しかしながら，リソースは入手でき，こうしたリソースにアクセスすることにより，開発スケジュールは遅れてしまうことが多いものの，NPDDプログラムは大いに援助される．米国国立アレルギー・感染症研究所（National Institute for Allergy and Infection Disease; NIAID）の微生物感染症部門[12]もまた，政府の契約者を通して発見段階から第I相試験に及ぶ薬剤開発サービスを提供している．NIHも希少疾患および顧みられない疾患に向けた治療薬（Therapeutics for Rare and Neglected Diseases; TRND）[13]と呼ばれるプログラムを提供し，これによりNIAIDのような組織の専門家やリソースが使用できるようになり，申請者と当面のPDPを構築する効果が出ている．TRNDは例えば，住血吸虫症や鉤虫症に対する研究に充てるNIAIDのリソースへの窓口として機能している．TRNDの傘下で提供されるサービスは，米国以外からの申請者も利用可能である．

　規制面では，FDA[14]が製薬産業に顧みられない疾患の治療法開発の促進を狙い，いくつかのプログラムを設立している．オーファンドラッグ法（Orphan Drug Act）は，米国内の患者数が年間20万人未満の疾患に対する薬剤，もしくは開発費用を回収できる見込みがない薬剤の開発費用を減らすために設置された．なお，NTDsはこの両方のカテゴリーに含まれる．オーファン製品開発局（The Office of Orphan Product Development; OOPD）は，時間および資

---

10)　http://www.dtra.mil/Missions/ChemicalBiologicalDefense/ChemicalBiologicalDefenseHome.aspx

11)　http://www.jpeocbd.osd.mil/packs/Default2.aspx

12)　http://www.niaid.nih.gov/labsandresources/resources/dmid/pages/default.aspx

13)　http://www.trnd.nih.gov

14)　http://www.fda.gov/forindustry/developingproductsforrarediseasesconditions/default.htm

金を節約できる規制当局の近道を見つけることにより，オーファンドラッグの開発を手助けする責務を担っている．OOPD が促進する仕組みの 1 つが，ヒトと動物を対象とする既存の医薬品のリポジショニングである．

　大きな期待を持たれているもう 1 つのプログラムは，利益の少ない適応症の薬剤開発を促進するために 2007 年に米国議会で成立した，FDA の優先審査保証（Private Review Voucher; PRV）プログラムである．このプログラム下では，FDA の NTDs リストにある疾患を治療する新規分子化合物（New Molecular Entity; NME）[15]の FDA への NDA が受理された全ての組織に対して，譲渡可能な PRV が与えられる[16]．PRV の潜在的価値は，その所持者に対し，NTDs の治療に必要ではない薬剤に対する別の NDA の審査を早める権利を与えるという事実にある．明らかに，これは大きな製薬企業にとって，NTDs 治療の可能性を持つがお蔵入りになっているプロジェクトを見直すことへの動機になりうる．しかしながら，PDP 業界を最も盛り上げているのは，新たな大ヒット製品を市場に出すまでの時間を短縮したいと思っている製薬企業などの第三者に，PRV を売却することができるという点である．

　PDP が目指しているのは，自分たちの NTDs 薬剤プロジェクトにより，大きな製薬企業が進んで数 100 万ドルを支払うような RPV を生み出し，それによって他の NPDD プロジェクトに寄付や投資ができるようになることである．他にも PRV では，この仕組みがなければ投資に対する金銭的見返りを得られないような NTDs 薬剤プロジェクトに対して，民間資本を集められる可能性がある．とはいえ残念ながら，PRV の価値は，金銭的問題および現実に規制（対応）にとられる時間の実際の問題として幅広く議論されてはいるが，いまだに非常に不確実性が高いままである．製薬企業や慈善団体は，PRV 市場が発展し，NTDs 領域の励みになる日が来るのを待っている．

---

15)　FDA の医薬品評価センター（Center for Drug Evaluation and Research; CDER）に申請された新薬．

16)　http://www.bvgh.org/What-We-Do/Incentives/Priority-Review-Vouchers.aspx

204 ───第 5 章　商業化と起業家精神

Box 5.16 要　　点

　新薬の市場投入は，複雑で費用のかかる過程である．しかし，非営利の新薬開発は可能であり，実際に行われており，そしてかつてないほどに，ほぼ間違いなくより実現可能なものになっている．この資源に制約された製薬業界の片隅で，PDP は主導的な役割を担い続け，公共，産業界，大学および慈善団体の幅広く散らばったリソースを効果的に利用し，顧みられない疾患の治療に存在する溝を埋めるだろう．

5.6 バイオテクノロジー企業設立の法的側面

Alan C. Mendelson, Peter E. Boyd, and Christopher M. Reilly

　バイオテクノロジー企業を始める際に，起業家が必ず自問すべき最初の質問は，そのときが企業を設立するのに適切なタイミングかどうか，ということである．企業を設立するためにビジネスチャンスを広げる関係を構築すべきだろうか，もしくは大学の快適な環境の中で研究開発活動を進めるべきだろうか．

　この決断は，現時点で企業を立ち上げた場合の利益が，この企業を維持するための初期投資および運営費を上回るかという，費用対効果分析により導かれるべきである．しかし，企業を設立することには，全ての産業領域に当てはまる，確実な利益が存在する．例えば，ほとんどの企業は，適切に組織されて出資を受けていれば有限責任であり，ビジネスで発生する負債などの個人的責任から，社員，取締役，そして投資家を守ることができる．

　しかしながら，バイオテクノロジーの起業家に関しては，特にもともと大学の研究環境にいた場合，起業するか否か，またいつ起業するかを決断する際に，さらに特有の検討事項があるだろう．アカデミア研究者は，新規事業を運営する上で非常に高額な要素となる，研究室，事務職員，中核的サービス施設，図書館，その他関連施設を利用することができる．アカデミア研究者には研究補助金を受ける資格があり，企業主導の臨床試験のほんの一部の費用で，研究者主導の臨床試験を行うことができる．さらに，大学にとどまることで，起業家

にとってより信頼性のある収入源を得ることができるかもしれない.

　一方で，大学にとどまることで，企業設立に伴う一般的な費用（例えば，登記費用，弁護士費用，企業の維持に関わる費用）以上のリスクが追加で発生する．例として，大学は被雇用者が開発したいかなる知的財産（Intellectual Property; IP）の権利も保持する．そのため起業家は，「早期に技術のライセンス供与を行い，将来開発されるIPを所有する利点」と，「大学内で技術開発を行い，後でより多くのIPをライセンス供与する利点」のバランスをとらなければならない．大学からライセンス供与される全てのIPには特許使用料の支払いが発生し，1980年に成立したバイ・ドール法（Bayh-Dole Act）[17]は特に，ライセンシーに米国内でその発明品の製造を試みることを要求している．米国に存在するライフサイエンス企業の多くはバイ・ドール法の要件に詳しいが，この法律により，他国のライセンス取得者，特に日本企業との交渉は，今後複雑化する可能性がある．

　要するに，起業家が，ビジネスチャンスが存在するのかどうかをまだ調査している段階にあり，かつ大学が提供する利点を活用できるのであれば，起業す

Box 5.17 アカデミア研究者として驚いたこと

　アカデミアの創業者は，企業設立の際に，あらゆる取引の署名をする以前のかなり早い段階で，経験豊富な企業弁護士を雇うべきである．弁護士は起業の過程を通して創業者の利益を保護し，ライセンス契約の交渉，VCからの資金調達後にどの程度の企業所有権の維持が期待できるか，従業員の雇用，また，その他重要なプロセスの問題に関して有益な情報を提供してくれるだろう．さらに，個人的な利権を最大にするためには，大学，VC，あるいは企業の弁護士に頼るよりも，自分で弁護士を雇う方が賢明である．（DM-R）

17）　政府の資金援助を受けた研究から発生する知的財産を規制する米国の法律．本法律が制定される前は，政府資金により研究開発された発明の特許権は政府（資金提供者）に帰属していたが，制定後は，大学，研究機関，民間企業，また研究者が特許権を取得することが認められるようになった．なお，同法には合衆国産業を優遇する条項（第204条）が含まれており，大学・研究機関等の発明を利用して製造された製品を米国内で製造することに同意する者以外には，発明の独占実施権を付与してはならないことになっている．〔訳注〕

206———第5章　商業化と起業家精神

る意味はないかもしれない．しかしながら，ひとたび成功の見込めるビジネス
チャンスがあると判断し，会社の設立，資金調達や従業員の雇用を始めたいと
思ったならば，この機会を前進させるのに起業は不可欠だろう．

　起業家が今こそ起業するときだと決めたらすぐに，最適な企業の種類を選ぶ
必要がある．企業は「パススルー」課税（構成員課税）が適用されるか，また
はされないか，大きく2つの種類に分類される．パススルー課税が適用される
企業では，企業の利益や損失が，会社を通過してそのまま投資家に渡り，一度
しか課税されない．パススルー課税が適用されるのは，パートナーシップ組合，
有限責任会社（Limited Liability Companies; LLC），Sコーポレーション（Sub-
chapter S corporations; S-Corps）である．より一般的なCコーポレーション
（Subchapter C corporations; C-Corps）ではパススルー課税が適用されず，企
業の収入もしくは損失，そして株主への配当金に対してそれぞれ別々に課税さ
れる．最適な企業形態を選ぶ際には，起業家は，限られた管理スタッフに過大
な負荷を与えることなく何が効率的に機能するかという点，選択した企業形態
が，バイオテクノロジー企業の成長のために，短期的および長期的目標を達成
でき，また困難に対応できるほど柔軟であるかどうかという点に基づいて，全
ての選択肢を見極めるべきである．

　バイオテクノロジー企業は，大きな資本を必要とし，予測可能な収益を生み
出すまで長い期間がかかるため，起業家はあらゆる資金調達の可能性を残して
おく必要がある．初期段階では，エンジェル投資家[18]とVCの2つが一般的な
資金源である．VCはパススルー課税が適応される企業には投資しないが，こ
の理由は，このような企業が，多くの場合非課税の団体である有限責任組合員
に対して，負の税効果を生み出すためである．もし企業がVCにアプローチす
るつもりであるならば，Cコーポレーションの企業形態を取る必要がある．時
折，少数の裕福な個人が初期段階の研究に投資する準備ができ，投資をその時
点で損金処理できるようにパススルー課税を求めることがある．しかしながら，
このようなエンジェル投資家が研究の初期段階を越えてまで企業に資金供給が
できることは，極めて稀であるため，ある時点で，企業は機関投資家からの資

18）　起業のために資金を提供する，裕福な個人またはグループ．

金調達のために C コーポレーションに転換しなければならない.

パートナーシップ組合や LLC では比較的複雑な管理契約が必要となり, 契約書を作成し, 投資家や初期の従業員に説明を行うことに時間と費用がかかる場合が多い. パススルー課税に加えて, このような LLC やパートナーシップの形成と管理に関わる追加費用は, ほぼ全てのバイオテクノロジー企業の立ち上げには不適当なものになる. パススルー課税のために S コーポレーションを設立して, VC からの資金調達を狙う際に C コーポレーションに転換することは可能ではある. しかし, ほとんどの投資家は, 米国連邦税法のサブチャプター C で認められた優先株の権利, 優先権と特権の長期的な利益はパススルー課税による短期的な利益を上回るということを認識しており, このような長期的な利益を求めるだろう. われわれの経験では, いったん C コーポレーションの柔軟性と利点を検討すると, ほとんど全てのバイオテクノロジー企業が C コーポレーションとして企業を立ち上げる.

起業家が自分の企業として C コーポレーションを選択したと仮定すると, 次に起業家は企業を設立する州を選ぶ必要がある. 多くの機関投資家は, デラウェア州の企業に投資することに慣れている. また, デラウェア州は充実した会社法を有しており, 行政段階と司法段階の両方で企業に関する問題に対処することに長けている. 加えて, カリフォルニア州の州務長官室とやり取りをするのは依然として複雑で面倒であり, 資金調達の完了を大きく遅らせる可能性がある. しかしながら, デラウェア州での企業設立を選択した場合, 企業は実際にビジネスを行う州で資格を満たす必要があり, またその州に対して (デラウェアに加えて) 第 2 の, 比較的少額の法人所得税を負う. 結局のところ, ほとんどのバイオテクノロジー企業はデラウェア州の C コーポレーションとして設立される.

最高のチームを集めてそれを維持することは, 全てのバイオテクノロジーのスタートアップ企業の成功のために重要な要素である. そのため起業家は, 確実に才能のある者を効果的に呼び込んでチームを補いたいと思うだろう. まず, 起業家は誰が創業者になるかを見極めようとする. 誰が創業者になり, 誰がならないのか, といったコンセプトは, 法的承認や長期的結果による根拠を抜きにしても重要である. しかし, 創業者として認知されることは, 多くの場合,

208 ——第 5 章　商業化と起業家精神

起業家にある種の心理的効果をもたらす．加えて，創業者は大抵，資金が得られてから企業に加わる従業員，相談役，顧問よりも高いレベルのリスクを負っている．そのため，創業者は通常，企業が最初に設立された際に，非常に安い価格で株式を購入する機会を保証されている．しかし，これは単純に，その時点では基本的コンセプト，もしくはアイデア以外にはほとんど価値がないからである．

　株式が創業者のみに販売されようが，もしくは従業員，相談役や顧問といったより広範囲の人々に販売されようが，当初の株式の配分を文書で記録することが重要である．これは，将来企業に対する貢献者の間でいざこざが起こるリスクを軽減し，また全ての株式およびオプション（売買選択権）の発行が連邦証券法を遵守して行われることを確実にするためである．これに関して，起業家は，自分自身と将来の従業員，相談役と顧問に対して，株式もしくはオプションのベスティング（vesting）[19)20)]の発行を求めるかどうか，そして，どのような種類の雇用もしくはコンサルティング契約であらゆる個人の勤務関係を管理すべきか，といった基本的な決断に真剣に取り組まなければならない．ベスティングの枠組みにおいては，創業者と従業員は普通株を一定量購入することが許されているが，この株式の完全な所有権は，ベスティングのスケジュールで規定された期間において，ほんの少しずつしか獲得できない．ベスティングは非常に一般的であり，起業家同士や投資家をより保護するものであるが，ベスティングの対象となった株式に関して内国歳入法 83 条に基づき書類を提出しなければならないことが多く，時間と弁護士費用がかかる．

　いかなる事項においても，貢献者全員が何らかの形で特許となる発明に関わっている必要があり，また，企業の全ての関係者に対して会社に知的財産権を付与する譲渡契約書を要求すべきである．これらの事柄を評価する際，起業家は，次のことを心にとめておく必要がある．潜在的な投資家は，企業の中心人物が長期的に熱心に取り込む覚悟があり，かつ企業の IP が保護されている，

---

19)　価値が時間をかけて増加する株式もしくはオプションを保証する法手続き．

20)　日本では，従業員が継続して在籍していることを前提として，一定の経過期間に応じて行使を認めるものが多い．しかし，米国では在籍の経過期間等に応じて，退職後も一定の割合で行使できるようなものが多い．〔訳注〕

ということに安心感が持てなければ，投資をしない傾向にある．

　上記の核となる問題が対処された後，起業家は，会社定款もしくは会社規則に含まれるべき特別管理規定に加えて，企業の取締役会の規模と構造も考えなければならない．新興企業において経験のある企業弁護士は，これらの全ての問題を通して起業家を導くことができる．また，重要な決定の文書化，従業員と相談役が署名する標準文書一式の作成，企業が銀行口座を開き従業員に給料を支払うための税ID（雇用主番号）の獲得，州および連邦政府の証券売買に関わる全ての規制書類の適時提出を企業が行う際に役立つ．

Box 5.18 **要　　点**

　バイオテクノロジーのスタートアップ企業は，研究を行うほんの少しの創業者の集まりから，開発する商品候補のある完全に資金提供を受けた企業へと成長する際に，独特な一連の課題に直面する．いかなる重要な仕事の始まりと同じように，アイデアから企業やそれ以上へ進む機会を追い求める際には，起業家が適切な第一歩を踏み出すことが必要不可欠である．

Box 5.19 **参考情報**

1. Aronson DH（2011）Venture capital: a practical guidebook for business owners, managers and advisors, 5th edn. Available　http://noromoseley.com/documents/VCGuidebook5thEd-FullwAnnexes.pdf
2. Bagley CE, Dauchy CE（2008）The entrepreneur's guide to business law, 3rd edn. The Thomson Corp., Mason, OH
3. Kolchinsky P（2004）The entrepreneur's guide to a biotech startup, 4th edn. Available　http://www.evelexa.com/resources/startup_guide.cfm
4. Top Ten Legal Mistakes Made by Entrepreneurs, Harvard Business School Working Knowledge（Mar 3, 2003）　http://hbswk.hbs.edu/item/3348.html
5. US Small Business Administration, Incorporating Your Business　http://www.sba.gov/category/navigation-structure/starting-managing-business/starting-business/establishing-business/incorporating-registering-you-0

210 ───第 5 章　商業化と起業家精神

5.7 創業者優先株式　　　　　　　　Scott M. Iyama and Stephen J. Venuto

　現在のライフサイエンス市場においては，資本の獲得は予測不能であり，また企業のライフサイクルは長期化している．これらが合わさり，誤った方向へのインセンティブと創業者の大きな個人的リスクへとつながっている．創業者優先株式の使用は，こういった創業者のリスクを緩和することを目指しており，さらに企業の長期的価値を最大化するためのインセンティブを生じさせる．この節では，創業者優先株式の潜在的利点と使用に関しての簡単な概要を述べる[21]．

5.7.1 創業者優先株式とは？

　創業者優先株式とは，次に述べる非常に重要な転換権以外は，普通株とほとんど同義である．創業者優先株式は，エクイティファイナンス[22]において，その企業によって売却された株式の持分へと変換することができる．例えば，創業者優先株式の持分を保有する起業家は，資金調達の際，その創業者優先株式のうちの一部もしくは全てを，シリーズ A 優先株もしくはシリーズ B 優先株などの持分に変換することを選べる．この創業者優先株式の独自の特徴は，エクイティファイナンスにおいてベンチャー企業が優先株を発行する際に，起業家が，株式取得に興味を持った投資家に対して，同一の金額条件で同シリーズの優先株を売却する取引を円滑にする．

　一例として，企業が 1 株当たり 1.50 ドルでシリーズ A 優先株式を販売して

---

21)　免責事項：本内容は情報提供のみを目的とするものであり，出版物および著者のいずれも特定の事実や状況に対する法律その他の専門的アドバイスや意見を行うものではない．本書の使用に関しては，著者およびオリック社は一切の責任を負わない．
　　IRS Circular 230 disclosure: To ensure compliance with requirements imposed by the IRS, we inform you that any tax advice contained in this communication, unless expressly stated otherwise, was not intended or written to be used, and cannot be used, for the purpose of (1) avoiding tax-related penalties under the Internal Revenue Code or (2) promoting , marketing or recommending to another party any tax-related matter (s) addressed herein.

22)　新株発行によって資金調達を行うこと．〔訳注〕

いる際のシリーズ A 優先株式による資金調達では，創業者優先株式 10 万株および普通株式 90 万株を保有している起業家が，興味を持った投資家に対して創業者優先株式 5 万株を 75,000 ドルで売却することができる．その株式を購入する投資家は，（転換の結果として）シリーズ A の優先株式を 5 万株取得し，投資家が企業から直接株式を購入した際と同様の権利を受け取る．起業家は 75,000 ドルを受け取り，資金調達の際に企業によって生み出された価値の恩恵を受けながら，依然としてその企業での自分の株式の 95％を保有することになる．

5.7.2 創業者優先株式の目的

　上記の例で示されるように，創業者優先株式の目的は，企業のライフサイクルの初期段階で，起業家が自分の株式のわずかな割合の売却と引き換えに，限られてはいるが有意義な流動資産を得ることができることにある．この流動資産は，起業家が想定外の資産を得ることを意図しているのではなく，むしろ創業者優先株式の売却による収益が，起業家のストレスやリスクを軽減することを目的としていると同時に，重要なマイルストーンに到達することに対する潜在的な報酬となっている．

　創業者優先株式の主な機能は，起業家や投資家のインセンティブを調整するために働く 2 つの重要な特徴にある．第 1 に，起業家は創業者優先株式の売却により，企業の設立と自己資金調達に伴う過度な個人的リスクを減らすことができるため，時期尚早なエグジットに向けた経営を行う必要がなくなる．第 2 に，創業者優先株式は起業家が保有する全株式のほんの一部となるように資本が構成されているため（一般的に 10％程度），起業家は自分の株式の価値を最大化し，できる限り上昇させて回収したいと考える．このような特徴が重なった結果，起業家はライフサイエンス企業のライフサイクルを長くする方がよく，そのライフサイクルの全期間にわたって企業の価値を最大化するために投資家と協調する．

212 ———第5章　商業化と起業家精神

5.7.3 創業者優先株式の利点

5.7.3.1 普通株式の価格設定

　創業者優先株式の主要な特徴としては，その売却自体が，企業の普通株式の評価額に重大な影響を与えないということである．創業者が流動資産を獲得する標準的な方法は，企業が保有する普通株式を売却することである（この売却は，将来の資金のための普通株式の評価額に影響する）．この普通株式の売却は，最高の価格を望んでいる起業家の関心と，（従業員に対してより低価格の証券を供与し続けるために）可能な限り低価格を維持したい企業との間に本質的な緊張関係を生み出す．創業者優先株式を使用することにより，起業家は投資家と交渉した評価額の恩恵を受けることができ，企業は従業員と今後入社する社員のやる気を起こすために，普通株の価格を可能な限り低い状態で保つことができるのである．

5.7.3.2 予測可能な株式資本

　創業者優先株式を導入すると，初期の流動資産の青写真を描くことができる．起業家と投資家が流動資産の獲得機会について交渉しようとするよりもむしろ，創業者優先株式を使用することは，さらなる複雑化を回避した簡単な仕組みだと言える．加えて，創業者優先株式の持分を購入する投資家は，エクイティファイナンスにおいて企業が発行する証券と同一の証券を受け取る際にも，特別な権利交渉の必要はない．

5.7.3.3 起業家のための潜在的な税の優遇

　株式が1年以上保有されている場合，創業者優先株式を使用する重要な利点は，売却の収益は長期資本利得税（長期キャピタル・ゲイン税）の対象であると起業家が主張できるという点である．普通株式の売却，自社株買い，および現金ボーナスプログラムのような別の方法では，起業家が受け取った収益には通常の課税措置が取られる（一般的に長期資本利得税よりもはるかに高い）．

5.7.3.4 起業家への長期的インセンティブ

　早期の流動資金獲得を可能にし，起業家の個人的リスクを低減することで，

5.8 計画，組織化，動機付け，管理──── 213

Box 5.20 要　　点

　創業者優先株式の構造は，企業に重要な利点を提供しながら，インセンティブを調整して，起業家の個人的リスクを減らすことができる．しかしながら，創業者優先株式の導入には，重要な税および法的な問題だけでなく，企業のビジネス目標を慎重に検討することが必要となる．これらは全て，ビジネスや法律上のパートナーとともに，企業の形成過程において可能な限り初期段階で検討される必要がある．

起業家は企業が存続することに対してより価値を感じるようになる．多くの場合，個人的リスクの軽減は，ベスティング日程や株式の割当て，その他の典型的な創業者に対するインセンティブの形態よりも強力な手段であり，起業家にやる気を起こさせる．

5.8 計画，組織化，動機付け，管理　　　　　　　　　　　　John Walker

　有望なプロジェクト，資本および投資家を獲得したら，自分の仕事は終わったと思いたくなるだろう．実験室や医療現場での最初の発見以来，あなたは長い道のりを歩んできた．しかしあなたはすぐに，今度はベンチャー投資家にピッチした内容を実行する必要があると実感する．この節では，成功する企業を作るための基礎を築く方法について説明する．

　簡単に言えば，事業を行う上でいくつかの基本原則を理解する必要がある．すなわち，あなたが行おうとしていることを計画し，その計画を達成するための人材とリソースを組織し，時機を逃さずにタスクを達成するためにチームの動機付けを行い，そして最後に，企業を順調に進めるための管理メカニズムを確立する必要がある．

5.8.1 企業方針を計画する

　計画の過程は，いくつかの主要素に分類することができる．第1に，明確で理解しやすいミッションステートメント，すなわち，あなたの新しい企業の長

214──第5章 商業化と起業家精神

期的ビジョンを反映する短いパラグラフもしくは文を作る．例えば，「キナー
ゼ調節に基づいて，固形腫瘍のための新しい治療法を開発し商品化する」とい
うようなものである．ミッションステートメントを作成する際は，今日あるべ
き企業や来年あるべき企業の姿ではなく，今から10年後にそうでありたい企
業の姿を考えることが重要である．ミッションは，向上心を備えたものにする
必要があり，また，明確で簡潔なビジョンを伝えるために各用語を注意深く選
択する必要がある．

　第2に，ミッションステートメントに厳密に従い，自分たちの企業のバリュ
ーステートメントを明確化する．このバリューステートメントは，目標を達成
するのに一番役立つ企業文化の発展を導く．例としては，「われわれは，厳格
で相互評価のあるプロセスで研究を行う．われわれは，オープンで透明性のあ
る方法で自分たちのビジネス目標を達成する．われわれは，仲間ひとりひとり
の価値を認め，思考や経験の多様性を奨励する」というようなものである．主
なポイントは，目指す企業タイプについて考え，それをできる限り明確に述べ
ることである．

Box 5.21 アカデミア研究者として驚いたこと

　私は当初，この「少々変な」活動（ミッションステートメント，バリューステ
ートメントを明確にすること）がやや恥ずかしく，企業のミッション，文化，そ
して長期的目標は明らかであるはずだと感じていた．しかし，チームとこれらに
取り組むことを通して，こういった企業方針が，私にとってさえも明らかではな
かったのだということに気がついた．（DM-R）

　企業の長期的なビジョンだけでなく，目指す企業のタイプがわかったら，次
のステップは，一体どのようにしてそれに達するつもりかについてまとめるこ
とである．これには，複数年にわたる戦略計画，少なくとも5年先を見越した
ものが必要である．バイオテクノロジーやバイオ医薬品産業は，他の多くの産
業のように不安定で急速に変化しているため，この戦略的5ヶ年計画は毎年見
直し，改訂しなくてはならない．戦略計画を作る際には，能力（強み）と改善
の余地がある領域（弱み）に関してオープンで正直であることが非常に重要で

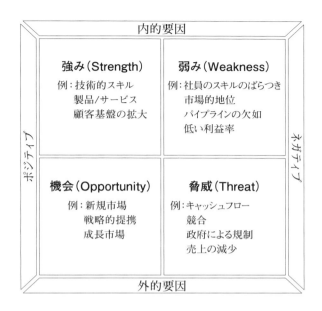

図 5.1　SWOT 分析

ある.このためのアプローチの1つは環境分析と呼ばれ,SWOT 分析[23]とも称される(図 5.1).

　自分たちの強みと弱みを包括的かつ正直に評価することにより,自身のビジネスのどの要素が維持され,強化され,もしくは変更される必要があるかを判断することができる.理想的には,これを行うことで,知的財産,資本,投資家基盤,経営陣,科学的能力,取締役会[24],従業員,スキル,科学的諮問委員会などを含む,成功するための最重要問題に焦点を当てることができる.なお,この分析は内部で使用するためのものであることをはっきりと示すべきである.また,この分析を行う過程で重要な点は,どこにも「聖域」が存在しないのを認識することである.すなわち,会社に関することは何もかも分析し,強みもしくは改善する必要のあるもののいずれかとして議論するべきである.

---

23) 強み(Strengths),弱み(Weaknesses),機会(Opportunities),脅威(Threats).企業/プロジェクトを評価し,それに応じた計画のために使用される分析.
24) 企業のために戦略的方向性を設定し,最終意思決定の権限を持つ投資家/企業オーナーを代表する人々のグループ.

216 ─── 第 5 章　商業化と起業家精神

　強みと弱みを見直し終えたら，次に自分たちの会社が直面している機会と脅威を評価する．これには，市場の動向，新たな資本を獲得するための条件，企業のパートナーシップの可能性，競争相手，FDA，臨床診療の変化，健康保険や支払者の状況の変化の調査が必要となる．企業の成功に影響を与えるかもしれない外的な問題を全て確認するべきである．

　次の，脅威となる文を考えてみよう．「FDA は安全性に対してますます懸念を示しており，がん治療において認められる副作用の重症度と種類を狭めている」．市場に製品を導入するには FDA の承認が必要であるため，この内容が，固形腫瘍のための新しい治療法を商業化するという最終目標の達成に影響を及ぼす可能性があることは明らかである．これを脅威として明確に特定することで，臨床開発計画の道標を早期に定めることができる．

　ミッションステートメント，バリューステートメントおよび環境分析により，望ましい結果を得るための目標と戦略の見直しを始める準備が整う．計画プロセスのこの部分では，5 ヶ年計画の期間内に達成することができる 5 〜 8 個の全体目標と，各目標を実現するために必要な戦略を設定しなくてはならない．以下に一例を示す．

目標：
計画期間の終わりまでに，膵臓がんで 6 ヶ月以上の生存率の増加を示すリードプログラムの第 II b 相試験を完了する．

戦略：
  1. 事業を開始して最初の 6 ヶ月間の終わりまでに，2 個のリード化合物を毒性試験に進める．
  2. 年度末までに，臨床開発のためにこれらの化合物のうち 1 つを選ぶ．
  3. 事業を開始してから 2 年目の終わりまでに，4 ヶ所のセンターで 25 人の被験者を対象に第 I ／ II 相試験を完了する．
  4. 3 年目の終わりまでに，第 II b 相試験の一環として，米国およびヨーロッパの異なる 8 ヶ所のセンターにて 75 人の患者の登録を完了する．

5.8 計画，組織化，動機付け，管理——217

目標を立てる際，企業のあらゆる重要な面に言及することを忘れてはならない．製品や臨床開発，資本形成戦略，人事方針や理念，ビジネス開発目標などを含めなくてはならない．

優れた戦略計画は，次年度の運営計画（予算）へと自然につながり，重要な人員のために個々の目標管理（Management by Objective; MBO）を設定することを可能にし，チームの仕事を調整し，進捗状況を把握するための目に見える道標となる．また，将来の投資家，パートナー，従業員などの外部関係者に対して企業のビジョンと目標をより正確に述べることができるようになる．

Box 5.22 アカデミア研究者として驚いたこと

　われわれは皆，チームワークについて知っている．結局は，われわれの研究室も科学者のチームである．しかし，企業においては，われわれは真に1つの目標を持っている．つまり，企業の成功である．この違いは最初の取締役会が開かれる日に明らかになり，うきうきした気分になる．（DM-R）

5.8.2 リソースを組織する

計画ができたら，企業組織を整えることに取り組むことができる．これは単なる組織図[25]ではなく，目標を実現するために必要なシステムを意味している．取締役会（Board of Directors），科学諮問委員会（Scientific Advisory Board），臨床諮問委員会（Clinical Advisory Board），経営陣，および研究員のメンバーは，計画を達成するために必要な専門知識を持っていなければならない．例えば，もしあなたの目標の1つが2年目に新たなラウンドでの資金を調達することであれば，最高財務責任者（Chief Financial Officer; CFO）を雇うことは，事業開始の初年度のうちに必ず行うべき重要な戦略であるかもしれない．もしパートナーシップが重要であれば，事業開発部門が必須となる．臨床諮問委員会設立の時期と必要性も，計画が定まると明らかになる．事業計画の様々な時期で必要になる一連の能力および専門知識の流動性を理解して，事業計画に沿

---

25)　組織内の機能および構造を示す図．

218 ———第5章　商業化と起業家精神

ってあらゆる段階で組織構成を行う.

5.8.3　チームを動機付ける

　理想的なスケジュールで企業の目標を達成するためには，モチベーションの
高い人材が重要である．適切なインセンティブは，望ましい企業文化を維持し，
個人と集団の利害が一致していることを保証する．ほとんどの人は，「衛生要
因」である金銭によって動機付けられるには限界がある．むしろ，彼らが取り
組んでいるプロジェクトの科学的価値，同僚との関係，そして企業が彼らを個
人として評価し，かつ組織に対する彼らの貢献も評価しているという信念など
により，動機付けられるということを認識することが重要である．

Box 5.23　アカデミア研究者として驚いたこと

　時にアカデミア研究者は，企業が営利目的の医薬品開発に従事しているために，
業界の専門家は主に金銭によって動機付けられている，という間違った憶測をす
る．しかし実際には，産業界の多くは，人々の苦しみを軽減するためのプロセス
の一部であるという意識により動機付けられている．多くの人々が理想主義者な
のだ！（DM-R）

　以上の要素の多くは，漠然としたもののように見えるかもしれないが，企業
の文化，経営慣行，そして人事政策に決定的につながるため，計画段階で詳細
まで取り組む必要がある．例えば，成果主義の文化を持ちたい場合，成功に対
して報酬を与えて表彰するようなインセンティブを導入するのか？　組織との
「文化の一致」を判断する面接ができる雇用習慣があるか？　360度評価[26]に
基づいた面接を呼びかけているか（すなわち，直属の部下となる可能性のある
者が，将来の新しい上司と面接する機会があるか）？　組織内で昇進の機会が
訪れたときに，個人がそれぞれのキャリアを発展させることができる内部昇進
の哲学があるか？　ボーナスプログラムについて，社内の選ばれた一定のレベ
ルの従業員のみを対象にしたいか，もしくは全ての従業員を対象にしたいか？

---

26)　上司，同僚，その他従業員による従業員（または将来の従業員）の評価.

5.8 計画，組織化，動機付け，管理—— 219

ボーナスは明確に述べられた定量可能な目標に基づいているか？　全ての仲間
に対して，オープンで正直なコミュニケーションを実践しているか？　これら
を達成する簡単な方法は，毎月「全員参加の会議」[27]を開くことであり，ここ
では企業の多くの，もしくは全ての側面が提示され，全従業員と議論する．前
途有望な科学プログラムと，個人を評価するオープンで正直な文化を組み合わ
せることは，従業員の高い定着率，高い満足度，そしてチームの育成につなが
る．

5.8.4 進捗を管理する

　準備が整い，企業の経営を始めたら，考慮するべき最後の項目は管理につい
てである．簡単に言えば，「順調に進んでいるかどうかを知ること」である．
確実に会社を順調に進めるための最初のステップは，リアルタイムで成果を監
視し，評価することである．進捗状況を追うための一般的な方法の1つは，経
費予算を実際に使用した経費と比較することである．同じく重要なことは，定
められた目標とスケジュールに対して，経営者側が進捗状況を定期的に確認す
ることである．さらに，全従業員に対するボーナスプログラムがある場合は，
定期的な（おそらく全員参加の月例会議にて）進捗状況の報告が重要となる．

Box 5.24　アカデミア研究者として驚いたこと

　KAI社が臨床プログラムの1つを打ち切ると決めたとき，私は「失敗を祝う
会」に出席した．このようなことを祝うことの妥当性に疑問を抱いていたにもか
かわらず，である．経営陣は，チームの「早く失敗する」という素晴らしい働き
を強調した．見込みがないことを示すことにより，チームは臨床グループと予算
を解放することで，より早い段階で別の適応症に焦点を当てることができるよう
になった．失敗を祝う会はまた，チームが失敗分析に懸命に取り組んでいること
を認識する機会でもあり，これは次に企業が成功する手助けとなる可能性がある．
（DM-R）

27）　全従業員へ最新情報を提供する定期的な会議．従業員にやる気を与え，また管理す
　　るための強力かつシンプルな手段である．

220 ───第5章　商業化と起業家精神

重大な目標が適時に達成されていない場合は，原因を特定し，自分たちの取り組みに再び焦点を合わせ，目標が予定通り確実に達成できるように是正措置を取る必要がある．

Box 5.25 要　点

・何をするつもりであるか計画すること
・計画を達成するため，人材とリソースを組織すること
・計画を達成するため，チームを動機付けること
・経営を順調に進めるため，管理の仕組みを作ること

参考文献

[1]　http://www.cdc.gov/Features/CountingAutism/
[2]　CDC press release recommending hepatitis C testing for US baby boomers
　　http://www.cdc.gov/nchhstp/newsroom/2012//HCV-Testing-Recs-PressRelease.html
[3]　Nwaka S, Ramirez B, Brun R, Maes L, Douglas F, Ridley R (2009) Advancing drug innovation for neglected diseases-criteria for lead progression PLoS Negl Trop Dis 3(8): e440
[4]　Moran M (2005) A breakthrough in R&D for neglected diseases: new ways to get the drugs we need. PLos Med 2(9): e302
[5]　Emmert-Buck MR (2011) An NIH intramural percubator as a model of academic-industry partnerships: from the beginning of life through the valley of death. J Transl Med 9: 54
[6]　Moos WH, Kodukula K (2011) Nonprofit pharma: solutions to what ails the industry. Curr Med Chem 18(22): 3437-3440
[7]　Olliaro P, Seiler J, Kuesel A, Horton J, Clark IN, Don R, Keiser J (2011) Potential drug development candidates for human soil-transmitted helminthiases. PLoS Negl Trop Dis 5(6): el138

第6章

アカデミア創薬の展望

Daria Mochly-Rosen and Kevin Grimes

　20世紀の間に，薬物療法は著しい勢いで進歩し，肺炎，結核や精巣がんといったかつての致命的な疾患の多くが治療可能となった．また，より慢性的な疾患（例えば，喘息，心不全，高血圧，糖尿病）の治療により，無数の患者の生存期間や生活の質が向上した．これらの治療法は，基礎研究における発見が，創薬開発分野に応用されることで生まれたものである．近年は，新薬を市場に出すのに必要な費用と時間が劇的に増加しており，その結果として，バイオ医薬品部門，特に産業界の中の基礎研究を担う部分が縮小されている．これは，次世代の薬剤がどこで生み出されるかという問題を提起するものである．アカデミア研究者は，創薬パイプラインにおける基礎研究と創薬開発研究の間のギャップを埋めるべき存在として位置付けられる．われわれは，投資に対する短期的な財務リターンを生み出さねばならないという圧力から自由になることで，臨床における最大のアンメット・メディカル・ニーズに取り組む新薬開発プロジェクトに集中することができる．一度，プロジェクトから適切にリスクが取り除かれれば，あとはさらなる開発に向けて，既存のバイオ医薬企業あるいはスタートアップ企業に対してライセンス供与が可能である．もしわれわれ（アカデミア研究者）が，アカデミアとして新薬を必要としている患者に開発製品を送り届ける社会的責任を負うことに同意するならば，基礎研究における発見の創薬開発への応用に向けた試みに対して，喜んで資金や人的リソースを投入しなければならない．そしてアッセイ系の開発や，ハイスループット・スクリーニング（High Throughput Screening; HTS），医薬品科学，薬物動態およびADME，毒物学，薬事などの分野について，施設を整備したり，専門スタッフや教職員を育成したりする必要があると考えられる．もしアカデミアがこの

222 ──── 第 6 章　アカデミア創薬の展望

ように本来の領域から拡大された役割を担うことに失敗すれば，新たな治療法
により命を救い，健康を改善し，健康管理の費用高騰を抑制させる可能性を次
世代から奪うことになるとわれわれは考えている．

6.1　今こそ行動すべき時期──創薬研究開発方法の変化　　　Steve Schow

　完全なる健康の追求とその維持は何千年にもわたる人間の存在における基本
的側面である．医薬品の進化は，最も有害な症状である痛みを緩和するために，
石器時代にアヘンを用いたことに遡ることができる．そして紀元前 1550 年の
ものとされる有名なパピルス古文書，中国の医学書，インドの医学書（「チャ
ラカ・サンヒター」，「スシュルタ・サンヒター」[1] など），その他の伝統的な医
学書から，1864 年の英国薬局方の初版や 2013 年の米国薬品便覧にある薬剤一
覧に至るまで，今まで拡大・改訂を続けている薬局方によって，医薬品開発が
いかに増大してきたかをみることができる．

　1940 年代後半から 1960 年代後半にかけて，それまで治療が不可能であった
疾患に対する新薬開発が急増した．この間に，主要な精神疾患，がん，疼痛お
よび炎症，2 型糖尿病，高血圧，そしてあらゆる種類の感染症，避妊に対する
効果的な新薬の大部分が，製薬業界の研究開発努力によりもたらされている．
おそらく，その時代における最も印象的な成果は，新薬によって先進国で肺結
核を撲滅し，結核療養所から患者を無くしたことである．この時期には，アカ
デミアと医療機関の研究者が，潜在的な薬剤を発見することに焦点を当ててい
た．彼らは見返りを受け取ることなく，患者にこれらの新しい治療法を容易に
施せるように，製薬業界と密接に連携していた．1940 年から 1966 年までの間
は創薬の黄金時代と言うことができ，米国では 505 個（世界では 823 個）の新
規化合物（New Molecular Entity; NME）[2] が導入され，そのうち 437 個（87%）
は製薬業界から生まれたものであった [1, 2]．

　サリドマイドの大失敗，そしてそれに続く 1962 年の市場からの撤退は，薬
剤の規制要件と監視に対する国民の要求度を高めた．これは，新薬開発の時間

---

　1)　いずれも，アーユルヴェーダ（インド医学）の医学書．〔訳注〕
　2)　FDA 医薬品評価センター（CDER）に提出された新規化合物．

と費用に大きな影響を与えた．製薬業界は患者のニーズから販売とマーケティングに焦点を移し，ブロックバスター薬の販売モデルの台頭，そして投資家によるより短い時間軸と限りなく大きな資本リターンの要求により，21世紀初頭には著しく評判の悪い，持続不能な業界となってしまった．

6.2 薬剤開発の方向性を変える推進力   Steve Schow

　2010年までは，新規化学物質（New Chemical Entity）の発明から承認されるまでに要する推定費用は，開発プロセスで失敗する薬剤の費用や平均資本コストを含め，17.78億ドルと算出されていた［3, 4］．全体のうち研究プロジェクトの77%は途中で中止されており，これらの費用は最終的には薬価によって取り戻されなければならない．1950年以来，開発費用10億ドル当たりで承認された新薬の数は，インフレ調整後の数字で80分の1に下落している．こうした新薬1製品あたりの開発費用の高騰には多くの要因がある．例えば，薬剤の有効性および安全性の両方を証明するために要する時間が長期化したことや，技術的・科学的な進歩やほとんど解明されていない疾患への取り組みに応じたリスクに伴って規制上の要件が増加した結果，開発活動の費用が増大したことなどが挙げられる．また，今まで多くの疾患の治療のために承認されてきた薬剤の有効性は，すでに非常に満足できる水準か，少なくとも，それ以上の有効性を示す新たな治療法の導入が十分難しい水準である．そのため，新薬が対照薬よりも有効であることを統計学的に示さねばならない場合には，失敗の可能性や臨床開発費用は著しく高くなる．

　結果として，1960年代と1980年代の間で，新規化学物質の発見から承認までの平均所要期間に大きな差が生じており［1, 3, 4］，1960年代には2年であったのが，今日では14.8年かかっている．同様に，1993年から2006年の間に臨床試験の規模が拡大している．2006年までは，抗糖尿病薬を経口投与する試験に必要な主被験者数の平均は約900人であったのが，約4,000人に増加した［5］．メルク社による新規の高コレステロール薬，アナセトラピブに対する最近の極めて重要な試験では，被験者が30,000人になるとみられる［5］．1955年には，おおざっぱに言うと1,000個あたり1個の化合物が医薬品にな

224───第6章　アカデミア創薬の展望

った [2]. ところが，今日では明らかに減少しており，10,000 個の化合物を合成したとすると，2,000 個が非臨床開発へ，200 個が第 I 相試験へ，40 個が第 II 相試験へ，12 個が第 III 相試験へと到達する．そして 8 個が承認され，そのうち 1 個だけが，特許期限満了後のジェネリック医薬品の市場投入までに満足のいく投資リターンを得ることができる [3, 4]．2003 年から 2008 年までの間に上市された 10 個中 7 個の薬剤は，開発費用を相殺することができていないのである [3, 4]．

　生産性の問題に加え，新薬の特許有効期間が短いことによりもたらされる競争の圧力，競合製品の迅速な市場投入，ジェネリック医薬品への置き換えによる価格の下落は，上記で述べた高額な開発費用をほんの短期間に回収しなければならないことを意味している．例えば，1960 年代には 35 億ドル規模であった医薬品産業は 50 個の NME をもたらし，市場における排他性が守られる特許有効期間の平均は 16 年間であった．また，1980 年までに，220 億ドル規模であった産業は 12 個の NME を生み出し，それらの平均特許有効期間は 8 年であった [1]．ある画期的医薬品（first in class）が市場に初めて上市されてから類似薬が上市されるまでに，1970 年代では平均 10.2 年かかっていたのが，1990 年代では 1.2 年になっている．類似薬の上市の早期化による影響は大きい．例えば，メルク社の喘息およびアレルギー治療薬であるシングレア®は，競合であるジェネリックのコピーが導入されて 4 週間以内に，売り上げが 90% 近くも急落した [6]3)．この業界は，リピトール®のようなブロックバスター薬にあまりにも依存しており，これらの薬剤のパテントクリフによる利益の損失が，過去 10 年間で 1 年当たり 2,000 億ドルに達している．このような壊滅的な利益の損失が，研究開発予算に打撃を与えている [7]．

　製薬業界では本質的な業界再編が行われているが，一部は上記の動向によって起きたものである．すなわち，1988 年には米国研究製薬工業協会（Pharmaceutical Research and Manufacturers of America; PhRMA）のメンバーがも

---

3)　シングレア®の例は，前の文章で言及されている内容の例には相当していない．前の文では，first in class の医薬品が開発された後に，同クラスで 2 番目の新薬が上市するまでの期間について述べているのに対し，この文の例では，ジェネリック医薬品が上市してから，先発品の売上が激減するまでの期間を述べている．〔訳注〕

ともと 42 社であったが，2011 年にはわずか 11 社（25%）しか残っていなかっ
た．買収した企業と共に，大型薬剤の研究開発における広大なインフラが失わ
れたわけである．また，新薬の発明に従事する研究員数の容赦のない削減も行
われている．ラボを含む社内でのバイオ創薬研究の取り組みが徐々に放棄され
てきている．この現状は，グラクソ・スミスクライン社 CEO の Andrew
Witty 氏の言葉からも捉えることができる．「われわれはもはや設備資産に関
心を持っていない．自前のものは削減している．最後まで必要なものは，空調
つきのレンガの建物である」[8]．当初，この問題はバイオテクノロジー産業の
隆盛により隠れていたが，2000 年までに，製薬業界は後期段階の臨床開発活
動にますます焦点を当て始めた．2008 年の景気後退によって，バイオテクノ
ロジー分野のリターンが低下し，探索段階でスタートアップ企業を設立するこ
とが苦しくなったため，約 40%を超えるベンチャーキャピタル（VC）が 2011
年の当該分野への投資を減少させた [9]．

6.3 「手の届かない薬」
Steve Schow

　患者の視点では，大手製薬企業の研究開発インフラが縮小され，新薬開発へ
の投資が減少することは不幸である．2012 年に FDA に承認された 39 個の
NME のうち，勃起不全薬を含む 12 個の薬剤は，一連の治療当たり年間 10 万
ドルで販売されている [10]．過去 20 年間の新薬の価格増加率のままでいくと，
今から 20 年後の新薬の価格は治療あたり年間 100 万ドルに近づき，患者や社
会にとって明らかに負担しきれない費用となるであろう．1975 年から 1999 年
にかけて上市された 1,393 個の新薬のうち，熱帯病のための薬剤はわずか 10
個であった．そのうち 5 個は獣医学の研究開発からのものであり，2 個は古い
薬剤の組成変更によるものであった．また，10 個中 1 個だけが，開発途上国
において実際に手の届く価格であった [11-14]．これとは対照的に，1,393 個
のうち 390 個は心血管系適応症のための薬剤であった [11-14]．新しい抗生物
質が差し迫って必要であるにもかかわらず，薬剤を用いて慢性疾患の患者 1 人
を治療するのと同程度の創薬研究開発投資のリターンを得るためには，熱帯病
の患者 250 ～ 500 人の治療が必要となるという理由から，製薬業界はこの種の

226———第6章 アカデミア創薬の展望

適応症に対する研究を避けている.

　われわれは，手の届かない10万ドルの治療（そのうちいくつかは重篤患者に対して有効ではない），支払者からの価格圧力，ブロックバスター薬のパテントクリフ，規制要件の増加，イノベーションの限界をもたらす研究開発予算の減少に直面している．結果的に，産業界が四半期の財務諸表に気を取られている間に，深刻なアンメット・メディカル・ニーズが見過ごされてしまっている．新薬開発企業の解体は，患者や社会が必要としているものではない．薬剤の研究開発において，アカデミア，慈善団体，政府機関の役割を再考するべきときがきている.

6.4 前進のための道筋

Steve Schow

　1970年代までは，アカデミア研究者は新薬開発において大きな役割を担っていた．そして今こそが，再びその役割を担うべきときなのである．初期段階の創薬研究および開発は，伝統的な製薬企業から離れてアカデミアの環境に戻ってこなければならない．アカデミアベースの創薬に戻るべき最も明白な理由は，世界中の機関で膨大かつ革新的な医学生物学的研究が行われているからである．アカデミア研究者は，新たな科学の発見者として自分たちの科学の応用について十分理解し，それらを患者のために臨床に役立てられる最適な立場にいる．アカデミア研究者は，企業の研究室の象徴である秘密のベールに邪魔されることなく，他の分野の専門家と自由に協力することができる．さらに，薬剤および診断法の開発は，市場の要求に応じた人為的な四半期の最終期限よりはむしろ，新しい科学が具体化するように濃縮された計画に沿って，作り上げることができる．希少なため顧みられない難治性の疾患に対する製品の場合は，将来の収益性や市場性のしばりに配慮することなく，追求することができる．この新たなアプローチは，利益追求によりさらに一層高価で横並びとなる製品や，患者と社会に対してあいまいな効果しかもたらさない製剤の創出を最小限に抑えつつも，新たな医薬品を発見するためにはるかに大きなリスクを取ることを可能にするであろう.

6.5 方法論の再構築

Steve Schow

　多くの大学は，大学の壁の内側で発見された新たな生物学的標的に対するヒット化合物を同定するための，薬剤スクリーニングの方法を有している．HTS 機能，分子デザインツール，新しい *in vivo* モデルや *in vivo* イメージング技術は，今や大学の環境でも容易に利用することが可能である．しかし，臨床的な薬剤候補を発見するという目的が実現しそうな場合には，大学で取得されてこなかった薬剤の研究開発能力を，大学の環境に持ち込む必要がある．これらには，医薬品化学，製剤，薬剤の安全性，そして薬理スクリーニングなどが含まれている．

　プロジェクト・マネジメントは，基礎生物学から臨床開発候補へとプロジェクトを推進していくために，アカデミアの環境にも取り入れなければならない重要かつ新たなスキルである．プロジェクト・マネジメントは，開発計画の緻密な計画，大学内および大学の部門間におけるチーム活動の調整および促進，様々な参画グループによる時間上および予算上の約束が果たされることの確認，知的財産の管理，規制要件の適合，また解説文書が作成され，当局に提出されている内容の確認に必要となる．プロジェクト・マネジメント機能の組み込みは，薬剤プロセス開発，パイロットスケールでの製造，品質管理，製剤，毒物学／安全性，薬物動態／吸収，分布，代謝，および排泄（Pharmacokinetics/Absorption, Distribution, Metabolism, Excretion; PK /ADME），レギュラトリーサイエンスの専門家であるパートタイムのコンサルタントにより，少人数で行われる．これらの専門家は，開発の非臨床試験段階を通してプロジェクトを導くことができる．このグループには，臨床医，ファーマコビジランスの専門家，臨床試験実施者，統計学者（全てアカデミアで確保可能）を含めなければならない．

　この新たなシステムでは，最終的に，ベンチャー企業に支援されたスタートアップ企業あるいは製薬企業に対して，新規の薬剤を渡すことになる．それらは，創薬のパイプラインを埋めるために開発後期段階の薬剤を必要としているのだ．また，採算の合わない開発後期段階の薬剤は，大学から政府あるいは慈

228 ───第6章　アカデミア創薬の展望

善団体・非政府組織（Non-Governmental Organization; NGO）に受け渡され，顧みられない希少患者集団に対して，次の第Ⅲ相試験の実施と登録に役立てることができる．それに続いて開発を完了させる政府やNGOは，患者やその臨床医にほとんどあるいは全く費用を請求することなく，これらの医薬品を流通させる責任を引き受ける．

　資本コストは，新薬の投資コストの約半分にもなるため，新薬の研究と初期段階の開発が，製薬会社からの資金よりもむしろ大学や病院の内部の団体から資金を受けている場合，貯蓄は十分なものでなければならない．加えて，団体は第Ⅱ相試験で失敗した候補物質や，進行中の基礎生物医学研究に関連した費用の大半を負担するであろう．そのため，薬価は，開発後期段階の第Ⅲ相試験の費用，化学・製造・品質管理（Chemistry, Manufacturing and Control; CMC）および登録に要する費用，第Ⅲ相試験の候補の失敗率や資本コストを反映するであろう．

　第Ⅲ相試験でNMEの試験を実施し，新薬として登録するのに必要な自己負担費用は，平均2.79億ドルである［3, 4］．この2段階について業界平均成功率が64%であると仮定すると，これは1個のNMEあたりの現在の推定費用のわずか16%である［3, 4］．新薬発見および開発に対して提案されたこのアプローチでは，製薬業界は，新薬の開発に至るまでの15年間の多数の失敗のプロセスに要した莫大な費用に基づいて，新薬に非常に高い値付けを行う必要がなくなる．新薬は社会的資金からもたらされるため，新薬の優先順位は市場の要求よりもむしろ，社会や患者のニーズに集中すると思われる．

　今後，新薬開発への取り組みは，説得力のある生物医学研究，医学的なニーズ，そして患者のための新たな製品開発に向けて，先端的な生物医学研究の橋渡しを追求するアカデミア研究者の洞察や創造性によってもたらされるであろう．もし社会が，過去70年間に及ぶ基礎科学への資金提供と同じレベルで応用医学に喜んで資金提供を行うならば，新たな薬剤の創出と提供を行うにあたり，利益面での判断やマーケティングの役割は大幅に縮小するであろう．これは，米国中および世界中の大学で次々に起こっていることである．スタンフォード大学のSPARKプログラムも，そのような試みの1つである．SPARKにおける治療法および診断法プロジェクトへの資金提供により，革新的な生物医

学および臨床科学の製品プロトタイプへの転換，または既存製品を用いた新たな臨床応用法の設定が可能となる．SPARK では，企業における研究の一般的な環境でみられるよりも，はるかに多様なプロジェクトに資金を提供する．これらの全てのプログラムは，切実なニーズであるが，商業的評価では成功しないであろうものを対象としている．その研究の多くは，SPARK からの資金提供により非臨床研究のリスクを取り除かない限り，企業からの素晴らしい支持を受けるには，あまりに早い段階であるか，またはリスクが高すぎるものである．この種の予期していなかったアカデミアの取り組みを通して，真に革新的な医薬品が作り出される．このような取り組みは，創薬が産業界から非営利セクターへ移行する度合いが増すにつれ，将来的に拡大していくと考えられる．

Box 6.1 **医薬品開発のユートピアの展望**

　疾患の薬理モデル，ADME，製剤，毒物学／安全性，規制，およびスケールアップ／市販前生産に特化した特定の学術拠点では，世界中の大学や病院の研究室からスピンアウトした初期段階のプロトタイプから，新たな治療法や診断法の開発までを支援するために，基本的なサービスの提供を確立することができる．応用生物医科学部門は，開発コンセプトを確認するための臨床試験（POC 試験），例えば，後期の臨床試験，規制対応，商業化のために産業や政府のパートナーに対して十分に吟味された技術を引き渡す前の第 II 相試験を通じて，薬剤および診断法の開発を支援するために進化するであろう．

　新薬はアカデミアの環境からもたらされるため，特許が製品価格の保護において果たす役割は小さくなければならない．理想的には，市場排他性が，短命の特許ではなく，市場規模や社会的ニーズに基づくものになるべきであろう．そうなると，例えば，顧みられない疾患，または希少疾患に対する製品は，かなりの価格上の配慮のもとに 10 〜 20 年間の市場独占権を受けることができるが，糖尿病や心臓病における巨大市場向けの薬剤は，市場独占性をあまり獲得できないと思われる．民間資本にとって魅力の薄いものは，政府や NGO によって開発され，患者に手の届く価格で提供することができる．このアプローチについて世界的な同意が得られれば，最も顧みられない疾患において新薬が入手可能になるのと同時に，世界中のアカデミア創薬企業が大きく成長するだろう．

230 ──── 第6章 アカデミア創薬の展望

Box 6.2 参考情報

- Bartfai T, Lees GV（2013）The future of drug discovery; who decides which diseases to treat? Elsevier, Academic Press, San Diego
- Hill RG, Rang HP（eds）（2013）Drug discovery and development: technology in transition, 2nd 2dn. Churchill Livingstone Elsevier Limited
- Nighil WL（ed）（2009）Research and development in the pharmaceutical industry. Nova Science Publishers
- Pisano GP（2006）Science business: the promise, the reality, and the future of biotech. Harvard Business School Press, Boston
- Rabia E（2011）The evolution of drug discovery: from traditional medicine to modern drugs. Wiley-VCH Verlag GmbH & Co. KGaA, Weinheim, Germany
- Sneader W（2005）Drug discovery: a history. Wiley, Chichester, England

---

参考文献

[1] Committee on Technology and International Economic and Trade Issues of the Office of the Foreign Secretary, Commission on Engineering and Technical Systems, National Research Council（1983）The competitive status of the US pharmaceutical industry: the influences of technology in determining international industrial competitive advantage. National Academies Press, Washington, DC

[2] DeStevens G（1976）The interface between Drug Research, Marketing, Management and Social, Political and Regulatory Forces. In: Jucker E（ed）Progress in drug research, vol 20. Birkhauser Verlag, p181

[3] Paul SM, Mytelka DS, Dunwiddie CT, Persiger CC, Munos BH, Lindborg SR, Schacht AL（2010）How to improve R&D productivity: the pharmaceutical industry's grand challenge. Nat Rev Drug Discov 9: 203-214

[4] Mervis J（2005）Productivity counts — but the definition is key. Science 309: 726

[5] Sannell JW, Blanckley A, Boldon H, Warrington B（2012）Diagnosing the decline in the decline in pharmaceutical R&D efficiency. Nat Rev Drug Discov 11: 191-200

[6] The Wall Street Journal report on Merck earnings, 1 May 2013

[7] Alazraki M（2011）Daily Finance. http://www.dailyfifance .com/2011/02/27/top-selling-drugs-are-about-to-tose-patent-protection-red ey.27 Feb 2011

[8] Finanial Times piece（2011）Drugs: supply running low. http://www.ft.com/intl/cms/s/0/46d4a950-348e-11e0-9ebc-00144feabdc0.html#axzz1DaenttrX.9 Feb 2011

[9] Carrol J, FierceBiotech（2002）New biotech deals scrape record low as VC groups

6.5 方法論の再構築───231

lose steam. http://www.fiercebiotech.com/story/new-biotech-deals-scrape-redord-low-vc-groups-lose-steam/2012-07-19#ixzz2ZjTUTVcj. 19 July 2012

[10] Jarvis LM (2013) New drug approvals hit 16-year high in 2012. Chem Eng News 91 (5): 15-17

[11] Chong CR (2012) Repurposing drugs for tropical diseases: case studies and open-source screening initiatives. In: Barratt MJ, Frail DE (eds) Drug repositioning: bringing new life to shelved assets and existing drugs. Wiley, Hoboken, NJ

[12] Elliott RL (2011) Third world diseases. Springe, Hidelberg, Germany

[13] Muller-Langer F (2009) Creating R&D for incentives for medicines for neglected diseases. Gabler, Wiesbaden, Germany

[14] Trouiller P, Olliaro P, Torreele E, Orvinski J, Laing R, Ford N (2002) Drug development for neglected diseases: a deficient market and a public-health policy failure. Lancet 359: 2188-2194

監訳者解説

1 創薬における環境変化

　医薬品の開発は，感染症や生活習慣病等，ブロックバスターが多く上市されてきた疾患領域から，がんや中枢神経系等アンメット・メディカル・ニーズの高い疾患領域にシフトしてきている．そのため，近年は新薬の開発難易度が上がるのに伴い，研究開発コストも上昇してきている[1][2]．

　アンメット・メディカル・ニーズの高い領域の疾患の多くは原因が不明であり，治療法開発のためには，発症・進行メカニズムの解明，さらには解析を行うための分子生物学的手法の構築までもが新たに必要となる場合がある．また，メカニズムが解明されたとしても，疾患制御に寄与する適切な創薬ターゲットを見い出せるか，また，その疾患患者のうちの多くに有効な薬剤を見い出せるか等，創薬に向けた課題は大きい．

　一方，薬剤候補に関しても，低分子化合物のみならず，近年研究開発が急速に進められてきた抗体，またペプチドや核酸も候補としてあげられる．さらには，細胞治療や遺伝子治療等も含めた技術までが，創薬領域の選択肢となってきている．加えて，これら最先端の医学・分子生物学の研究を基盤としたターゲットの探索，治療を行う手法や分子種の選択，そして臨床試験による有効性・安全性確認の他，医薬品として広く供給するための製造プロセス開発も極めて重要なポイントとなる．

　しかしながら，多くの課題を乗り越えて創薬の研究開発が成功したとしても，これまでのように一製品で莫大な売上を期待することは難しくなっている．ゲノム・遺伝子解析等の発展に伴い，医薬品に対するそれぞれの患者の感受性の予測が可能になってきており，特性の解析が進んだ結果，疾患患者数の母数と

---

　1)　JPMA News Letter No. 136（2010/03）p. 33-35
　2)　医薬品産業政策研究所　産業レポート No. 5「製薬産業を取り巻く現状と課題」2014 年
　　　12 月.

234 ─── 監訳者解説

しては多くても，実際に開発品が対象とする患者は，層別化された患者のうちのごく一部となる場合がある．さらに，各国において医療技術評価（Health Technology Assessment; HTA）の利用が進むこと等の影響も想定され，売上が過去ほどの高い水準に達しないと考えられる．

このように，革新的医薬品の研究開発においては，多様な新技術を積極的に活用しつつも，コストを抑えながら推進していく必要性が一層増している状況にある[3]．製薬会社として開発の成功確率および投資効率を上げるために，高度な研究開発レベルを要するものの成功確率が低い探索段階，あるいは特化した技術についてはアカデミアやベンチャー企業を活用する（製薬会社はそれ以降の開発段階に集中する）ことは，当然の選択肢となる．

2　オープンイノベーションの活発化

このような環境変化の中で，製薬企業各社において得意分野に集中するための研究体制の再編が進むと共に，自社経営資源でカバーしきれない部分について積極的に外部資源を活用する，オープンイノベーションの動きが活発化している．企業から見ると，アカデミアによる疾患メカニズムの解明，高度な専門技術，臨床現場のニーズ把握および臨床サンプルへのアクセス，またアカデミアが保有する様々な機関との連携におけるハブ機能が期待できる点において，産学連携には魅力があると言える[4]．

アカデミア発の医薬品は今までも開発されてきており（表 1 参照），ここ数

---

3)　創薬難易度の上昇以外にも，課題はある．グローバルに見ると，医薬品市場はすでに数量的にはジェネリック医薬品が主戦場となりつつあり，臨床効果が高い画期的な新薬開発でない限り，莫大な研究開発費に対して将来それ以上の収益を得られなくなるリスクは高まっていると言える．すでに従来型の新薬開発戦略では通用せず，疾患・臨床効果と相関するバイオマーカー研究重視など，開発戦略変更が求められている．加えて，新薬に対する知的財産権の保護の不透明さも，創薬領域に新たな課題を投げかけている．例えば，2012 年のインドにおけるバイエル薬品の抗がん剤ソラフェニブ®（nexavar）に対する強制実施権の発動（特許保護期間よりも公共の福祉・医療ニーズを優先すべきという内容）の動きは，その他の画期的新薬にも及びつつある．

4)　文部科学省 社会システム改革と研究開発の一体的推進「健康研究成果の実用化加速のための研究・開発システム関連の隘路解消を支援するプログラム」講演資料「産学連携が生み出す革新的創薬」．

表 1　アカデミア発創薬事例

開発グループ	製品名	薬剤名	備考
本庶佑（京都大学）小野薬品工業（日）	オプジーボ	nivolmab（抗 PD-1 抗体）	免疫チェックポイント阻害薬．本庶教授が用途特許を保有し，小野薬品とメダレックス社（米）（ヒト型抗体作製技術を保有）が共同研究を実施．その後，ブリストル・マイヤーズスクイブ社（米）によるメドレックス社買収により，開発が加速．
大村智（北里大学）メルク・アンド・カンパニー社（米）	スペルメクトール	ivermectin（動物用抗寄生虫薬）	大村教授が発見したアベルメクチン（放線菌の一種より産生）を基に，化学誘導体を米国メルク社が開発．後に，医療用医薬品「メクチザン」（オンコセルカ症治療薬）に応用し，無償提供．
岸本忠三（大阪大学）中外製薬（日）	アクテムラ	tocilizumab（抗ヒトインターロイキン 6 モノクローナル抗体）	中外製薬が岸本研究室との共同研究に加え，MRC（英）との共同研究による抗体のヒト化を通じ，臨床実現．
喜谷喜徳（名古屋市立大学）デビオファーム社（スイス）	エルプラット	oxaliplatin（白金製剤）	喜谷研究室にて合成および動物における抗腫瘍活性を確認後，デビオファーマ社がフランスで臨床開発．
満屋裕明（熊本大学）バローズ・ウェルカム社（現 GSK，英）	レトロビル	zidovudine（逆転写酵素阻害薬）	NIH にて世界初のエイズ治療薬発見．特許はバローズ・ウェルカム社（現 GSK 社）が取得．
ヤンセンファーマ社（米）	プリジスタ	darunavir（プロテアーゼ阻害薬）	米国の研究者（合成）との共同研究の後，ヤンセンファーマ社（米）より上市．サハラ以南のアフリカ諸国と後発開発途上国に関しては，特許を無償提供．

年では例えば京都大学の本庶佑教授と小野薬品工業のオプジーボ®（nivolmab）や，2015 年ノーベル生理学・医学賞を受賞された北里大学の大村智教授とメルクのスペルメクトール®（ivermectin）の開発例等が話題になっている．これらの中には，創薬開発においては国内のアカデミア・企業の連携に留まらず，国内外の複数のアカデミア・企業の連携により初めて成功した例もある．

　従来は，大学と企業の共同研究は，基礎研究部分，すなわち創薬標的候補分子の同定およびその妥当性の検証の部分に集中し，毒性，物性，製剤等に強みを持つ製薬企業がその後を引き継ぐことが多かった．しかし，近年は，大学が

236 ――――監訳者解説

基礎研究のみならず標的候補分子に作用する化合物の同定・最適化，さらにその化合物を用いた検証，治療コンセプトのヒトでの証明（proof of concept: POC 取得）までを行い，特許を取得した新薬候補物質を製薬企業に受け渡すところまでが期待されることも多々ある．

　アカデミアと企業の連携が拡がる中で，研究開発計画遂行に関するスピード感，データに関する捉え方，知財に対する価値観等に起因するコミュニケーションギャップ（Box 1)[5]の解消がより切実な課題となり，解決に向けた活動も手掛けられてきている．

Box 1 **産学連携においてトラブルになりやすい点**

　大学やベンチャー企業，製薬企業等が産学連携を実施するにあたり，アカデミアにおける下記のような点に対する認識の不十分さにより，トラブルが生じている．

・データ管理
　承認申請を視野に入れた連携の場合，研究段階でのデータ管理をきちんと実施できているかどうかが問題となり，ラボノートのつけ方や研究試料の管理システムの整備などに関して，連携企業から指摘を受けて整備し直す事例が多い．
・非臨床試験
　非臨床試験段階での検討が十分でないことから，臨床段階において対応が遅れる場合や再現性に問題のある場合などが多い．
・知的財産権
　－特許の確保がなされていない
　－特許による権利確保が国内のみ
　－先行特許調査ができていない
　－重要な工程に他企業の特許技術が使用されている
　－学会，論文発表が，知的財産権確保の障害になる
　－財務基盤が十分でないことが原因で，ライセンサーとしての義務（特許出

---

5)　国立研究開発法人 医薬基盤・健康・栄養研究所 医薬基盤研究所：https://www.nibiohn.go.jp/guide/page4.html

願・維持，合意された試験の実施等）が実行されない
・研究テーマ，成果の切り分け
　複数社と共同研究等を実施している場合，成果の帰属や研究の棲み分けについて問題が起こることがある
・シーズや技術の対価
　シーズや技術に対する企業側の期待度と，研究者側の期待度にずれが生じることにより，対価に関するトラブルが生じる傾向がある．
（出所：国立研究開発法人 医薬基盤・健康・栄養研究所 医薬基盤研究所ウェブサイトを基に作成）

3　アカデミアにおける創薬トランスレーショナルリサーチ推進

　日本国内では 2000 年代より，文部科学省のトランスレーショナルリサーチ（TR）支援事業が進められ，直近では 2012 年から現在に至る「橋渡し研究加速ネットワークプログラム」により，TR を支える人材や設備の整備，拠点間ネットワーク構築が進められてきた[6]．組織体制は整備されつつも，TR 研究をリードし，担う人材は未だ不足しているため，教員として製薬会社経験者等の採用を強化する一方で，TR 推進若手人材育成システムの構築は急務となっている．

　本書の訳者らは，TR 推進の中核的な役割を担う人材の育成のため，2013 年度より東京大学において医学系（医学部附属病院を含む），薬学系，工学系の修士課程相当以上を主な対象者とし，教育プログラム「東京大学医療イノベーションイニシアティブ」[7]（文部科学省 未来医療研究人材養成拠点形成事業 臨床発実用化マネジメント人材養成拠点）を推進している．本学では，全学組織である産学協創推進本部に加え，医療関係としては東京大学トランスレーショナル・リサーチ・イニシアティブ（TR 機構）が TR の代表窓口として機能し，本学の研究者と企業の間のコーディネーションや，研究者の TR 活動を支援する役割を担っている[8]．しかしながら，学生向けの教育や支援の機会は限定的であ

6）　文部科学省 橋渡し研究加速ネットワークプログラム：http://www.tr.mext.go.jp/outline.html
7）　東京大学医療イノベーションイニシアティブ：http://plaza.umin.ac.jp/~mirai/

ったため，教育プログラムのカリキュラムの構成要素の1つとして，本書の内容や先に述べた産学連携を行う上で課題となる点についても，講義等で扱うことにした．

創薬プロジェクトとしてのSPARKの実現には，下記の要素が必要である[9]：

① 教育（講義，セミナー，ワークショップ等の提供）
② 専門家の協力（産業界の専門家，アドバイザー，メンターによる支援）
③ 技術シーズへのアクセス（TLOオフィス等との連携・協力体制）
④ 資金（プロジェクト予算，マッチングファンド，マイルストーンに応じた資金）
⑤ 施設（プロジェクト推進用の実験室）

プロジェクト推進の基盤づくりには個々の「大学」「企業」という枠を超えた複数施設での連携関係を構築すると共に，産業界の協力や，活動に賛同いただいた企業・組織によるファンディングが不可欠である．今後，日本のアカデミアが民間企業出身者をはじめ様々な専門家との協力関係を構築することで，SPARKのような取り組みの場をその方々のプロボノ活動の場として機能させ，自立的な創薬イノベーションが生み出される仕組みを整備できればと考えている．

（木村　紘子）

---

8)　東京大学トランスレーショナル・リサーチ・イニシアティブ（TR機構）：http://plaza.umin.ac.jp/tri-u-tokyo/
9)　公益社団法人　日本薬学会学会誌「ファルマシア」2016年3月号 p. 224-228.

総監訳者あとがき

　医薬品は，疾患治療の手段の中で最も広く使われ，かつ産業として巨大な市場を抱えて最も進化しており，規制，規格，評価法など医薬品を受け入れる社会システムも世界統一が進んでいます．その中で，まだ解決されていない疾病の治療薬やより有用性の高い医薬品の研究開発に対する社会の期待は大きく，優先課題となっています．製薬産業は新薬の研究開発に莫大な投資をする一方，大学や公的研究機関の多くの研究者も創薬につながる基礎・応用研究に携わっています．創薬のプロセスは，裾野の広い多様な最先端の科学技術の集積が不可欠であるだけでなく，社会の医療体制・医療現場の現実に深く関わり，さらには高付加価値産業として日本経済の成長戦略の要と位置づけられるなど，複雑系・分野横断的なプロセスであり，その全体像を俯瞰し理解するのはやさしい事ではありません．したがって，創薬を担っているのは高度に発達した先進国が独占しているのが現状です．

　ただし，これらの創薬に関わる研究は高度に専門化・細分化が進んでいるため，専門家同士の相互の理解・交流は限定的であり隔絶されやすい傾向があります．創薬研究の本来の目的は，先端科学技術の研究成果を医療現場・患者に届けることです．しかし，これら分断されてきている各専門領域を統合し社会的価値を作り上げることに熱心な研究者は少数派であり，特に大学などアカデミック色が強い人材が集まる組織では共通の目標が希薄であり，専門の統合は苦手とする作業です．一方，現業である製薬産業などでは，多くの組織は具体的な目的を共有し，その達成のために多様な専門家が役割分担するチームワークで成り立っています．このチームワークの生産性を高めるためには，1. 各専門家が専門外の分野をある程度理解しあい全体像を把握していること，2. 共通の目標達成にベクトルを統一し優先順位を見直すこと，3. 各専門を広く理解したプロジェクトマネジメントリーダーを配すること，などが重要といわれています．これを大学内で実行に移す基盤を構築することができるかどうか

が大きな課題です．それができれば，大学内にイノベーションエコシステムの構築も可能になり，大学自身が医薬研究開発の一部あるいは全部のプロセスを主体的に担うという新しい局面が出てきうることになります．

　ライフサイエンス，創薬研究に精通しており，同時に有能な経営リーダーである人材の需要は大きく膨らんでおり，大学がこのような人材育成を担うことが期待されています．米国の大学では理学部などのアカデミック部門の他に，法律家養成のロースクール，医師養成のメディカルスクール，経営者養成のビジネススクールという3つのプロフェッショナルスクールがあります．創薬プロジェクト経営も，これら職業訓練プログラムの流れをくんだ育成プログラムが大学主導，産業界主導，などでいくつか発足していて，各方面から注目されています．

　スタンフォード大学は世界トップレベルの医学分野の研究を誇り，かつ世界トップレベルのメディカルスクールとビジネススクールを擁しています．さらに周辺のシリコンバレーには世界最大のベンチャーキャピタル群，ベンチャー企業群が集積しているなど，巨大なイノベーションエコシステムが機能しています．これらの地域資源を総動員して運営されていることが，スタンフォードSPARK に注目が集まる所以であると理解できます．本書はそのエッセンスを凝縮したものであり，読者が世界のどこにいても大いに参考になることでありましょう．

　東京大学大学院薬学系研究科 ファーマコビジネス・イノベーション教室 客員教授

　　　　　　　　　　　　　　　　　　　　　　　　　　　　木村　廣道

用語索引

【五十音】

あ 行

アドヒアランス　adherence ……………………………………………………24, 97, 98, 175

アンメット・メディカル・ニーズ　unmet medical need …6, 9, 12, 20–23, 25, 30, 37, 112, 176, 177, 181, 185, 221, 226

医師主導治験　Sponsor-Investigator Research（SIR）……………………………107, 163, 166

遺伝子多型　polymorphism ……………………………………………………………92

医薬品安全性試験実施基準　Good Laboratory Practice（GLP）…………17–19, 35, 60, 61, 102, 104

医薬品・医薬部外品の製造及び品質管理規則　Good Manufacturing Practice（GMP）……19, 95, 116, 117, 119–121, 123, 125, 126, 129

医薬品開発業務受託機関　Contract Research Organization（CRO）……………………18, 35

医薬品製造受託機関　Contract Manufacturing Organization（CMO）………………107, 119, 120, 129

医薬品の臨床試験の実施の基準　Good Clinical Practice（GCP）…………………42, 107, 164

医薬品評価研究センター（FDA）　Center for Drug Evaluation and Research（CDER）……56, 102, 109, 137, 146, 203, 222

医薬品有効成分　Active Pharmaceutical Ingredient（API）……17,19, 35, 97, 103, 105, 110, 118, 120, 124

医療機器・放射線保健センター（FDA）　Center for Devices and Radiological Health（CDRH）……109

医療保険の相互運用性と説明責任に関する法律　Health Insurance Portability and Accountability Act of 1996（HIPAA）……173, 166

エンジェル投資家　angel investor …………………………………………………………206

欧州医薬品庁　European Medicines Agency（EMA）……………………………………115

欧州特許庁　European Patent OfficeEPO …………………………………………………150

オーファン製品開発局　Office of Orphan Products Development（OOPD）………………202

オーファンドラッグ　orphan drug ……6, 29, 202, 203

オフラベル（適応外）　off-label ………………………………………………………57, 59

か 行

顧みられない熱帯病　Neglected Tropical Disease（NTDs）……………………199, 201–203

化学・製造・品質管理　Chemistry, Manufacturing and Controls（CMC）……19, 110, 114, 120, 121, 125, 126, 228

化合物ライブラリー　chemical library ………………………………58, 62–64, 67, 201

がん臨床研究オフィス（スタンフォード大学）　Cancer Clinical Trials Office（CCTO）……163,

242 ────用語索引

164, 166

起業家精神　entrepreneurship ……………………………………………………173

技術移転オフィス　Technology Transfer Office（TTO）………………145, 151-153

技術移転オフィス　Office of Technology Licensing（OTL）………………3, 4, 6, 145

希少疾患および顧みられない疾患に向けた治療薬　Therapeutics for Rare and Neglected Diseases（TRND）……201, 202

拮抗阻害剤　competitive inhibitor …………………………………………………64, 67

吸収，分布，代謝および排泄　Absorption, Distribution, Metabolism and Excretion（ADME）……17, 29, 52, 71, 72, 90-95, 221, 227, 229

曲線下面積　Area Under the Curve（AUC）……………………………87, 92, 94, 104

経済付加価値　Economic Value Added（EVA）…………………………………196

構造活性相関　Structure-Activity Relationships（SAR）……17, 63, 67, 69, 71, 73, 83

交絡因子　confounding factor ……………………………………………………53

コモン・テクニカル・ドキュメント　Common Technical Document（CTD）…………110, 111

さ　行

サブパート H　Subpart H ………………………………………………………29, 30

施設内倫理審査委員会，倫理審査委員会，治験審査委員会　Institutional Review Board（IRB）……58-60, 107, 136, 158, 160-166

事前買取制度　Advanced Market Commitments（AMC）…………………………201

シトクローム P450　cytochrome P450（CYP）………………………73, 92, 138

主要評価項目　primary endpoint ……………………………………20, 26, 142, 182

純現在価値　Net Present Value（NPV）…………………………………………196

処方箋薬ユーザーフィー法　Prescription Drug User Fee Act（PDUFA）……………108, 109

徐放　Slow Release（SR）………………………………………………………97, 99

新規化合物　New Molecular Entity（NME）………56, 101, 102, 105, 137, 146, 203, 222-225, 228

新規株式公開　initial public offering of stock（IPO）…………………………194

新薬承認申請　New Drug Application（NDA）………………21, 108-110, 112-114, 198, 203

新薬臨床試験実施許可申請，治験許可申請　Investigational New Drug Application（IND）……4, 12, 17-19, 34, 35, 58, 60, 103, 108, 110-115, 119-121, 125, 126, 129, 131, 132, 136, 148, 160-167

生物学的製剤承認申請　Biologic License Application（BLA）…………………21, 109, 112, 126

生物製品評価研究センター（FDA）　Center for Biologics Evaluation and Research（CBER）……109

生物統計家　biostatistician ……………………………………26, 56, 134, 141, 182

製品開発パートナーシップ　Product Development Partnership（PDP）…………………199-204

世界知的所有権機関　World Intellectual Property OrganizationWIPO ……………………150

是正と予防措置　Corrective and Preventive Actions（CAPA）…………………………117

創業者優先株式　founder preferred stock ……………………………………210-213

た　行

ターゲット・プロダクト・プロファイル　Target Product Profile（TPP）……1, 6, 15, 17, 27-33, 37, 63, 174, 179, 200

第 1 相試験　phase 1 clinical trials　……12, 19, 20, 34, 38, 39, 44-47, 111, 123, 124, 127-129, 132, 134, 137, 139, 142, 173, 202, 224

代替エンドポイント　surrogate endpoint……20, 26, 30, 112, 133, 139, 141, 142

単一用量薬物動態　Single Dose Pharmacokinetic（SDPK）……94

単回投与用量漸増　Single Ascending Dose（SAD）……94, 138

治験実施計画書　clinical study protocol……44

治験薬　investigational drug　……19, 46, 47, 60, 101-103, 112, 119, 130

知的財産　Intellectual Property（IP）……30, 32, 57, 61, 73, 81, 145-147, 149, 151-154, 156, 159, 161, 167, 173, 195, 197, 198, 205, 208

適応症　clinical indication……4, 5, 15, 19, 23, 25-29, 32-34, 51, 54, 57-61, 73, 81, 82, 98, 102, 103, 108, 113, 132, 134-140, 142, 148, 173-178, 180, 181, 199, 203, 219, 225, 226

投与計画　drug regimen……15, 18-20, 24, 32, 34, 58, 110, 139, 140, 148, 174, 175, 185

特許協力条約　Patent Cooperation Treaty PCT……150, 171

ドラッグ・リポジショニング　drug repositioning……5, 51, 57-59, 61, 103

な　行

日米 EU 医薬品規制調和国際会議　International Conference on Harmonization（ICH）……42, 49, 50, 101, 115, 116, 119, 130

は　行

バイオアベイラビリティ　bioavailability……96

ハイスループット・スクリーニング　High Throughput Screening（HTS）……12,16, 58, 62-68, 194, 196, 199, 221, 227

パテントクリフ　patent cliff……224, 226

バイ・ドール法　Bayh-Dole Act……205

非営利的な薬剤開発　Non-for profit drug development（NPDD）……198-200, 202, 203

非拮抗阻害剤　noncompetitive inhibitor……64, 67

ヒット化合物　chemical hit……16, 31, 63, 65, 66, 68, 80, 81, 83

ヒト研究保護計画　Human Research Protection Plan（HRPP）……160

非臨床試験　preclinical study　……17, 18, 30, 45, 51, 53-57, 60, 61, 83, 90, 107, 112, 113, 129, 138, 173, 227

標準業務手順書　Standard Operating Procedures（SOP）……164

品質管理コントロール　Quality Control（QC）……120

品質保証　Quality Assurance（QA）……108, 116, 117, 129

ファスト・トラック（優先承認審査制度）　fast track……21, 29, 30, 112

不拮抗阻害剤　uncompetitive inhibitor……64, 67

副次評価項目　secondary endpoint……26, 142

244————用語索引

普通株式　common stock ……………………………………………………………212
フリーダム・トゥ・オペレート　Freedom to Operate（FTO）……………………29, 30, 146, 150
プレマネーバリュー（新規投資がなされる前の企業価値）　Pre-money value ……………195
プロドラッグ　pro-drug ……………………………………………………………88, 92
米国研究製薬工業協会　Pharmaceutical Research and Manufacturers of America（PhRMA） ……
米国国立アレルギー・感染症研究所　National Institute for Allergy and Infection Disease（NIAID）
　　……202
米国国立衛生研究所　National Institute of Health（NIH）………58, 61, 67, 68, 101, 156, 201, 202
米国国立標準技術研究所　National Institute of Standards and Technology（NIST）……………117
米国食品医薬品局　Food and Drug Administration（FDA）……4, 5, 11, 18-21, 24, 25, 29, 30, 34,
　　56, 58, 60, 61, 94, 101-103, 105, 107-116, 120, 121, 123, 131-134, 137, 138, 141-143, 146, 148,
　　156, 161-164, 166, 177, 181, 182, 186, 192, 198, 202, 203, 216, 222, 225
米国特許商標局　US Patent and Trademark Office（USPTO）……………………149, 150, 170
米疾病対策センター　Centers for Disease Control and Prevention（CDC）…………………156
ベスティング　Vesting ……………………………………………………………208, 213
ベンチャーキャピタル　Venture Capital（VC）……………………………73, 205-207, 225

ま　行

マスターバッチ記録　Master Batch Record（MBR）……………………………………117
マスターファイル　Master File（MF）……………………………………………………120
無増悪生存期間　Progression Free Survival（PFS）………………………………………32
無毒性量　No Observed Adverse Effect Level（NOAEL）………………………………89

や　行

薬物動態　Pharmacokinetics（PK）……30, 45, 46, 52, 61, 71, 72, 74, 75, 86, 88, 90, 91, 94, 95, 100,
　　102, 104, 227
薬力学　Pharmacodynamics（PD）……30, 44, 45, 50, 52, 72, 74, 75, 86, 87, 89, 90, 94, 95, 100, 137
有限責任会社　Limited Liability Companies（LLC）……………………………………206
有資格者　Quality Person（QP）……………………………………………………………116
ユニーク・セリング・プロポジション　Unique Selling Proposition（USP）………………179

ら　行

ライセンシー（実施権者）　licensee ……………………………………………152-154, 173
ライセンス　license ……………4, 6, 8, 10, 29, 84, 126, 145, 151-153, 159, 173, 179, 197, 205, 221
リード化合物　lead compound ………………………16, 30, 62, 68-75, 86-88, 90, 92, 95, 216
リード最適化　lead optimization ………………………………68-71, 74, 75, 86, 87, 90
利益相反　Conflict of Interest（COI）……………………………………145, 154, 155-159
リスク・ベネフィット比　risk-to-benefit ……………………………………107, 108, 114
臨床的エンドポイント　clinical endpoint ……………………20, 32, 112, 133, 141, 142
臨床試験，治験　clinical study, clinical trial …………………………………………41, 42
臨床的ニーズ　clinical need……………………………………………………………1, 21, 23

用語索引―― 245

連邦規制基準　Code of Federal Regulations（CFR）………………………………116, 128, 162
ロイヤルティ　royalty …………………………………………………………126, 151–153, 156

FDA の優先承認審査　FDA's Priority Review Voucher（PRV）……………………………203
hERG チャンネル　human ether-a-go-go-related gene pottacium channel（hERG channel）……32, 72,
　　73, 80
SWOT analysis　SWOT 分析 ………………………………………………………………215

【アルファベット】

A

Absorption, Distribution, Metabolism and Excretion（ADME）　吸収，分布，代謝および排泄 ……
　　17, 29, 52, 71, 72, 90–95, 221, 227, 229
Active Pharmaceutical Ingredient（API）　医薬品有効成分……17,19, 35, 97, 103, 105, 110, 118, 120,
　　124
adherence　アドヒアランス ………………………………………………………24, 97, 98, 175
Advanced Market Commitments（AMC）　事前買取制度 ………………………………………201
angel investor　エンジェル投資家 ……………………………………………………………206
Area Under the Curve（AUC）　曲線下面積 ………………………………………87, 92, 94, 104

B

Bayh-Dole Act　バイ・ドール法…………………………………………………………………205
bioavailability　バイオアベイラビリティ …………………………………………………………96
Biologic License Application（BLA）　生物学的製剤承認申請………………………21, 109, 112, 126
biostatistician　生物統計家 …………………………………………………26, 56, 134, 141, 182

C

Cancer Clinical Trials Office（CCTO）　がん臨床研究オフィス（スタンフォード大学）……163,
　　164, 166
Center for Biologics Evaluation and Research（CBER）　生物製品評価研究センター（FDA）……
　　109
Center for Devices and Radiological Health（CDRH）　医療機器・放射線保健センター（FDA）
　　……109
Center for Drug Evaluation and Research（CDER）　医薬品評価研究センター（FDA）……56, 102,
　　109, 137, 146, 203, 222
Centers for Disease Control and Prevention（CDC）　米疾病対策センター …………………156
chemical hit　ヒット化合物 ………………………………16, 31, 63, 65, 66, 68, 80, 81, 83
chemical library　化合物ライブラリー ……………………………………58, 62–64, 67, 201
Chemistry, Manufacturing and Controls（CMC）　化学・製造・品質管理……19, 110, 114, 120,
　　121, 125, 126, 228

246 ———用語索引

clinical endpoint　臨床的エンドポイント ……………………………………20, 32, 112, 133, 141, 142
clinical indication　適応症 ……4, 5, 15, 19, 23, 25–29, 32–34, 51, 54, 57–61, 73, 81, 82, 98, 102, 103,
　　108, 113, 132, 134–140, 142, 148, 173–178, 180, 181, 199, 203, 219, 225, 226
clinical need　臨床的ニーズ………………………………………………………………1, 21, 23
clinical study protocol　治験実施計画書 …………………………………………………………44
clinical study, clinical trial　臨床試験，治験 ……………………………………………………41, 42
Code of Federal Regulations（CFR）　連邦規制基準 ………………………………116, 128, 162
common stock　普通株式 ………………………………………………………………………212
Common Technical Document（CTD）　コモン・テクニカル・ドキュメント ……………110, 111
competitive inhibitor　拮抗阻害剤 ……………………………………………………………64, 67
Conflict of Interest（COI）　利益相反 …………………………………………145, 154, 155–159
confounding factor　交絡因子 …………………………………………………………………53
Contract Manufacturing Organization（CMO）　医薬品製造受託機関…………107, 119, 120, 129
Contract Research Organization（CRO）　医薬品開発業務受託機関 ……………………18, 35
Corrective and Preventive Actions（CAPA）　是正と予防措置 ………………………………117
cytochrome P450（CYP）　シトクローム P450 ………………………………………73, 92, 138

D

drug regimen　投与計画 ………………15, 18–20, 24, 32, 34, 58, 110, 139, 140, 148, 174, 175, 185
drug repositioning　ドラッグ・リポジショニング ……………………………5, 51, 57–59, 61, 103

E

Economic Value Added（EVA）　経済付加価値 ………………………………………………196
entrepreneurship　起業家精神 …………………………………………………………………173
European Medicines Agency（EMA）　欧州医薬品庁 ………………………………………115
European Patent OfficeEPO　欧州特許庁 ……………………………………………………150

F

fast track　ファスト・トラック（優先承認審査制度）……………………………21, 29, 30, 112
FDA's Priority Review Voucher（PRV）　FDA の優先承認審査 ……………………………203
Food and Drug Administration（FDA）　米国食品医薬品局……4, 5, 11, 18–21, 24, 25, 29, 30, 34,
　　56, 58, 60, 61, 94, 101–103, 105, 107–116, 120, 121, 123, 131–134, 137, 138, 141–143, 146, 148,
　　156, 161–164, 166, 177, 181, 182, 186, 192, 198, 202, 203, 216, 222, 225
founder preferred stock　創業者優先株式 …………………………………………………210–213
Freedom to Operate（FTO）　フリーダム・トゥ・オペレート ……………………29, 30, 146, 150

G

Good Clinical Practice（GCP）　医薬品の臨床試験の実施の基準………………………42, 107, 164
Good Laboratory Practice（GLP）　医薬品安全性試験実施基準…………17–19, 35, 60, 61, 102, 104
Good Manufacturing Practice（GMP）　医薬品・医薬部外品の製造及び品質管理規則 ……19, 95,
　　116, 117, 119–121, 123, 125, 126, 129

用語索引―――247

H

Health Insurance Portability and Accountability Act of 1996（HIPAA）　医療保険の相互運用性と説明責任に関する法律……173, 166

High Throughput Screening（HTS）　ハイスループット・スクリーニング……12,16, 58, 62-68, 194, 196, 199, 221, 227

human ether-a-go-go-related gene pottacium channel（hERG channel）　hERG チャンネル……32, 72, 73, 80

Human Research Protection Plan（HRPP）　ヒト研究保護計画 ………………………………160

I

initial public offering of stock（IPO）　新規株式公開 …………………………………………194

Institutional Review Board（IRB）　施設内倫理審査委員会，倫理審査委員会，治験審査委員会 ……58-60, 107, 136, 158, 160-166

Intellectual Property（IP）　知的財産……30, 32, 57, 61, 73, 81, 145-147, 149, 151-154, 156, 159, 161, 167, 173, 195, 197, 198, 205, 208

International Conference on Harmonization（ICH）　日米 EU 医薬品規制調和国際会議……42, 49, 50, 101, 115, 116, 119, 130

investigational drug　治験薬 …………………………19, 46, 47, 60, 101-103, 112, 119, 130

Investigational New Drug Application（IND）　新薬臨床試験実施許可申請，治験許可申請……4, 12, 17-19, 34, 35, 58, 60, 103, 108, 110-115, 119-121, 125, 126, 129, 131, 132, 136, 148, 160-167

L

lead compound　リード化合物 …………………………16, 30, 62, 68-75, 86-88, 90, 92, 95, 216

lead optimization　リード最適化 ………………………………68-71, 74, 75, 86, 87, 90

license　ライセンス …………4, 6, 8, 10, 29, 84, 126, 145, 151-153, 159, 173, 179, 197, 205, 221

licensee　ライセンシー（実施権者）……………………………………………152-154, 173

Limited Liability Companies（LLC）　有限責任会社 ……………………………………206

M

Master Batch Record（MBR）　マスターバッチ記録………………………………………117

Master File（MF）　マスターファイル ……………………………………………………120

N

National Institute for Allergy and Infection Disease（NIAID）　米国国立アレルギー・感染症研究所 ……202

National Institute of Health（NIH）　米国国立衛生研究所 ………58, 61, 67, 68, 101, 156, 201, 202

National Institute of Standards and Technology（NIST）　米国国立標準技術研究所 ……………117

Neglected Tropical Disease（NTDs）　顧みられない熱帯病 …………………………199, 201-203

Net Present Value（NPV）　純現在価値 ……………………………………………………196

New Drug Application（NDA）　新薬承認申請 ……………………21, 108-110, 112-114, 198, 203
New Molecular Entity（NME）　新規化合物 ……56, 101, 102, 105, 137, 146, 203, 222-225, 228
No Observed Adverse Effect Level（NOAEL）　無毒性量 ……………………………………89
noncompetitive inhibitor　非拮抗阻害剤 ……………………………………………………64, 67
Non-for profit drug development（NPDD）　非営利的な薬剤開発 …………198-200, 202, 203

O

Office of Orphan Products Development（OOPD）　オーファン製品開発局 ………………202
Office of Technology Licensing（OTL）　技術移転オフィス …………………………3, 4, 6, 145
off-label　オフラベル（適応外）………………………………………………………………57, 59
orphan drug　オーファンドラッグ ………………………………………………6, 29, 202, 203

P

patent cliff　パテントクリフ …………………………………………………………………224, 226
Patent Cooperation TreatyPCT　特許協力条約 …………………………………………150, 171
Pharmaceutical Research and Manufacturers of America（PhRMA）　米国研究製薬工業協会……
Pharmacodynamics（PD）　薬力学 ……30, 44, 45, 50, 52, 72, 74, 75, 86, 87, 89, 90, 94, 95, 100, 137
Pharmacokinetics（PK）　薬物動態……30, 45, 46, 52, 61, 71, 72, 74, 75, 86, 88, 90, 91, 94, 95, 100,
　　102, 104, 227
phase 1 clinical trials　第 1 相試験……12, 19, 20, 34, 38, 39, 44-47, 111, 123, 124, 127-129, 132,
　　134, 137, 139, 142, 173, 202, 224
polymorphism　遺伝子多型 ……………………………………………………………………92
preclinical study　非臨床試験……17, 18, 30, 45, 51, 53-57, 60, 61, 83, 90, 107, 112, 113, 129, 138,
　　173, 227
Pre-money value　プレマネーバリュー（新規投資がなされる前の企業価値）………………195
Prescription Drug User Fee Act（PDUFA）　処方箋薬ユーザーフィー法…………………108, 109
primary endpoint　主要評価項目…………………………………………………20, 26, 142, 182
pro-drug　プロドラッグ ………………………………………………………………………88, 92
Product Development Partnership（PDP）　製品開発パートナーシップ …………………199-204
Progression Free Survival（PFS）　無増悪生存期間 ………………………………………………32

Q

Quality Assurance（QA）　品質保証 …………………………………………108, 116, 117, 129
Quality Control（QC）　品質管理コントロール ………………………………………………120
Quality Person（QP）　有資格者 ………………………………………………………………116

R

risk-to-benefit　リスク・ベネフィット比 …………………………………………107, 108, 114
royalty　ロイヤルティ…………………………………………………………126, 151-153, 156

用語索引—— 249

S

secondary endpoint　副次評価項目 ……………………………………………26, 142
Single Ascending Dose（SAD）　単回投与用量漸増………………………………94, 138
Single Dose Pharmacokinetic（SDPK）　単一用量薬物動態………………………………94
Slow Release（SR）　徐放 ………………………………………………………97, 99
Sponsor-Investigator Research（SIR）　医師主導治験……………………107, 163, 166
Standard Operating Procedures（SOP）　標準業務手順書 ………………………164
Structure-Activity Relationships（SAR）　構造活性相関 ……………17, 63, 67, 69, 71, 73, 83
Subpart H　サブパート H ………………………………………………………29, 30
surrogate endpoint　代替エンドポイント…………………20, 26, 30, 112, 133, 139, 141, 142
SWOT analysis　SWOT 分析 …………………………………………………………215

T

Target Product Profile（TPP）　ターゲット・プロダクト・プロファイル……1, 6, 15, 17, 27-33,
　　37, 63, 174, 179, 200
Technology Transfer Office（TTO）　技術移転オフィス …………………145, 151-153
Therapeutics for Rare and Neglected Diseases（TRND）　希少疾患および顧みられない疾患に向け
　　た治療薬……201, 202

U

uncompetitive inhibitor　不拮抗阻害剤 …………………………………………64, 67
Unique Selling Proposition（USP）　ユニーク・セリング・プロポジション ………………179
unmet medical need　アンメット・メディカル・ニーズ……6, 9, 12, 20-23, 25, 30, 37, 112, 176,
　　177, 181, 185, 221, 226
US Patent and Trademark Office（USPTO）　米国特許商標局 ……………149, 150, 170

V

Venture Capital（VC）　ベンチャーキャピタル …………………………73, 205-207, 225
Vesting　ベスティング…………………………………………………………208, 213

W

World Intellectual Property OrganizationWIPO　世界知的所有権機関 ……………………150

原著者・総監訳者等一覧

【編　　者】

ダリア・モックリー＝ローゼン（Daria Mochly-Rosen）

M.D., Ph.D. スタンフォード大学トランスレーショナルリサーチ医学 ジョージ・D・スミス奨学金特任教授，生化学・システム生物学講座主任教授，副医学部長（研究部門）であり，SPARK トランスレーショナルリサーチプログラムの共同ディレクターを務める．博士号をイスラエルのワイツマン科学研究所で取得後，カリフォルニア州立大学 バークレー校 分子生物学講座にてポスドクとしての研究を経て，1993 年よりスタンフォード大学医学部 生化学教室にて主任として 4 年間従事．2003 年には自身の研究室の基礎研究の発見により立ち上げた KAI Pharmaceuticals Inc. で 1 年間最高戦略責任者（CSO）を務め，アカデミアに戻った後は，そのサイエンスアドバイザリーコミッティーの議長および執行役員を務める．また，2011 年には ALDEA Pharmaceuticals Inc. を設立．その他，NIH のピアレビュー委員会，NIH 評議会を含む様々なレビュー・グループのメンバーとしても活躍中．

ケビン・グリムス（Kevin Grimes）

M.D., M.B.A. ブラウン大学医学部卒業．スタンフォード大学にて MBA を取得．研修医を行った後にスタンフォード大学の大学病院での内科臨床医および教員として勤務．その後，医療機器や医療技術産業にアカデミアに戻る前に従事する．現在，SPARK トランスレーショナルリサーチプログラムのコ・ディレクターを務めると同時に内科診療に従事し，また，スタンフォード大学医学部の生化学・システム生物学講座准教授として創薬の発見と開発について教鞭をとっている．

【著　　者】

Steven R. Alexander, M.D., is Medical Director, Spectrum Operations, Training and Compliance, Stanford Center for Clinical & Translational Education & Research. He is Professor and Chief of Pediatric Nephrology at Stanford University School of Medicine. He earned his M.D. from Baylor College of Medicine.

Mark Backer, Ph.D., received a B.S. in Chemistry from Stanford University and a Ph.D. in Chemical Engineering from the University of Washington.

He has worked to develop biopharmaceuticals since joining Genentech as its seventh employee in 1978 and has participated in the development of seven commercial products. He is currently General Manager of Alava Biopharm Partners, a consulting group focused on CMC support for product developers. He also supports the SPARK program in an advisory role.

Rebecca Begley, Ph.D., is an Associate Manager

for Regulatory Project Management at Gilead Sciences. Prior to that, she worked at KAI Pharmaceuticals as a Scientist and Project Manager. She received her undergraduate degree from Barnard College and her Ph.D. from Stanford University in 2004.

Terrence Blaschke, M.D., is Senior Program Officer, Global Health Discovery and Translational Sciences at the Bill and Melinda Gates Foundation and an emeritus Professor of Medicine in the Division of Clinical Pharmacology at Stanford University School of Medicine. His research interests include clinical pharmacology of drugs used in HIV-infected patients with a particular interest in access and quality of these drugs in less-developed countries.

Peter Boyd, Esq., worked as an associate until 2012 in the Silicon Valley office of Latham & Watkins LLP, where he represented start-up companies and venture capitalists. He has also served on the management team of a privately held medical device company. Mr. Boyd earned his B.S. in Biology from UNC-Chapel Hill and a joint J.D. — M.B.A. degree from the University of Virginia.

Jennifer Swanton Brown, R.N., is Manager, Regulatory Services and Education in Operations, Training and Compliance; Spectrum, Stanford Center for Clinical & Translational Education & Research.

Liliane Brunner Halbach, Ph.D., is a consultant in the Bay Area and is currently working as a contractor for Genentech. After starting her career in the pharmaceutical
Industry 17 years ago in the Metabolic Disease Department at Novartis, she continued as a global Market Analyst for Rheumatology at Roche CH. A transfer to Roche Spain gave her the opportunity to work in Business Development, Marketing and Finance. Liliane has a Ph.D. in Pharmacology from the University of Basel,Switzerland.

Leon Chen, Ph.D., M.B.A., is a Venture Partner at OrbiMed Advisors, working with the private equity team on venture capital investments. Prior to joining OrbiMed, Leon was a Partner at Skyline

Ventures. He was a cofounder of KAI Pharmaceuticals, a company he started with Dr. Daria Mochly-Rosen based on his work as a Ph.D. student in her lab. As a biotech entrepreneur, he has experience in drug discovery, building a research organization and has taken drugs from the laboratory into clinical development. Leon has a Ph.D. in Molecular Pharmacology from Stanford University School of Medicine, and an M.B.A. from the Stanford Graduate School of Business.

Eugenio L. de Hostos, Ph.D., M.B.A., works for OneWorld Health, an affiliate of PATH that develops medicines for the neglected diseases of the developing world. In his role as Director of Research and Preclinical Development, Dr. de Hostos manages discovery and preclinical stage projects and is involved in expanding the OneWorld Health portfolio through partnerships with other companies, academic researchers, and donor institutions. Dr. de Hostos received his B.S. in Biology from Yale University in 1983 and his Ph.D. in Biology from Stanford University in 1989. In 2010 he completed his M.B.A. in environmentally sustainable and socially responsible business from the Presidio School of Management.

Emily Egeler, Ph.D., is the Program Coordinator for the SPARK Translational Research Program at Stanford University School of Medicine, where she helps manage SPARK projects and coordinates outreach with other academic institutions setting up SPARK programs and various other internal and external projects. She received her Ph.D. in Chemical and Systems Biology from Stanford University School of Medicine.

Daniel Erlanson received his Ph.D. in Chemistry at Harvard University and completed postdoctoral research at Genentech before joining Sunesis Pharmaceuticals at its inception, where he eventually became Associate Director of Medicinal Chemistry. Dan subsequently cofounded Carmot Therapeutics, Inc., a company that applies proprietary technology to the discovery of small-molecule drugs for unmet medical needs.

Nicholas Gaich has more than 35 years of experience in areas such as supply chain management, service line economics, and clinical research infrastructure and operations. He retired in 2012 as Assistant Dean, Clinical and Translational Research Operations of the Stanford Center for Clinical and Translational Education and Research and now runs an executive management consulting firm, Nick Gaich and Associates, and serves as a Senior Advisor to the angel investment firm Venture-Med. He received his B.B.A. with an emphasis in Healthcare Administration from National University of San Diego.

Harry Greenberg, M.D., is the Joseph D. Grant Professor of Medicine and Microbiology and Immunology and the Senior Associate Dean for Research at Stanford University School of Medicine. He has been an active NIH funded investigator for over 30 years during which time his studies have focused primarily on viruses that infect the GI tract, liver, or respiratory tree. Dr. Greenberg was the Chief Scientific Officer at a biotechnology company called Aviron (now Medlmmune Vaccines), where he played an important role in bringing the live Attenuated influenza vaccine to licensure.

Scott Iyama, Esq., focuses his practice on the representation of early stage technology companies, with a particular focus on life science companies and university spinouts. He is a member of the Emerging Companies Group at Orrick, Herrington & Sutcliffe LLP (Orrick). Prior to attending Stanford Law School, Mr. Iyama performed extensive biological-based research as a graduate student at the University of California San Diego and as a research assistant at Genentech, Inc. and the NASA Ames Research Center.

Carol Karp is Senior VP of Regulatory Affairs at Esperion Therapeutics. With over 30 years of experience, Carol has held leadership positions in pharmaceutical and biotechnology companies, maintaining a primary focus on innovative regulatory strategies for the development and commercialization of therapeutics and diagnostics in disease areas including cardiology, metabolic disorders, immunology, Alzheimer's Disease, analgesia, and anesthesia.

Kevin Kinsella is a graduate of MIT and the Johns Hopkins School of Advanced International Studies. He founded Avalon in 1983 and has specialized in the formation, financing, and/or development of more than 60 early-stage companies. He currently serves on the Boards of Directors of several Avalon portfolio companies. He is also the largest individual producer of the Tony Award-winning hit Broadway musical, Jersey Boys. He is a member of the Council on Foreign Relations and a member of the Broadway League.

Bruce Koch received his Ph.D. in Cell and Developmental Biology from Harvard University and completed his post-doctoral studies at the University of California at Berkeley. He joined the discovery research group at Syntex rising to the position of Director of Discovery Technologies at Roche Pharmaceuticals. He is currently the Senior Director, Discovery and Technological Service Centers at the Stanford University School of Medicine.

Katharine Ku is the director of the Stanford University Office of Technology Licensing and is a registered Patent Agent. She got her B.S. in Chemical Engineering from Cornell University and a Master's in Chemical Engineering from Washington University in St. Louis and has worked at a number of industry and academic institutions.

Robert Lum, Ph.D., is a veteran in drug development with experience in both large and small pharmaceutical companies. In the past, he has served as the Executive Director, Process Development and Manufacturing at Geron Corporation; Vice Director of Medicinal Chemistry at CV Therapeutics; and Senior Scientist at Arris Pharmaceutical. He received his B.S. in Chemistry from the University of California, Berkeley and his Ph.D. from Massachusetts Institute of Technology.

Ted McCluskey, M.D., Ph.D., has over 15 years experience in biotech, pharmaceutical and diagnostic development designing, implementing, and analyzing clinical trials. He has worked in multiple disease areas and participated in four product approvals. Past positions include Chief

Medical Officer and VP Clinical at AVIIR, Inc, Senior Director of Clinical Research at SCIOS, and Medical Director at Genentech. He is a board-certified cardiologist (Interventional and Molecular) and received his M.D. and Ph.D. from Washington University in St. Louis, Dr. McCluskey is also active in Sand Hill Angels, serving as its President and on the Board of Directors.

Alan Mendelson, Esq., has been a partner at Latham & Watkins LLP's Silicon Valley office since 2000 and is the cochair of the firm's Emerging Companies Practice and Life Sciences Industry Groups. He currently serves as a member of the University of California Board of Regents and the Boards of Trustees of the UC Berkeley Foundation and The Scripps Research Institute, as well as the corporate secretary for many public and private companies. Since 1993, Mr. Mendelson has been listed in editions of The Best Lawyers in America and IPO Vital Signs. He received his A.B. from the University of California, Berkeley, and his J.D. from Harvard University.

Judy Mohr received her Ph.D. in Chemical Engineering from the University of Texas at Austin and her J.D. from Santa Clara University. She has extensive experience working in patent law with an emphasis in pharmaceuticals. Judy is a partner at McDermott Will & Emery LLP (Silicon Valley Office). She also supports the SPARK program in an advisory role.

Julie Papanek, is a Market Planning Manager with a number of years experience working in industry. After graduating from Yale University with a B.S. in Molecular Biophysics and Biochemistry, she received an M. Phil, in BioScience Enterprise from Cambridge University and an M.B.A. from Stanford Business School. Her experience in licensing and market assessment spans academic and industry institutions, including 5 years in various positions in Genentech.

Christopher M. Reilly, Esq., was a summer associate during 2011 in the Silicon Valley office of Latham & Watkins LLP. He graduated in 2012 from the University of Virginia School of Law and joined Latham's Silicon Valley office in the fall of 2012.

Werner Rubas, Ph.D., is the founder, President, and CEO of PK/ADME Consulting, LLC. Currently, he holds a Director position at NEKTAR and is responsible for preclinical PK. He has over 25 years of experience working in the pharmaceutical field in academia, start-up, mid-size, and Fortune 500 companies. In 1999 he was the co-recipient of the PHOENIX Pharmazie-Wissenscaftspreis. Dr. Rubas received his Ph.D. and Pharmacist licensure from ETH Zurich. He has served as a SPARK adviser since 2010.

Steven Schow, Ph.D., is the Vice President of Research and Development at Telik,Inc. He has over 35 years of pharmaceutical, biotech, and agrichemical industrial research and development experience. His work spans a wide range of indications, including psychotropic, anti-infective, cardiovascular, immunological, metabolic, and anticancer R&D, as well as research in novel insecticides. Dr. Schow has been a SPARK advisor and advocate since 2007.

Michael Taylor, Ph.D., DABT, is the Founder and Principal at Non-Clinical Safety Assessment, a consulting firm specializing in the development of drugs and medical devices. Dr. Taylor has more than 20 years of R&D experience in the pharmaceutical industry and has served on executive teams. He is a board-certified toxicologist and holds Ph.D. and M.S. degrees in Toxicology from Utah State University with postdoctoral training at the NIH and CNRS of France. He has been a SPARK advisor for the past 6 years.

Simeon Taylor received a Ph.D. in Biological Chemistry and an M.D. — both from Harvard University. He is a board-certified physician in the specialty of Internal Medicine and the subspecialty of Endocrinology & Metabolism. For the majority of his career, he worked in the Division of Intramural Research in the National Institute of Diabetes and Digestive and Kidney Disease, where he served as Chief of the Diabetes Branch (1989–2000). He has worked in the pharmaceutical industry since 2000, at Eli Lilly (2000–2002) and at Bristol-Myers Squibb (2002-present), where he currently serves as Vice President, Research & Scientific Affairs. During his time at Bristol-Myers Squibb, he led the Cardiovascular and Metabolic Disease Drug Discovery organization, which has advanced more than 25 compounds into development.

Stephen Venuto, Esq., focuses on the representation of high growth technology and media companies, their founders and investors. His practice includes the formation, financing, and general corporate counseling of emerging growth private and public companies; representation of venture capital firms and investment banks in private and public offerings; and other complex transactions. He is a member of the Emerging Companies Group at Orrick, Herrington & Sutcliffe LLP（Orrick）.

Susan Wade has 25 years of industrial experience in the areas of Quality Assurance, Quality Control, and product development for manufacturers of pharmaceuticals and medical devices. She also has extensive experience with aseptic processing, sterile fill, and validation of products including API, proteins, antibodies, traditional pharmaceuticals, viral gene therapy vectors, autologous cell therapies, and orthopedic medical devices. She has global experience with audits, validation, analytical and bioanalytical assay development, as well as development of policies and systems for ISO, QSR, and GMP compliance.

John Walker is a biotechnology industry veteran with over 30 years of experience in the healthcare and biopharmaceutical industries. He received a B.A. in History from the State University of New York at Buffalo and is a graduate of the Advanced Executive Program, J. L. Kellogg Graduate School of Management at Northwestern University. Mr. Walker serves as chairman of the boards of directors of Renovis, KAI Pharmaceuticals, Guava Technologies, and Saegis Pharmaceuticals. He serves on the boards of directors for Geron and several privately held biotechnology companies. He also serves as an advisor to the SPARK Program at Stanford.

【総監訳者】

加藤 益弘（かとう ますひろ）
Ph.D.（医学）. 東京大学トランスレーショナル・リサーチ・イニシアティブ 特任教授. 専門はトランスレーショナル・リサーチ. 担当：総監訳者まえがき

木村 廣道（きむら ひろみち）
Ph.D.（薬学）. 東京大学大学院薬学系研究科ファーマコビジネス・イノベーション教室 客員教授. 専門は医療および生命科学領域における経営学, 産業論, 産学連携. 担当：総監訳者あとがき

【監 訳 者】

木村 紘子（きむら ひろこ）
Ph.D.（医学）. 東京大学大学院薬学系研究科ファーマコビジネス・イノベーション教室 特任助教. 専門は神経科学, 産学連携, バイオ・ヘルスケア産業論. 担当：第1章（1.4）, 第3章（3.2）, 第4章, 第5章（5.1, 5.2）, 第6章, コラム3, 監訳者解説

岸 暁子（きし あきこ）
MD., Ph.D.（医学）. 東京大学医学部附属病院 糖尿病代謝内科／臨床研究支援センター 特任助教, 医師. 専門は臨床研究, 公衆衛生学, 産業保健, 糖尿病. 担当：日本語版への序文, 第1章（1.1〜1.3, 1.5）, 第3章（3.1, 3.4, 3.5）, コラム1, 2

【訳 者】

吉本 真（よしもと まこと）
Ph.D.（農学）. 東京大学大学院医学系研究科 特任准教授. 専門は神経科学, 創薬, トランスレーショナル・リサーチ. 担当：第2章, 第3章（3.3）

前田 祐二郎（まえだ ゆうじろう）
DDS, Ph.D.（医学）. 東京大学大学院工学系研究科バイオエンジニアリング専攻 特任助教. 専門は産学連携、医工連携、口腔外科. 担当：第5章（5.3〜5.5）

長澤 茉耶（ながさわ まや）
M.S.（薬学）. スタンフォード大学工学部／医学部バイオエンジニアリング専攻博士課程. 専門は生物工学, タンパク工学, ドラッグデリバリー. 担当：第5章（5.6〜5.8）

アカデミア創薬の実践ガイド
スタンフォード大学 SPARK による
トランスレーショナルリサーチ

2017 年 2 月 27 日　初　版

［検印廃止］

編　者　ダリア・モックリー＝ローゼン
　　　　ケビン・グリムス
総監訳　加藤　益弘　木村　廣道
監　訳　木村　紘子　岸　暁子
発行所　一般財団法人　東京大学出版会
　　　　代表者　吉見　俊哉
　　　　153-0041 東京都目黒区駒場 4-5-29
　　　　http://www.utp.or.jp/
　　　　電話 03-6407-1069　Fax 03-6407-1991
　　　　振替 00160-6-59964
印刷所　株式会社平文社
製本所　牧製本印刷株式会社

Ⓒ 2017 Masuhiro KATO and Hiromichi KIMURA *et al.,*
　Translators
ISBN 978-4-13-062417-6　Printed in Japan

JCOPY〈(社)出版者著作権管理機構　委託出版物〉
本書の無断複写は著作権法上での例外を除き禁じられています．複写される場合は，そのつど事前に，(社)出版者著作権管理機構（電話 03-3513-6969，FAX 03-3513-6979，e-mail: info@jcopy.or.jp）の許諾を得てください．

山崎幹夫　監修／望月眞弓・武立啓子・堀　里子　編
医薬品情報学　第4版　　　　　　　　　　　　　B5　4200円

佐久間昭　著／五所正彦・酒井弘憲・佐藤泰憲・竹内久朗　編
新版　薬効評価　　　　　　　　　　　　　　　　A5　5200円

神里彩子・武藤香織　編
医学・生命科学の研究倫理ハンドブック　　　　A5　2400円

ここに表示された価格は本体価格です．ご購入の
際には消費税が加算されますのでご了承下さい．